長山恵一

依存と自立の精神構造

「清明心」と「型」の深層心理

法政大学出版局

本書は財団法人日本生命財団の出版助成を得て刊行された

目　次

Ⅱ 〔依存／自立〕の三領域　35

I　精神療法と文化論

第一章　緒　言

一　基本的な立場

本書は日本人の依存・自立にかかわる諸現象を筆者の臨床経験をもとに整理し、その臨床的知見に基づいて「清明心」と「型」をキーワードに日本文化の特性を論じたものである。本書は一読して分かるように、いわゆる精神療法の実践の書物ではない。臨床経験が土台にあるとはいえ、内容的には文化論的・思想的な書物である。精神医学の臨床家である筆者がなにゆえ文化論なのかといぶかる向きがあるかも知れない。本題に入る前に、精神医学がなぜ、文化論と関連するのかについて、いくつか言及しておきたい。

精神医学は内科や外科といった他の医学分野とは異なり、医学の中では唯一、人間の精神や心理を対象にする学問領域である。精神とはいっても、それは脳という臓器から紡ぎ出される諸体験が基礎にあるのはいうまでもない。精神医学では生物学的な脳にあくまで重きを置いて人間の精神を理解しようとする人々と、心理・社会・文化的要因を重視して人間の精神を考えようとする人々の間で、多くの議論が歴史的に交わされてきた。精神分裂病や躁うつ病といったいわゆる精神病圏内の疾病においては、文化的要因もさることながら、生物学的な脳の機能病理が大きな役割を果たしていることが知られている。精神医学の診断学の学術的なグローバル・スタンダードであるＤＳＭ診断(Diagnostic and Statistical Manual of Mental Disorders) も、精神分裂病や躁うつ病の場合には文化の異なる世界各国で有用な診断ツールとして役立っている。ところが神経症になると事情は違ってくる。たとえば、対人恐怖症という神経症、特に典型的なそれは日本人に多発する傾向があり、対人恐怖に関する論文の多くは日本人の学者によるものである。対人恐怖という病気自体が儒教文化と深くかかわる精神病理であるといわれている。対人恐怖症に限らず、神経症はその国の文化と密接にかかわっており、症状や病理の表現形が文化伝統と切り離せない形で結びついている。このため神経症は診断的にもDSM診断などのグローバル・スタンダードが精神病圏の場合よりも有効ではなく、診断的な一致率も低く、ばらつきが出やすい。診断においてすら文化的要因が大きく影響してくるのだから、実際の治療となるとそれは無視できないほど大きなウエイトを占めてくる。このように神経症の精神療法においては、文化的要因は治療者の学術的な興味・関心にとどまるものでなく、実際の臨床上も大切な意味を持っている。土居健郎の「甘え理論」や古沢平作・小此木敬吾の阿闍世コンプレックス論、河合隼雄の中空均衡構造論などはいずれも各々の臨床家の精神療法の実践と不可分に結びついた文化論である。筆者が本書で、日本人の深層心理や文化的特性・普遍性に言及するのはこうした事情からである。

二　精神療法の特異性と二種類の精神療法を学ぶこと

精神療法という援助技法は文化的要因が深くかかわるだけでなく、他の医学的援助と比較すると、大変特異な位置づけにある。身体医学的な援助では診断や治療において種々の検査や投薬、手術がなるべく客観的に数値化され対象化して扱われる。これがどこまで現実に達成されるか否かは別にして、対象化、客観化して治療を行なう方法論自体は学術的にも社会的にも受け入れられている。ところが、精神療法となると治療者・患者関係という対人関係そのものを治療のツールとして使うので、精神療法を単純に数値化したり、対象化して扱うことに本質的な困難が伴う。サリバンが言うように、精神療法では関与しながらの観察という方法がとられる。

精神療法では良くも悪くも治療者の存在自体が治療に大きく影響してくる。精神療法の実践と治療者の主観という問題について、河合はフロイトとジャネを比較して興味ある意見を述べている。(1) フロイトもジャネも無意識を科学的研究の対象とし、そこから理論体系を打ちたてた最初の人とされるが、両者の探求の態度にはかなりの相異があった。ジャネは、より「科学的」で普遍的な科学性を重視したのに対して、フロイトはみずからの学問や方法を「私のもの」、「私の学派」と考える傾向が強く、フロイトの個性や主観に彩られた部分があった。しかし、精神療法の実践の面からこれを見直すとき、ジャネのように普遍的科学性を求めた人より、フロイトのように「私の学派」ということを前面に押し出してきた人のほうが治療的には好結果を生み、その後の学説の発展も見られたという事実がある。精神療法では本書で詳しく考察するように、ある治療法に患者が深くコミットするだけでなく、治療者側にも同じような事情が存在する。精神療法の臨床においては、知的な知識も大切だが、それだけでは実際の臨床にほとんど役立たない。各精神療法では教育分析やスーパービジョンなどさまざまな形の実践的訓練が治療者になるためには必要となる。そうした訓練では、精神療法の研修・習得は単なる知的作業を超えて、より全人格的な意味合いを帯びてくる。ユング派の河合が指摘するように、(2) 治療者がある精神療法の学派を選択し、一人前になるためには「これしかない」とでもいうような、その治療法への深いコミットがしばしば必要となる。あれもこれもと生煮えの態度で臨むとき、精神療法の生きたプロセスは動き出さないし、また精神療法家の訓練も深まらない。

こうした点からすると、筆者は精神療法家としては特異な研修・訓練の歴史を背負ってきたことになる。筆者は医師となった直後から森田療法と力動的精神療法という異質な精神療法を同時並行的に学び、両者の臨床経験を積んできた。七年前からはさらに内観療法の臨床と研究がこれに加わった。森田療法について言えば、森田療法の臨床・研究に伝統のある東京慈恵会医科大学森田療法室で精神療法家として最初から訓練を受けてきた。非森田的な個人精神療法に関しては、ロジャーズ派、精神分析的精神療法、ユング派といった種々の立場の指導者から私的・個人的な形で教育分析やスーパービジョンを受けてきた。個人精神療法で、いくつもの学派の指導者から教育を受けたのは特に筆者が何かを意図したからというより、教育・訓練の流れの中で自然とそうした出会いが起きたにすぎない。筆者が訓練を受けた指導者たちは、いずれもそれぞれの学派に習熟された方たちであって、治療を自家薬籠中のものとして使いこなしていた。そのせいもあって、訓練を受けていた筆者自身は実際の臨床でそれらの人たちの訓練・教育に大きな違いやジレンマを感じることはなかった。こまかく言えば、ロジャーズ派、精神分析的精神療法、ユング派の訓練経験にはいくばくかの差異はあった。しかし、森田療法と非森田的な個人精神療法の違いがあまりに大きかったので、筆者はみずからを森田療法と精神分析的精神療法あるいは力動的精神療法を学んでいると位置づけるようになった。

森田療法と精神分析的精神療法がいかに異質であるかは、これまでも繰り返し諸家から指摘されており、本書でもその違いや共通性をこまかく検討する予定である。両者は基本的な治療哲学から治療構造・技法や理論に至るまですべてが異質であり、最初に両者に触れたとき、あまりの違いに驚きを隠せなかった。両者は患者の病理の見方や切口、そして対処法に至るまで徹底して異なっており、各々の研究会に参加していても、その「場」の雰囲気までが異質で、筆者は別々な二つの世界に身を置いていることを肌で感じた。こうした経験から、両者の間に立って物を言うのはたやすいことでないと感じ、異質な精神療法を並行して学ぶ困難さを最初から予感した。筆者は精神療法の訓練に際して、森田療法と非森田的な個人精神療法をできるかぎり別個に学び、それぞれの治療法がある程度身につくまで、両者の比較については公に何も語らないことを心に決めた。こうした筆者の素朴な決意は徐々にいくつかの原則となっていった。

第一の原則は、経験の浅い自分が二つの治療法の優劣を安易に判断しないことである。二つの治療法はまったく異なる治療哲学と伝統に立脚しており、そこには先人が築いた独自の臨床的な知恵が含まれている。経験の浅い自分が両者の優劣を最初から安易に判断したり、あるいは一方の治療法から簡単に他方を判断する議論に身を投じるのは二つの精神療法を習得する上でマイナスとなり、結局、両方とも中途半端になりかねないと考えた。質的に異なる二種類の方法論を安易に混同すると、体験の深まりや熟成が犠牲となり、いたずらに混乱をひき起こす元になる。この原則を約一〇年ほどみずからに課して森田療法と精神分析的精神療法の訓練を積んできた。その間、二種類の精神療法をめぐって、さまざまな心の揺れや葛藤を経験した。どちらの治療法にも等距離に身を置いて訓練が進まないことはすぐに痛感された。ある時は森田療法に親近感をおぼえ、森田療法がより優れた治療法だと感じられ、反対に、ある時期は精神分析的精神療法に親近感をおぼえて、それが優れているように思えた。両者の間を何度も振り子のように揺れ動き、小さな揺れは半年単位で、大きな揺れは二〜三年程度のスパンで経験した。こうした葛藤を経験するうちに、これが単なる往復運動ではなく、この揺れを通して自分は精神療法を身につけていることが理解できるようになった。こうした理解のおかげで、どちらか一方の治療法に心が引き寄せられてもあまり不安に陥らず、しかも、もう一方の治療経験を捨て去ることなく心の隅に置いておくことが可能になった。

第二の原則は第一の原則とも関連しているが、一方の治療の研修・訓練に際して他方の治療経験を安易に引き合いに出すべきでないということであった。既述したように、精神療法の習得は単なる知的作業でなく、より人格的な意味合いを持ち、「これしかない」とでもいう特定の治療法への深いコミットが必要になる。二つの精神療法を同時に習得する場合、一つの治療法にむやみに固執する危険は少なくなるものの、逆にコミットが浅くなり、精神療法の生きたプロセスが発動しにくくなる恐れがある。精神療法の実践を単なる技術レベルの問題で片づけるわけにはいかない。精神療法を身につけるということは、その治療法の背景にある世界観や人間観をなんらかの形で引き受けて、その視点に立って物事を観察し処理することを意味する。となると、一人の人間が異質な二つの立場や人間観を同時に持ちうるのかという素朴な疑問が湧いてくる。二つの異質な治療法を使い分ける治療者は次のどれかの落とし穴にはまる危険性がある。その第一は二つの治療法を使い分けているように見えて、実はどちらか一方の治療法に深くコミットしており、他方の治療法はその立場から主に解釈して、その人なりに修正を加えている場合である。この場合は一方の治療法が他方の治療法を吸収してしまった形であり、本人が二種類の治療法を行なっていると誤解している点を除けばさしたる弊害はない。

厄介なのはどちらの治療法にも偏らず器用に使い分けているように見える場合である。この場合、治療者は二つの治療法を使い分けている、あるいは二つの視点から物事が理解できると思い込んでいるが、その実、乗り越えるべき内的課題を治療者自身が無意識に避けるといった事態が起きかねない。たとえば、一方の治療法で困難に突き当たると、他方の領域へと逃げ込み、逆でも同じことが繰り返される。この結果、どちらの療法も中途半端で身につかず、二つの治療法を学んでいること自体がその人の心理的防衛となってくる。

三　日本的精神療法（森田療法、内観療法）と精神分析的精神療法の両者を学んで感じたこと

前記のような原則をみずからに課して、異質な精神療法の訓練を始めたものの、筆者はどちらにも住めない居場所の無さを感じ、しかも両者の体験を十分消化できないまま、それら異質な経験を心のうちに保持する時期がしばらく続いた。徐々に経験を重ねるうちに、次のような諸点が相互の精神療法を理解する上で大切であると気づくようになった。

第一は森田療法と精神分析的精神療法はやればやるほど異質であって、治療構造や技法の一部だけを取り出して他に応用すると、それがうまく機能しないばかりか、他の治療要素と噛み合わずに阻害要因として働きかねないこと。森田療法や精神分析に限らず、精神療法の治療構造や技法は、ある種のビジョンのもとに組み立てられ、有機的に関連して効果を発揮するよう仕組まれている。これゆえ、安易にそれらの部分部分を切り貼りしてパッチワークで組み合わせてもけっして良い結果は生まれない。そうした行為自体が治療者のビジョンの無さの現われであり、一プラス一は二になるどころか、一にすらならない。

第二のポイントは、異質な精神療法の比較を行なう場合に最初から文化・思想面に入っていくと実りが薄くなると

いう点である。森田療法の背景には日本文化や東洋の諸思想があり、一方精神分析の背景にはキリスト教の文化伝統が控えている。それらの思想や文化伝統はきわめて包括的で多面的意味合いを持っており、そこに最初から踏み込むと茫漠としてつかみ所がなくなる。精神療法の場合、それぞれの治療法を貫く文化や思想的背景は大切だが、それはあくまで個々の臨床に立脚した姿勢が基本になる。実際の治療構造や技法、あるいは治療プロセスを一つ一つ押さえて理解を深めていく地味な努力が必要である。そうした個々の具体的経験や思考の積み重ねの中から、その療法を支える固有の人間観や哲学が浮かび上がってくる。

四　文化的特異性と普遍性

森田療法と精神分析的精神療法は大変異質で、一見すると「水と油」のごとくである。しかし、両方の臨床経験を積み重ね、それぞれの治療構造や技法がどんな役割を果たしているのか自分なりに理解できるようになると、これまで相反すると思われていた両者の治療構造や技法の間に精神療法として共通する原理や戦略が隠されていることに気づくようになった。森田療法と精神分析的精神療法の従来の比較検証は、両者が異質で共通性に乏しいとの結論に至るか、あるいは逆に双方とも人間の心を扱う方法論だからと安易に共通性が強調されるかのいずれかになっていた。しかし、筆者は森田療法と精神分析的精神療法の違い（個別性）を理解することと、その共通性（普遍性）を理解することは別な事柄ではなく、それらは表裏の関係にあると気づくようになった。つまり、両者に共通する精神療法としての普遍的な原理や戦略が理解できると、両者の違いも鮮明に見えてくるし、また臨床的にそれらを自分なりに工夫して使い分けることが可能になった。異質な治療法を使い分けるためにも、当人（筆者）の主観的体験としては一つのビジョンを捜し求めざるをえなかったわけである。本書の長々とした文化論的な論考は、ある意味で筆者の臨床家としての試行錯誤の産物といえる。

精神分析的精神療法を通して学んだことは、精神現象をできるだけ言語化して、概念と照らし合わせて思考する態度である。これは後の章で詳しく言及するが精神分析的精神療法において、治療者に要求される基本的な資質であり、これなくしては精神分析という治療自体が前に進まない。一対一の治療者・患者関係を軸に治療を進める精神分析的精神療法では患者の抵抗や防衛に治療者が直接タッチするので、そこで何が起きているのか直接目に見えやすい。この経験の中から、筆者は治療のターニング・ポイントに現われる「すむ（澄む＝住む）」体験に着目するようになった。「すむ」は汚れを祓って「清明」になるという神道的価値観に直結しており、日本文化や日本人の心性の中核をなす出来事である。文化個別性の核心ともいえる「すむ（澄む＝住む）」体験を精神分析的な臨床から比較検証すると、それはきわめて普遍的なところに根があることが明らかになってきた。さらに、文化的・思想的にも「すむ（澄む＝住む）」はキリスト教教義論争を通して産み出された西欧的な「個（ヒュポスタシス＝ペルソナ）」の概念と出自を同じくすることがわかってきた。普遍的な観点から「すむ（澄む＝住む）」体験を俯瞰するとき、「清明心」や「素直」あるいは文化装置としての「天皇」の本当の奥深さや怖さが見えてきた。

精神療法に話を戻せば、森田療法や内観療法の臨床から筆者は言語化・概念化とは違ったHow toのスキルの知恵、「型」の方法論や文化的伝統に触れることができた。日本的精神療法は言語や概念を介して思考するというより、目に見える「形」や構造、システムを介して直接本質に近づこうとする。森田療法も内観療法もたいへん優れた方法論と奥深さを持っているが、概念化を排する性向が強く、しかも治療者が直に患者の防衛処理にタッチしない仕組みになっているので、理論化には多くの困難が伴う。しかし、精神療法を一つのシステムとして捉え、治療構造論的に日本の精神療法を見直すとき、そこに隠された「型の知恵」がおぼろげながら垣間見えてきた。

これまで、多くの人々がさまざまな形で日本人論や日本人の心性を語ってきた。しかし、それらは同じことを表現を換えて繰り返しているだけのように筆者には感じられた。その主な理由は「型」という文化的な方法論と「清明心」という体験内容を一対のダイナミズムとして扱ってこなかったからである。たとえば、「清明心」の方だけ取り出して論じると、それはまさに空を摑むような話になり、本質的に反概念的な出来事だけに、下手をするとそこでは何でも言えてしまう。一方、「型」だけを取り出して論じると、これまた単純な言語化や概念化を拒否する身体的なスキルが関わってくる。両者を射程に入れて、その不可分な関係やダイナミズムを理解するとき、日本人の心性や日本文化を普遍的な視点から読み解く糸口が開けてくる。

五　本書の全体的な構成

論考を進めるにあたって、まず第I部第二章では具体的な症例を提示して、本書全体の論考に必要な具体的なイメージを提供する。次いで第II部の第一～三章においては、日本人の依存・自立にかかわる精神現象を「しがみつき依存」「すむ‐あきらめる（あきらむ）」「甘え」の三つに分けて整理・検証する。第III部の第一～二章では、それら依存・自立をめぐる三領域の間にどのようなダイナミズムが存在するのかを「母にすまない」罪意識と「清明心」「素直」を鍵に読み解いていく。

こうしたつかみ所のない流動的な日本人の心性に「形」とダイナミズムを与える原理として「型」を位置づける。第IV部の第一～四章では、まず「型」の文化・伝統を概観した上で森田療法、内観療法の治療構造・技法を精神分析のそれと比較して紹介する。日本的精神療法と精神分析の間に見られる治療戦略や思考法の違いから「型」の本質を心理的・思想的に明らかにする。第V部では、これまで別々に扱われてきた「清明心」と「型」の密接不可分な関係やダイナミズムを統一的に論じ、これまでの日本人論や文化論に欠けていた普遍的観点を明らかにする。

第二章　精神分析的精神療法を通してみた［依存／自立］の具体的様相

本書は精神療法のHow toの実践の書ではなく、精神療法の臨床を踏まえて、日本人の心性を探ることが目的である。考察を進める前に実際の精神療法の中でどのような現象が生起しているのか、まず読者に理解してもらう必要がある。本章では精神分析的精神療法の三症例を提示して、以後の考察の土台になる精神現象のありさまを概観してみたい。臨床家向けの専門書でも同じだが、患者さんのプライバシー保護のために症例の記載については病歴・生活歴その他、個人を特定できる部分は削除してあるか、大幅に変更を加えてある。いずれの症例も治療終了後かなりの時間が経過している。当然のことながら本書の論考はこの三例のみから導かれたものではなく、筆者のこれまでの臨床経験全体が背景にあり、着想や理論化はすべてその臨床経験を土台にしている。

一　症例の提示と治療経過の要点整理

症例a　二四歳　女性

診断：不安神経症

主訴：不安恐慌状態

現病歴：二人姉妹の長女として出生。母親は年齢に比して、やや幼い感じもするが、人付き合いは良い方で交際範囲は広い。父親は人情家だが頑固で、仕事に追われて子育てはほとんど母親に任せきりである。幼児期の患者はおとなしく、いつも母親の後にくっつき、母が離れるとよく泣く子供であった。小学校時代は引っ込み思案でおとなしくてめだたない子供だったが、特にいじめられたり不登校などの問題行動もなく、成績も中程度であった。地元の中学、高校と進学するにつれて友人も増え、次第に活発になる。大学に入り自己主張も強まり、家ではわがままな面も見られ、父親とはときに意見が衝突し、母親が間に入ってとりなすことが多かった。大学時代から交際していた恋人との結婚を数カ月後にひかえ、父親が相手の両親と結婚式の打ち合わせをしていた際、ささいなことから相手方の父親と大喧嘩となる。患者のまったく関与しないところで結婚が一挙に破談となり、その顚末を母親から聞かされた翌日より不安恐慌状態とともに三七度C台の発熱、発汗、震えなどの身体症状が出現する。初診時、母親に付き添われて来院。診察中、患者は両耳にヘッドホンを付けたまま、感情の高ぶりを静めようと音楽を聴いている。治療者がヘッドホンを外させて話をすると、そのつど、恋人やその両親への恨みと不安、身体の震えが起こり、面接を中断するという具合であった。発熱は恨みの感情と身体の震えの後に起きており、外来診察時と入院時の計二回、内科にて精査するがいずれも異常所見はなかった。身体症状が顕著なこと、両親を含めて家中が混乱している点を考慮して、入院治療に導入する。当面、抗不安薬を併用しつつ、カウンセリングしていくことを患者と母親に提案し、治療へと導入する。入院中は週二回、五〇分ずつの面接を行なう。外来治療に切り替えてからは週一回の面接とした。全経過一年三カ月、計六五回の面接。治療の概要は以下のごとくであり、治療経過は大きく四期に区切ることができた。

〈治療経過〉

第一期（初診〜三カ月目）：不安や身体症状が著しく、抗不安薬を投与するも、不安や身体の震え、発汗、微熱などの症状は変化せず、不眠のみ改善傾向が見られた。家では母親のそばを一時も離れず、一日中ヘッドホンをつけている。僅かな音にもびくつき、婚約者とその両親に対する恨みの感情が間欠的に湧き上がり、そのつど身体の震えと微熱が観察される。母親の付き添いで個室に二カ月間入院する（母親の付き添いは最初の一カ月間のみ、その後は週に三

〜四日母親が面会に来る形に切り替える)。病棟内で特にトラブルはないが、他患者の輪の中に入れず、不安を訴えては病室の母の元に帰るという行為が繰り返される。治療者は病棟主任看護婦や受け持ち看護婦と話し合い、患者を徐々に病棟行事や対人場面に参加させる方針を立てる。治療者は患者と週二回各五〇分、母親とは週一回三〇分面接をする。患者が病棟の雰囲気に慣れるにつれて、少しずつ不安は減り、震え、微熱などの身体症状も軽減する。母親の傍らから離れてデイルームで過ごす時間が増え、ヘッドホンも外せるようになる。面接では患者は自分が相手の両親からいかに冷遇され、それに対して自分はどれほど努力してきたかを恨みを込めて語る。相手の両親や、その後一本も電話をくれない恋人をただ恨む患者に対して、治療者は患者と両親との間柄が語られていないこと、当の恋人は患者自身が優しい人と思って選択している点などを指摘する。しかし、患者はそれを受け入れられず、面接の後、相手方の両親への恨みや震え、微熱などの身体症状が増悪する。治療者は患者の恨みに距離をとりつつ、話を聞く姿勢に終始する。

第二期(四ヵ月目〜七ヵ月目):退院後、不安や震えなどが一時悪化するが、その一方で妹と一緒に教会に通い始める(五ヵ月目から)。母親の前で舌を噛んで死にたくなるなどのサド・マゾヒスティックな言動が表面化し、反対に恋人やその両親への恨みの感情、身体的な震え、微熱、不安感は減弱する。患者の言動に父母は振り回されるが、妹だけは比較的安定した態度で接している。

治療者に会いたくないと薬だけ取りにくることが何度か続く。治療者が面接でそれを指摘すると、《先生は私の話を聞くだけで助けようともしてくれない。ひどい人だ。先生が黙っているのは私を治すことに絶望したからだ》と攻撃性が面接場面で表出される。家では母親に《どうして私の言う通りにしてくれないんだ、私は病気なんだから甘えたっていいはずだ》と喰ってかかる態度が目立つ。母親が要求に応じても患者に満足感、安心感は生まれず、さらに多くの要求が持ち出され、聞き入れられないとナイフを手にして自殺をほのめかしたり、《私の病気は一生治りはしない》とわめき、当たり散らす行為が見られる。母親から治療者に電話が繰り返され、治療者は母親に対して、娘の依存・攻撃的な言動には、これまでの母娘関係が凝縮されていること、それ故、母親としてそれをどう考え、受け止めるかが重要で、そのことで対処の仕方はおのずと決まると指摘する。母親は父親と相談して、サド・マゾヒスティックな言動が目にあまるときは母親の手で患者の体を縛ることを決断する。母親に縄で身体を縛ってもらうと安心するというエピソードが何度か繰り返される。治療者は母親、患者の三人で話し合い、患者の行動に枠付けをし、逸脱的な行動に明確な態度で望んだ両親を支持する。治療者への攻撃性に解釈で直接応じることはせず、攻撃が少し止んだとき、患者の攻撃や恨みの裏に潜む依存的で幻想的なイメージを指摘する。母親が娘の言動に振り回されずに、娘と向かい合い対決し、共感できるようになると、サド・マゾヒスティックな行為は自然と減り、治療者の解釈を患者は徐々に受け入れるようになる。患者はこれまでの母娘関係を《これでいいんだというしっかりした感じが無いんです。母も私もふわふわしていて弱くて、ゴツンとした足場っていうか、自分がないんです》と述べ、自分の無さや不安定さを訴える。みずからの依存性やその裏に潜む気がねについて洞察が芽生え、今回の事件が単に恋人や相手の両親の問題でないことが理解される。患者の中で厳しいお父さんと、何でも言うことを聞いてくれる優しいお母さんという単純な図式が変化し、父親も母親との間で今回の「事件」の意味を考え、話し合うようになる。抗不安薬を徐々に減薬し、七カ月目には中止。安定剤の中止に相前後して、患者は自発的に日記を持参するようになる。治療者は面接時間中にそれに目を通し、赤ペンで治療者の名前だけサインして返す。治療者側から進んで日記の内容を話題にすることはせず、面接の流れにそって必要な場合にのみ、内容に言及した。治療者が日記にサインを忘れそうになったとき、患者は《先生の赤いサインがないとダメなんです》と述べ、治療者のサインが心理的なつながりや絆を象徴していることがうかがえた。

第三期（八カ月目～一一カ月目）：教会に一人で行くようになり、そこのサークル活動にも少しずつ参加する。かつての婚約者やその両親に対する恨みの感情、身体の震え、微熱などの症状は消失する。軽い不安感と易疲労感だけが後に述べる状況下で出没する。家では時折、サド・マゾヒスティックな言動は見られるが、面接中は落ち着いた沈黙が増えてくる。この時期の沈黙には心理的な沈鬱さとともに、ある種の余裕、広がりが感じられ、患者は面接場面で一人みずからの内面に沈潜しているように見える。患者は自宅の部屋で一人音楽を聴いて過ごすことが多い。教会に通い、週に一度の通院、毎日の夕方の散歩など対人関係の乏しい、単調な生活パターンが繰り返され、そこから外れた出来事が起きたり、外れた行動をすると疲労感や不安が再燃する。人ごみや対人関係がこの時期の患者には特に響き、《皮膚が裸でピリピリする》《相手が私の中に入ってきて疲れる》などの訴えが聞かれる。大学時代の友人が軽く甘え合って雑談している輪の中に居ても《体の芯が疲れる》と言う。治療者は患者が内的に大切な経験をしていること、焦らないことが大切であると指摘するにとどめ、能動的な解釈はできるだけ控えた。治療の場に治療者自身も身を任せ、患者の感情や洞察の流れに沿う感じにする。《友達の輪の中に入れなくて寂しい、もう昔の自分には戻れないんだなと思う》《今まで先生やお母さんが私を救ってくれるものと思っていた。でもそんなことないのね、見守ってくれるだけなのね》と寂しさと沈鬱感を静かに訴える。そうした沈鬱感の中で、小さい頃からの母親との関係や父親との感情的なわだかまりが回想され、恋人や相手の両親にそうした感情を投影していたことを自覚する。以前の婚約者を距離をもって見られるようになり、夢でも「別れ」のテーマが出現する。

一〇カ月目の夏、知人の別荘に数日間滞在する。患者は知人の家族から暖かく受け入れられるが、特別扱いもされなかった。患者は内心反発を感じつつも、さっぱりした気がねない人間関係の心地よさを経験する。別荘滞在中、自然空間の中に浸り《体が溶けてゆく》安心感や《この感じ、これが本当の自分なんだ》といった身体的実感に近い「自分」を経験する。同様な体験は部屋で一人音楽を聞いたり、夕方の公園の散歩や教会での祈りの際にも観察されている。こうした体験を契機に治療は転回していく。患者はかつての婚約者を許さなくてはと思いつつ、許せない業の深い自分に気づき悩む。しかし、未熟な自分も徐々に受容できるようになり、《この頃は楽しいことも苦しいことも自分にキリストが与えて下さることと感じられる》と述べ、自分から決心して洗礼を受ける。父親もその際、自発的に教会に大金を寄付する。父親は家人に《お金以外のことでも大切なことがあるんだな》としみじみ漏らすようになり、患者は生まれて初めて父と心が通じ合う体験をする。父親が焼き芋を買ってきて一緒に食べて楽しんだり、患者が父親にピアノを弾いてあげて共に楽しんだりする様子が報告される。そうした際、患者は少し恥じらいを含んだ素直で淡泊に甘える様子を見せ、ユーモアや軽い笑いが治療場面でも観察される。患者は今まで散らかっていた自室の整理を始める。

第四期（一二カ月目～一年三カ月目）：少しずつ行動範囲が広がり、教会のサークル活動にも積極的に参加する。残存していた不安症状や易疲労感も消失。婚約者のことや今回の破談事件について心の整理がついてくる。《Mさん（以前の婚約者）との破談は単にきっかけにすぎなかった。今までの自分だったら、あの事件が仮に無かったとしても、いつかは同じようなつまずきをするだろう。当時はMさんを愛していると信じて疑わなかったし、彼に甘えるのがうれしかった。でも今思うと、あれは彼を自分の思い通りに動かせたというのにすぎない。私と母の間も昔からそんなふうだった》。洞察の深まりとともに、父母や友達と適度な距離をもって交わり、自然に甘えられるようになる。《昔のように人に気に入られようと変に無理しなくなり、厭なことは厭と素直に言えるようになった》。《この頃、友達と自分は別々なんだと思えるので、反対に前より自然に甘え合えるし、楽しむことができる。昔は友達に妙に頼ったり、気がねしたり、変に頼らないぞと意地を張ったりして……、いつまでもお母さんお母さんだったからだめだったんでしょうね……》と言い、面接でもサッパリした応対が目立ち、大人びた感じになる。患者はそれまでのように異性にあまり執着しなくなり、代わりに同性の友人と甘えを楽しんだり、病院では外来の受付嬢と待ち時間に軽い雑談を楽しむ様子が観察される。

さらに患者は甘えについて次のように述べている。《この頃、前みたいにお母さんお母さん……って感じでしがみつかなくなった。お母さんにはまだ結構ねだったり、ひがんだり、すねたりもするんだけど……でも前みたいなんじゃなくて……お母さん一人って言うんじゃなくて、妹も含めて家族皆で一緒に甘えて軽く冗談言い合っていると、ふっと楽で楽しい感じになるんです。前みたいにしがみついたらお母さんじゃなくても誰でも息が詰まっちゃうよね》。

母親に何かねだったり、友人にすねたりすることはあるが、以前のような依存の悪循環に陥ることはなく、母娘双方とも基本的な安定感、信頼感の上で喧嘩ができるようになる。この時期の患者には相手や状況の違いによってニュアンスの異なる甘えが柔軟に体験されている様子が窺える。治療者は治療の終結を言い出し、患者も《先生と別れるのは寂しいが、私なりにやってゆけると思う》と述べ、治療は終結となる。

〈治療経過の要点整理〉

本例では、しがみつきの依存や恨み、攻撃性が最初から露になっている。第一期で患者は恋人やその両親の冷たさを恨んで攻撃するが、これは自分の両親への置き換えであり、母や父（あるいは治療者）にその種の依存・攻撃が向けられる第二期から直面化の作業が始まる。患者は当初、《お母さんに甘えたっていいはずだ》、《甘える権利がある》と文字通りしがみつくが、いくらしがみついても満足感や安心感は得られず、逆に母親への不信感としがみつきは悪循環を形成する。患者はこの種の依存を「甘え」と呼び、土居健郎はそれを「ナルチシズム的甘え」と表現するのだろうが、これは甘えというにはあまりに相手との心理的な距離が乏しい。

父母が一連の出来事を自分たちの問題としてとらえ、患者に正面から対峙するにつれて混乱は収まり、家族の相互理解も深まる。この種の理解や支えによって、治療第三期に患者は本書第II部第二章で詳説する「すむ－あきらめる（あきらむ）」を経験する。患者はそこで治療者と関わりを持つというよりは、静かに治療の場に身を任せ、みずからの内に一人沈潜する。調和的空間への融合や直感的な「自分」の体験は面接場面に限らず、別荘での自然との触れ合いでも見られ、そこには沈鬱な対象喪失感が伴う。これはまさに母子分離のプロセスであり、この時期の夢に「別れ」のテーマが繰り返し現われたり、日記の署名が移行対象的な意味合を帯びていたのは、これを物語っている（ホートン[1]は移行対象が縫いぐるみや毛布、タオルだけでなく、文字なども広い意味でそこに含まれると指摘している）。「すむ－あきらめる（あきらむ）」体験では患者は気のおけない友人と軽い雑談をしても侵入的に感じ、疲労を訴える。この時期の患者は共感的な空間に融合して「一人でいる」のであって、患者から関係を求めようとする気配が感じられない。

依存にかかわる洞察が芽生えるにつれ、患者に「甘える能力」が身に付いてくる。治療のターニングポイトの後に現われる素直で淡泊な甘えは、心理的な距離や「自分」があり、なおかつ十分融合的で、相手を大切にする気持ちが物や行為のやりとりを介して象徴的に表現される。そこでは、患者は対人関係を希求し、融合的な「甘え」の関係を楽しんでおり、ユーモアや恥じらいも見られる。「甘え」はしがみつきの依存と「すむ‐あきらめる（あきらむ）」の両極の間を往復しつつ、洞察の深まりに伴い生まれている。甘えの成立には空間への融合とともに父性的な分離の要素が大切である。後者は実際の治療では患者と治療者の関係、洗礼によるキリストの象徴的な取り入れ、父親との関係の変化などにそれを読み取ることができる。

症例b　二四歳　男性

主訴：舌を嚙んで死ぬのではないかという恐怖症、不安発作

現病歴：二人兄弟の次男として出生。父は一流大学出のエリート・サラリーマン。両親共に患者の成績にこだわり、母親は折檻してでも勉強を強いるという具合だった。小学校六年の時、母親が病死。このとき、患者は悲しいというより、折檻する母がいなくなって内心ほっとしたという。父は患者を不憫に思い甘やかし、一度も叱ったことがない。一九歳の時、父親が再婚。卒論で忙しかった大学四年生のとき、不安発作が出現。その数カ月後、父親と就職先のことを話し合っていた際、初めて父から厳しく叱責され、舌を嚙んで死ぬのではないかという恐怖症状が現われる。大学卒業後、父親の勧めた会社に就職する。某病院からの紹介で筆者が治療を受け持つこととなった。

〈治療経過〉

精神分析的精神療法の説明をし、二回の診断的面接の後、治療へと導入した。安定剤の投与は行なわず、外来にて精神療法を行なう。治療開始後一年一一カ月間は一週間に一回、五〇分間の面接を行なう。

第一期（初診～八ヵ月目）：恋人を振り回す態度が目立ち、その一方で、相手が自分の思い通りになると、「すまない」罪悪感を感じる。職場の課長に代表される年上の男性の前では嫌われるのが怖くて必要以上に無理して頑張ってしまう。治療者との面接場面でも緊張感があり、父親転移を指摘する。

第二期（九ヵ月目～一一ヵ月目）：友人と喧嘩して、その後かえって前より自然な関係になる経験をはじめてする。この時期から《父を殺したいほどの怒り》を感じ、エディプス・コンプレックスのテーマが夢にも現われる。発病状況――父親との口論の場面――を思い出す。年上の男性への緊張感を治療者は解釈する。面接中の態度は徐々にゆったりしてくる。見合いのことで初めて父親に反論して、自分の主張を通す。

第三期（一二ヵ月目～一年二ヵ月目）：腹の中に『玉』のようなものができてきて、それを見詰めていると外にいても安心できる。『玉』を見詰める感じは、美しい自然を眺める感じに通じていると言う。死んだ母親のことをしみじみと語る。伯母の家で死んだ母の手紙と写真を見せてもらう。患者が未熟児で生まれたのをかわいがって育てた喜びの手紙を見る。面接では長い沈黙がめだつ。一人で自然の中に溶け込むのを好み、毎週週末になると鎌倉のお寺を散策する。そこで《心が暖かく洗われて澄んだ感じ》になり、《心の内に大切なものが少しずつ沈澱して溜まる》経験をする。《自分のやりたいことをやり抜けるのだろうかという不安が常にあった。だから父やその他身近な人に依存して生きてきたのだと思う。依存した相手には「すまない」という負い目、罪悪感を感じてきた》。

第四期（一年三ヵ月目～一年七ヵ月目）：《傍らに兄貴分のような人が居て、いろいろと指示をする。私は厭な奴だなと思いつつも付いて行く》という夢を見る。目覚めてからこの兄貴分はN先生だと思い、最も激しい不安が出る。先生にもすがれない、何もすがるものがなくなったと感じる。激しい不安と共に恋人や父親への依存と分離が治療のテーマになる。この頃、患者は「鎌倉の自然」「母の懐に抱かれ、溶け込むイメージ」「清らかな母のイメージ」「実母の写真と手紙」を一連のものとして体験している。《父だけじゃない、先生だって誰だって心に侵入してくるのはダメだ》。一人で生きなければというテーマの夢が続く。

第五期（一年八ヵ月目〜一年一一ヵ月目）：不安は一層激化する。しかし診察中に依存や攻撃をあらわにすることはない。無遠慮な職場の後輩を《なりふりかまわず、どう思われてもよい》《どうせ一人なんだ》と決心して初めて怒った。すごく怖かったが舌を嚙む恐怖がスーッと減る。恐怖症は、いつも「場」の力に押し潰されて自分を主張したいのに怖くてできない時に起きていることが思い起こされる。《自分を主張すると「場」が壊れて一人ぼっちになるようで怖くてできなかった》。この頃から、以前は冷たいと感じていた兄や義母、友人との関係が自然なものになる。《この頃、相手に対してより、自分自身に対して「すまないこと」「申し訳ないこと」をしてはいけないと感じる》と言う。清らかさ、透明さ（澄む）への憧憬と共に、《自分に根が出てきた感じ（住む）》を述べる。

第六期（一年一二ヵ月目〜二年七ヵ月目）：この時期以降、治療者、患者双方の都合で面接は二〜四週に一度の割合となる。

「座る」イメージが治療の中心テーマとなり、恐怖症状は消失する。母の死にまつわる思い出や夢が湧いてきてひどく気分が落ち込む。これほど母の死を悲しく感じたことはなかった。しかし、反面自分でもどっしりした感じ、胃の中にエネルギーが溜まる感じが出てきた。職場が解散されることになり、不安を感ずる。二週間悩んだ末、今後の進路——半年間の京都行き——を決断。ゼロからやってみようと決心した途端、不安は減り、気分が落ち着く。なんとかなるだろうという微かな自信が出てくる。

第七期（二年八ヵ月目〜三年六ヵ月目）：この時期、数ヵ月〜一年に一度の面接となる。

京都では仕事を終えると、植物園やお寺めぐりの毎日。半年後に帰京。過去のさまざまな出来事が、内的な歴史として整理され、父親にも意地を張らなくなる。父親は哀れな人だと思う。以前は夢（＝先生）が心の支えだった。何かを決定するとき、先生ならどうするだろうかと心の中で保証を求めていた。この頃そういうことがなくなったと言う。最後の二回の面接は今までの治療の総括。転職して新しい会社で働く。母の二三回忌と昔の母の写真・手紙をくれた叔母の金婚式、学生時代の友人の結婚式の三つが同時期にあり、何かの因縁のような気がすると患者は述べる。

母を失った淋しさと、「母」を得たことの大切さを語る。

〈治療経過の要点整理〉

症例aでは母親に向けられていた依存・攻撃（恨み）が本症例の場合、主に恋人に向けられている。患者は恋人を振り回しつつ、同時に相手に「すまない」罪意識を感じる。みずからの依存・攻撃が洞察されるにつれ、一人で自然の中に溶け込み、《心が暖かく洗われて澄んだ》体験、《心の内に大切なものが少しずつ沈澱して溜まる》体験をする。第II部第二章で述べるように、この種の清明な「澄む＝住む」体験には下方への沈下（沈澱）や「自分」の実感が伴っているのがわかる。その際、対人関係自体が侵入的に作用することが明確に患者の口から語られている。そこに至るまでには対象喪失や抑うつ感を伴った「喪」の作業が必要な点は症例aの場合と同じである。本例の場合、「喪」の作業が母親の二三回忌という形で象徴的に表現されている。

症例C　二四歳　女性

主訴：抑うつ感、不眠

家族歴：建築業を営む四七歳の父親と専業主婦の四七歳の母親。中学校二年生の一四歳の弟の計四人家族

既往歴：なし

現病歴：小さい頃からやや勝気で成績優秀な子どもであった。友人関係では特に誰かと深くつき合うというより、一人で本を読んだり、ぬいぐるみを集めるのが趣味だった。小学校高学年や中学校ではいじめられることもあったが、自分一人で我慢したり、成績がよいので目をかけてくれた先生もあり、イジメもさほどひどくならずに済んだ。高校は一流の進学校に進む。高校では自分より成績の悪い子をチクチクいじめる方にまわっていた。某国立大学に現役で入学。大学入学後はサークル活動にも積極的に参加し、学生生活は充実していたという。金融関係の会社に就職し、そこでボーイフレンドと知り合う。来院一年前に彼氏と休日にドライブをしていたとき、中年の男に脅されて乱暴さ

れる。誰にも事件のことが話せず、一年経った後でも何かの拍子にそれが想起されては気分が落ち込むエピソードが繰り返される。表面上、仕事はやれているが、事件のことで精神的な孤立感と抑うつ感が持続し、精神的に不安定となり、筆者の外来を受診する。

診断：伝統的診断では抑鬱神経症に相当し、ＤＳＭ診断では心的外傷後ストレス障害ＰＴＳＤ（Posttraumatic Stress Disorder）の診断基準に当てはまる。第II軸診断はつかない。

〈治療経過〉　全経過は一年、二九回の面接。治療内容は大きく以下の六期に区分できる。

第一期（初診〜三回目の面接）：治療への導入と早期からの深い転移の形成。

初診時、一人で来院。みずから進んで事件の詳細を語り、一年間の精神的な苦しみを語る。誰にも話せなかったことを話して気持ちが楽になったと言う。薬物は使用せずに一〜二週間に一回の割合で定期的なカウセリングを行なうことを提案する。（第二回目）事件を知っている彼氏との閉鎖的な関係に気持ちが集中し、人間関係が狭くなったとこぼす。（第三回目）犬とインコを飼い始める。弟は中学受験の時、親に反発して父母と連日つかみ合いの喧嘩が続いた。当時はなんて馬鹿な弟だと思っていたが、弟は、こうした嵐を一年間、一人でやり抜き、自分で中学校を決めて入学し、今は元気でやっている。治療者は弟に人間的な力を感じ、《弟さんは男の中の男一匹、私は尊敬しますね》と患者に伝える。また患者にも精神的な仕事をやり抜く潜在的な力を感じると治療者の正直な感想を伝える。

第二期（四〜八回目の面接）：治療者・患者間に一層深い転移が形成され、依存・攻撃の病理とその底にある「見捨てられ不安」が明らかになる。

（第四回目）三回目の面接直後から沖縄の風景の幻視が出現する。一人で沖縄の音楽を聞いたり、誰かに見捨てられたと感じるとき、沖縄の一面のサトウキビ畑にいる自分や海辺を犬と散歩している自分がはっきりと見え、同時に右上の方に治療者の顔が見えると言う。沖縄に行きたいとの思いがつのる。（第五回目）飼っている犬は《私の命です、単なる犬じゃないんです、人間以上に大切なんです》と移行対象的な様相を帯びて語られる。父母に勇気をもって事件のことを話すが、最初びっくりしたものの、すぐに《あなたが不注意だったのよ》と母から言われ何とも言えない気持ちになる。ボーイフレンドには事件のことを盾に本音をどんどん言うようになる。言った後でこんな自分だったのかと落ち込んだり、母親とも大喧嘩して祖母の家に一週間家出をする。父母や彼氏との間で依存・攻撃が発露されるが、治療者・患者関係はまったく対照的に静かであっさりしている。治療者と弟、ペットの犬、父母、ボーイフレンドを巡って図1のような治療的布置が認められ、治療者はこの治療がうまく進展すると実感する。

（第七回目）夢の報告。夢（道端に自分の死体が横たわっているのをもう一人の自分が少し高い視点から眺めている。死体は右脚が太股からちぎれたように切断されており、体全体が青紫色になって、一部分腐っている所もある。自分の死体が捨てられている様を何とも言えない気持ちで見つめている）。患者の見捨てられ不安の核心が治療者にはっきりと感じとられ、それを話題にする。中学校の頃、近所の土手で変なおじさんに追いかけ回され怖い思いをしたときも、両親から、お前がしっかりしていないから悪いと言われた。今まで自分は両親に理解されて来なかった、愛されてこなかったとの思いを縷々述べる。

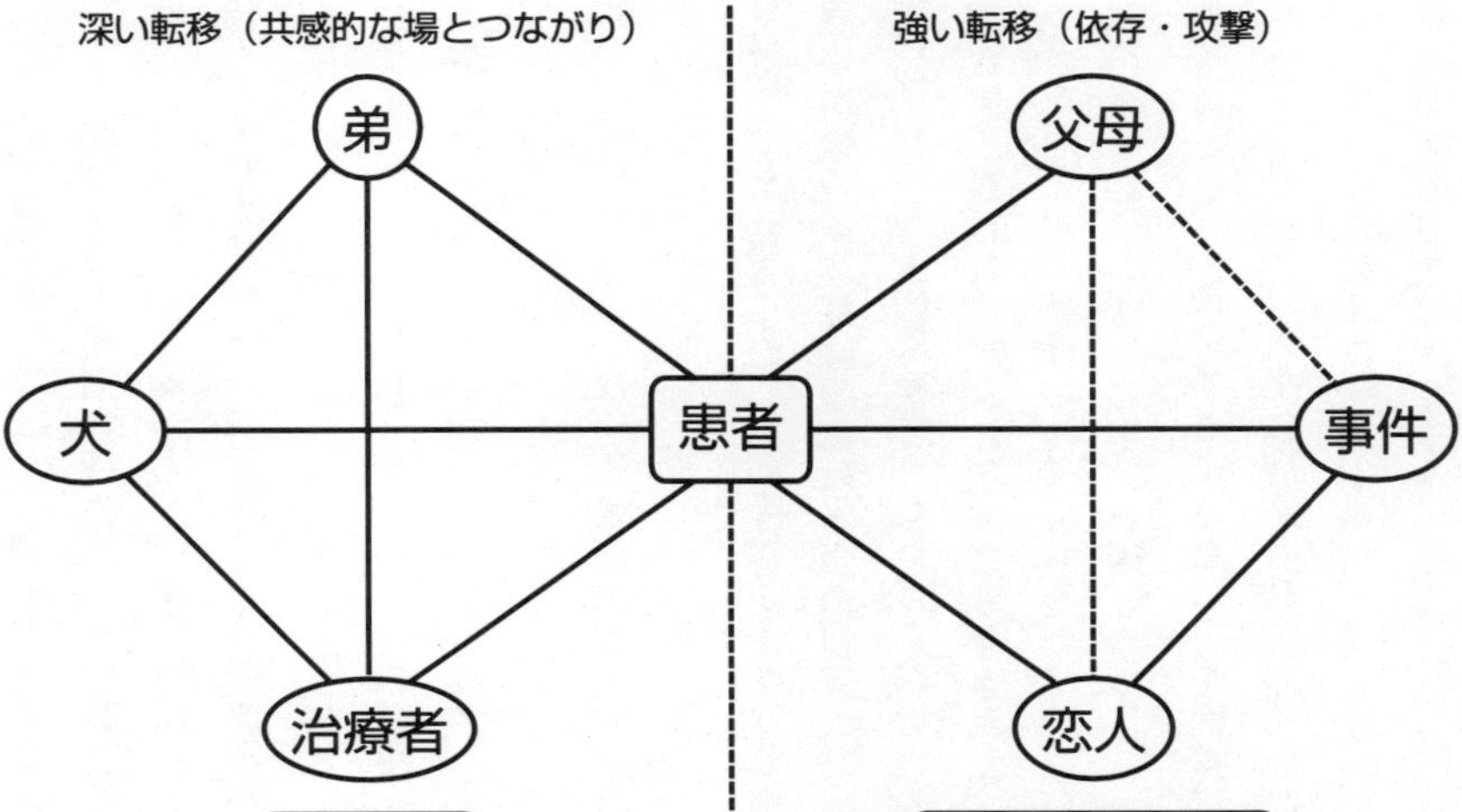

図1　治療的布置

事件の前から心の底で自殺願望があったこと、いろいろな過去の思い出や感情がふつふつと湧いてくる。治療者は《今回の事件は忘れればいいという単純なことではなさそうですね》と指摘する。患者は偶然ラジオで耳にした沖縄の音楽に惹かれ、毎日部屋でそれを聞いている。治療者の方から次回のセッションで音楽を面接室で一緒に聞くことを提案。（第八回目）沖縄の音楽を二人で聞く。セッションでは静かで深い沈黙が続く。父親は患者の機嫌を取るように金をくれるが、理解していないと患者は嘆く。この部屋（面接室）のことは彼らにわからないと父母への不満と攻撃を露にする。治療者は《あなたの言っていることはよくわかります。でも、どうしてそんなひどい父母から人間的に力のあるあなたや弟さんが育ったんでしょうね。これは難しい宿題ですね》と釘を刺す。患者の持参していた犬の写真を一枚預かる。

第三期（九〜一六回目の面接）：沖縄旅行での死と再生の体験、心身の洗われる「すむ」経験をする。自分の見捨てられ不安への気づきと今回の事件の内的関連性に気づき始める。

（第九回目）今まで彼との関係が切れるのが恐くて、本気で怒れなかった。事件当時の彼の優柔不断な態度が思い出される。（第一〇回目）彼と非難の応酬。沖縄の海を見たいとの思いがつのる。沖縄の歌は本当の自分のリズムだと感じる。《沖縄にいくのは大変重要。だからこそ、ただ飛行機で行けばいいって簡単に考えないほうがいいね》と治療者は指摘する。（第一一回目）あの時、彼を置いて逃げることができず、言われるままに犯人に乱暴された。でもその後、彼がすべての予定をキャンセルして「自分のほうに向いてくれた」とき、事件の後何分もたっていないのに心底うれしいと感じたのを思い出す。電話で彼に死ぬと大騒ぎしたら、夜中なのに飛んできてくれた。（第一二回目）彼にしがみついているだけでなく、彼に私の腕をしっかりと摑んでいてほしい。《彼にするようなことを面接ではまったく表に出さないけど、それはどうしてなの？》（治療者）……少し考えて、《私は先生に理解されて深くつながっている感じはするけれど、もし私が仮にここで先生に自殺したいといっても先生はまた来週お待ちしていますよ。とあっさり言うだろう。第一、彼にやるようなことを先生にやろうという気が起きない》（患者）。（第一五回目）彼氏と一週間沖縄に行く。彼氏は患者が一人で行動するので旅行の間中、放っておかれて機嫌が悪かった。しかし、患者はそれに影響されず一人で沖縄の海や空を見ていた。沖縄に行って海を見て「母」だと実感した。《海に包まれて洗われた》《海と空が水平線で接しているのをずっと一人で眺めていて、何とも言えない静かな感激があった。本当にきれいな澄み切った気持ちになって、心が落ち着いた。ここが私の魂の住処だ、故郷だとはっきり感じた》と言う。母からも最近、ずいぶん変わったと言われる。

第四期（一七～一九回目の面接）：依存・攻撃は彼氏や両親との間で一層激しくなり、患者の内的問題と事件との関連性が意識される。

（第一八回目）この頃、他人の不幸を見たりすると、ざまーみろと思う。ここまで自分が腹黒いとは思わなかった。以前はあの事件を免罪符にして自分のどろどろしたところを彼氏にぶつけていた。しかし、この頃、あの事件が免罪符にならないほど自分は腹黒いと思う。（第一九回目）今までは何か自分を殺して、いい子をばかりを演じてきた。精神的に自殺していたようなものだと思う。《雪の積もった山の中の温泉に行きたい。地下の退廃的な世界に浸ってみたいとも思う》。面接場面では沈黙がめだつ。

第五期（二〇～二六回目の面接）：弟の再評価と自分の家庭の病理、見捨てられ不安への気づきの深まり。事件が心理的に起こるべくして起きたことが洞察される。

（第二〇回目）弟を素直に肯定的に評価する。すごく男っぽい。弟みたいな男性となら結婚したいと思う。彼と違って、《側にいてくれなきゃとも思わないし、ずっと離れているのに通じているし、近いんです》（第二三回目）。この頃、自分の感情を心の中でごまかさなくなった。彼が《お前のことが心底憎くて仕方がなく、怒りで眠れない》と本心を聞いてから何かが変わった。以前は本当の自分を日記の中だけに出していた。ごまかして生きてきたように思う。同性の友人がいろいろな機会から増えてくる。友達とわいわい他愛もない話をして、素直に甘え合う「融合感」の楽しさを治療者に報告する。友人の良い面も悪い面もある程度距離を持って眺められるようになり、以前のように特定の人に過度の期待を抱いたり、執着することが少なくなったと言う。《「私は私」と思えるようになったぶん、肩肘を張らず友人に素直に甘えられるようになった》《友人の輪の中に溶け込んで、互いに甘え合っていると、ここが自分の居場所なんだと感じる》《電車の中でも、町中でも友達同士がＯＫなら、そこにわいわい甘え合う仮の部屋ができてしまう。そこから自分だけ途中で抜け出して、また入ってくることもできるし、なんかドラえもんの「どこでもドア」みたいな感じです》と素直な甘えの様相を報告する。

第六期（二七〜二九回目の面接）：これまでの内的な歴史の整理と新しい出発。

（第二七回目）先日、インコが死んだ。お墓を作って泣きながら埋めた。昔から自作の物語を一人で日記に書いていた。事件に遭う直前にも実際の出来事と似たようなストーリーを作って書いていた。最初に家族が皆殺しにされ、その不幸を男を使って復讐をするという物語。先日、それを改めて読み直して、「へーという感じ」だった。自分でも距離を持ってその物語が読めるようになった。《ようやく、自分の物語が読めるようになりましたね》（治療者）。（第二八回目）《初めて先生のところにくるのを忘れそうになった》。面接の様子も大人びた落ち着いた様子である。《前に、治療に対する感想を一度聞いたことがありましたけど、今とその時とどんなところが違いますか？》（治療者）。《たしかあの時、先生は私を信頼してくれるし、理解してくれるけれど、もし私が死ぬと言ってもまた来週って言うだろうって言いました。あれは間違いです。信頼してくれるけれどではなく、私を信頼しているからこそ、また来週お会いしましょうと言えるんです》（患者）。《まったくそのとおりですね》（治療者）。（第二九回目）犬やインコが自分の命そのものではなく、犬になり、鳥になった。彼と喧嘩しても以前のように、後に引かなくなった。自分の意見も言えるようになったし、将来結婚するかどうかわからないけど。彼ともお似合いの仲なのかなとこの頃思う。《彼氏には女友達とは違った意味で一対一で結構甘えたり、すねたりするけれど、あの事件を「ねた」に振り回したり、しがみつくことはしなくなった》。《彼氏も含めて何人かで輪を作って甘え合ったり、冗談言ったりしていると互いに距離も取れるし、楽に甘えられるしね》と、甘え体験の種々の様相を語る。

《母や父も言い方は変だけど、母や父なりに私のことを心配してくれていると思う。私も子供ができたら母のような言い方で叱ったりするかもしれない》。《この一年、精神的に何度も死んだような気がする。先週があの事件の日だったけれど、すっかり忘れていた。事件を日常思い出すこともなくなったし、あの日が特別な日ではなくなった。以前より、自分はずっと平凡になった気がする》。《今回の宿題に、もう区切りをつけてもいい頃ですかね》(治療者)と治療は終結する。

〈治療経過の要点整理〉

症例cでは、どろどろしたしがみつき依存と怨みのこもった攻撃性が恋人に向けられ、それとは対照的な心の「澄んだ」「一人の」体験が沖縄旅行で典型的に観察される。しがみつき依存・攻撃は図1で示したように、恋人、事件、父母の否定的イメージ、患者の秘密の日記などが相互に結びつき「地下の退廃的な世界」「腹黒い汚い自分」という心的イマージュを形成している。一方、沖縄の歌や沖縄旅行、沖縄の風景の幻視、あるいは治療の「場」、弟、犬、インコなどが患者にとって「澄む=住む」一連のイマージュを形成している。しがみつき依存・攻撃と「澄む=住む」体験の両者が「事件」をめぐってめまぐるしく展開する。

「事件」を免罪符に恋人を振り回すどろどろした「腹黒い」自分は、しがみつき依存の汚れ側面を表わしており、《私が彼にしがみつく以上に、彼に強く私の腕をしっかり摑んでいてほしい》という患者の言葉はしがみつきの膚接性をよく表わしている。治療の場に支えられ、対象喪失と抑うつ体験を伴った「一人の」「澄んだ=住んだ」経験をする経緯は前の二例と同じである。しがみつき依存・攻撃と「澄む=住む」体験の間を往復するうちに患者の自己洞察は深まり、他者(あるいは自分自身)と心的な距離が取れ、治療第五期以降には同性の友人と素直に甘え合う融合的な「場」が持てるようになる。

治療の終盤では、友人や弟、恋人に「淡白に」「素直に甘え」られるようになり、それがある種の自我機能や社会性と関連することがうかがえる。上手に「甘える能力」は日本人の場合、一種の社会的スキルであり、そこには退行的な要素と共にある種の自我機能が働いている。

二　三症例の精神療法的な概略

前記三症例の治療経過は精神療法的にさまざまな切り口や理論で語ることができる。本書では「しがみつき依存」「すむ - あきらめる（あきらむ）」「甘え」という三つの日本語をキーワードに［依存／自立］の諸問題を整理し、それら三つの領野間のダイナミズムのありさまを考察していく。

前記三症例では、しがみつき依存の向けられる対象は違うものの、いずれも恨みのこもった攻撃性と依存が表裏をなしている。しがみつき依存は一対一の閉じられた関係の中で展開する心理的距離の乏しい体験様式である。しがみつきでは、相手に対する信頼が乏しく（これはとりもなおさず自分自身への信頼の乏しさも意味する）、患者は相手を振り回し、思い通りに動かすことで不安を防衛し、安心を得ようとする。相手が思い通りにしてくれないと、患者は恨みのこもった攻撃性を向けてくる。「恨み」という日本語は依存にまつわる攻撃性を巧みに表現している。「うらむ」は「うら（心）み（見）る」が語源で、《自分に対する相手のやり方に不満をもちながらも、相手がどういう気持ちでいるのかを知りたくて、自分の不満をこらえている》のが原義である。そこには依存相手の心の動きに過敏になる様子が読み取れる。(2) しがみつき依存では自他が心理的に過度に密着しているために（バリントはこれを膚接性と表現する）(3)、依存する方とされる方は「一対」のものとして相互に過敏に影響しあう。しがみつきに伴う攻撃性（恨み）は単純に相手を破壊したり排撃するのではない。相手の心の動きを過敏に察知しつつ、不平や不満、攻撃を露にするのが特徴である。分離不安や見捨てられ不安を心底に抱えた患者にとって、相手を破壊したり、相手が離れてしまったら元も子も無いのである。つまり、しがみつき依存・攻撃（恨み）では相手を生かさず殺さず、心理的に縛り付けて、振り回すところにその本領がある。症例 c では事件を「ねた」に恋人を恨んで振り回すところに、また症例 a では母親との依存・攻撃のやりとりにそうした様子が見て取れる。この種の依存・攻撃は強欲かつ自己中心的で、物事を被害的に受け取る傾向がある。この種の母子分離以前の未分化な心的態度をクラインが妄想‐分裂的態勢と命名したのはこれゆえである。

前記三症例とも、しがみつき依存・攻撃の後に依存対象への幻滅や抑うつ感を伴った対象喪失が出現する。これは精神分析用語では母子分離のプロセス、「喪」の作業、あるいは抑うつ的態勢（クライン）[4]の通過として語られる。「依存から自立へ」と言うと、一般にポジティヴに受け取られやすいが、精神療法の臨床においては、そうした自立への過程の中で、患者は幻滅や挫折、抑うつ感など苦い否定的感情を味わうことがよく知られている。この母子分離のプロセスは精神療法全般にとって大変重要で、多くの精神療法家はさまざまにそれを言語化・概念化している。たとえば、ウィニコットはこの母子分離プロセスに伴う特異な現象を「移行現象」[5]として理論化・概念化した。ウィニコットは母子分離が単に母親から離れることではなく、それは結びついていてなおかつ同時に離れているというきわめて両義的な出来事であることを明らかにした。[6]幼児が母親から心理的に自立する際、ぬいぐるみや毛布など特定の対象に愛着を示し、それを己が分身のように大切にする現象を「移行対象」と命名した。[5]症例aの場合、日記に記された治療者の赤いサインが、また症例cでは犬やインコが移行対象的な意味合いを帯びている。妄想‐分裂的態勢から抑うつ的態勢へと心的転回が起きるとき、古い「自分」が死に、新たな「自分」が生まれる様をユング派では「死と再生」と呼んでいる。[7]症例cは治療中、精神的に何度も死んだような気がするとはっきり語っており、他の症例でも治療のターニング・ポイントでは「死と再生」をモチーフにした夢が何度も報告されている。

本書では母子分離、あるいは死と再生のプロセスを「すむ‐あきらめる（あきらむ）」体験として概念化するが、その際、患者は誰かに理解され受け入れられ、信頼で繋がっている実感が必要となる。そこで大切なのは信頼「つながり」「一人でいる」ことであり、いわゆる人間「関係」ではない。症例cの沖縄旅行における「ひとり」の体験や自然との融合、それに連なる治療場面での深い沈黙はこうした視点からはじめて理解できる。その際、治療者・患者関係は極めてあっさりしていてめだたないが、「場」の存在は大変重要で、症例cが面接空間を指して《この部屋や、ここの空気が無くては生きていけない》と表現したのは象徴的である。こうした治療的な感覚はバリントの理論[3]においても認められ、重要な治療局面では治療者は無理な解釈をせず、傍らに存在して焦らず、自然の成り行きに任せる態度が大切であるとされている。ユング派の河合隼雄[8]が豊富な臨床経験を通して、カウンセラーの役割について《何もせずに居られるのは、鍛え抜かれた専門家でないと難しい》と逆説的に語っているのはまさにこのことである。

症例cの沖縄旅行と同様、症例aの別荘での自然空間への融合や症例bの鎌倉のお寺での体験は「すむ‐あきらめる（あきらむ）」の特性をよく表わしている。患者はその際、対象との関係を回避して、友好的な空間（自然の中の空間、あるいは治療の場）にひとり溶け込むのを好む。これはウィニコットの「一人でいる」体験、「一人でいられる」[5・9]能力にそのまま通じている。「一人でいること」と「独りぼっち」や「見捨てられ」は質的に違う体験であり、ウィニコットは「一人でいられる能力」が《誰か他の人と一緒にいて、しかも一人であるという体験[5]》を基礎に生まれるとしている。これは前記三症例の「すむ‐あきらめる（あきらむ）」体験をみれば容易に了解できるところである。前記三症例はいずれもＤＳＭ診断では自己愛人格障害ではないが、コフートが言う「鏡転移」や「誇大自己転移」などの自己愛的な「自己対象転移」[10]（共感を伴う面接場面での沈黙や症例cの弟への誇大的な自己愛的賞賛など）が観察され、コフートの自己心理学的に理解できる面を多く含んでいる。三症例の治療経過はいろいろな理論で説明可能だが、それらは大切な治療局面を異なった切り口から理解したものと考えれば、重なり合うのもある意味では当然かもしれない。

治療を通して患者が友達と自然に甘えられるようになるのは、「しがみつき依存」「すむ‐あきらめる（あきらむ）」体験を経た治療の最終局面であり、これは前記三症例に限らず筆者の治療経験全般からもいえることである。注意せねばならないのは、症例aのように母親にしがみつき振り回し、恨んで攻撃する直中においても《私は甘えたっていいはずだ》と患者が語っている点である。しかし、そこに観察される出来事は露骨な依存病理であって、治療の最終局面に現われる友人との自然な「甘え」や「甘え合い」とは質的に違う。「甘え」の語で依存病理を拡大解釈する傾向は日常場面のみならず、土居健郎の「甘え理論」においても認められる（詳しくは第II部第三章参照）。「甘え」という語はしがみつき依存に拡大解釈されるだけではない。筆者が「すむ‐あきらめる（あきらむ）」体験と命名した現象にも拡大解釈される危険がある。筆者が治療したある強迫神経症の患者は治療のターニング・ポイントで何度か《先生に会いにくるというより、この部屋に甘えにきている》と語っていた。治療の終局に、その表現の真意を再び確かめたところ、《部屋に甘えるという言い方は変ですね》と言いつつ、それは面接空間への融合や一体感に支えられて、「一人」で「素直」に自分を感じ取れた経験を語ったものだと言う。

「甘え」と同様、「素直」も厄介な日本語であり、「素直」についての詳しい検討は第III部第二章に譲ることとして、症例cに即して簡単に「素直」に言及すれば次のようになる。事件に遭う前の患者は周囲の人には素直な「良い子」と映っていた。しかし、その「素直」さは見捨てられ不安に裏打ちされており、それゆえ、そこに主体性がなく、対人的には従順で「素直」な彼女が内面では自分に素直に向き合っていなかったのである。これはいわば「偽りの素直」さといえるであろう。治療を境に患者の「素直」さのあり方はまったく逆転する。これまでの「良い子」は姿を消し、事件を理由に恋人にストレートにしがみつき振り回すようになる。つまり患者は対人関係の領域ではまったく素直でなくなるが、個人の内的態度としてはみずからの感情を誤魔化さなくなり、己の問題に「素直」に直面化するようになる。筆者は治療中何度か患者に《素直にわがままだね》《素直に恨んでいるんだね》などと語っている。これは日本語表現としてはおかしいが、単なる皮肉や言葉遊びではない。対人関係領域の「素直」さと個人の内的態度としての「素直」が別であることを患者に伝えたかったからである。こうした内的態度としての「素直」さを拠り所に洞察が深まり、「偽りの素直」さの意味を理解するにつれて、彼女は肩肘を張らず、自分を誤魔化さず対人的・社会的に他者と「素直」に甘えられるようになる（真の対人的な素直さとでも表現できるだろう）。

［依存／自立］に関連して、本書では「しがみつき依存」、「すむ‐あきらめる（あきらむ）」、「甘え」の三つの体験

領域を設定し、それらを現象学的に区別することから始める。こうした作業を通して、「依存／自立」をめぐる複雑なダイナミズムが明らかとなり、そのダイナミズムを発動化させる日本的な原理も見えてくる。こうした検討の中から、従来ステレオタイプに、また曖昧に語られてきた日本人の心性の無意識的構造の普遍性と個別性が明確になると筆者は考える。

II

［依存／自立］の三領域

第一章　しがみつき依存と阿闍世コンプレックス

患者の無意識的葛藤を扱う精神分析では、治療場面において病的依存が露呈し、あれこれ治療者に依存的要求が向けられることが多い。こうした患者の要求に治療者が不用意に応ずることは厳しく諫められており、一般にこれは精神分析の禁欲規則と呼ばれている。禁欲規則は消極的には治療関係の破綻を防ぐために、また積極的には患者の症状の治癒と同時に倫理的人格の維持および発達をもたらす治療機序として働く。もしこの規則が破られると、患者は症状の中で充たされていた欲求の置き換えとして、外的な行動に代理満足を見いだし、治療意欲を失うことになり、一方、治療者も私的人間としての弱点が治療の中で露呈され、「医師としての分別」や「よき精神療法家」としての役割の遂行が困難になってくる。

深い依存・退行に陥るのは、患者の自我が脆弱であるとか、あるいは患者がナルチシズム的であると精神分析的には説明される。しかし、精神分析理論に依拠しない者にとっては、その種の説明では今一つ釈然としないものが残る。精神分析における重篤な依存・退行については、バリントが詳しく論じている。[1]彼は伝統的な精神分析技法では治療困難な重症例の治療経験から、その種の患者は己の内部に何か「欠損」があると感じており、そうした欠損を穴埋めするかのように他者（治療者）に激しくしがみつくことを観察した。こうした前エディプス的で原始的な排他的二者関係を基底欠損（basic fault）の領域と命名し、そこに見られる激しいしがみつきを彼はオクノフィリア（ocnophilia）と名付け、その病理と治療的対応について詳しく論じた。エディプス・コンプレックス以下の退行を認める治療では次の三種の原始的対象関係すべてに遭遇することを彼は明らかにしている。[2] それはオクノフィリア（ocnophilia）とフィロバティズム（philobatism）と最原始的な調和的相互浸透的渾然体（harmonious interpenetrating mix-up）の三つである。オクノフィリアとフィロバティズムは対をなす正反対な現象であり、[3] オクノフィリアは依存対象にしがみつき対象を内に取り込もうとする特徴があり、対象なしでは自分がよるべない安全を保障されない存在だと感じる。対象と対象の間の空隙は自分を脅かす恐ろしいものとして体験され、しがみつく対象への配慮はまったくなされない。対象は主体のためにのみ存在するのが当然とされ、対象は法外に重要な存在となり過大に評価される。分析用語でいえば、オクノフィリアの主体は対象関係に過剰にリビドーを備給しており、[4] そこは触覚と物理的膚接性とで構造化された世界である。[5] こうした膚接性ゆえに、治療の場でしばしば患者は対象（治療者）の私事まで嗅ぎ分ける「ゆゆしい才能」を持つようになると記されている。[6] オクノフィリアでしがみつく対象は部分対象であり、悲劇的なことに主体が対象に効果的にしがみつけばしがみつくほど真の満足からは遠ざかる仕組みになっており、それが抑うつ的態勢以前の出来事であることをバリントは明らかにしている。[7] しがみつきが満たされない理由をバリントは次のようにも説明している。[8]《「しがみつく」という一見原始的な方法は思うほど単純ではないのである。さらに別の因子もここに加わる。それは、しがみつくと、元来の欲求からどんどん遠くに離れてしまうことである。元来の欲求は「安全に抱えられること」であった。まことに悲劇的なのは、効率よくしがみつけばつくほど、対象に抱えられる程度は少なくなるということである》。

一　しがみつきの現象学

バリントが指摘するごとく、しがみつきでは外面的な要求がいくら叶えられても、患者の内面には本質的な満足感が生まれず、要求が際限もなく繰り返される。相手が要求に応じないとき、患者は恨みのこもった攻撃性をあらわにする。しがみつきとその種の攻撃性は表裏一体を成し、相手を依存の泥沼へと引きずり込もうとする。症例a・b・cでは恋人や母親にこの種の依存・攻撃が向けられ、相手をまさに振り回し、思い通りに動かそうとする。

「しがみつき」を観察すると、そこにはいくつかの特徴を見いだすことができる。まず第一に、しがみつきでは相手を過大に評価し、《この人さえいればなんとかなる。なんとかしてくれるだろう》といった幻想的な思い込みが認められる。症例aは《お母さんなら私を救ってくれる、私の苦しみを何とかしてくれるはずだ》と語っており、幻想的な期待は恋人にも向けられ《彼にさえすがっていれば幸せになれると信じていた》と治療の終局に述懐している。他者に対するこの種の過大な期待は、土居も甘え理論の中で言及しており[9]、バリントが「対象の過大評価」と呼んだのもまさにこれである[10]。

しがみつきの第二の特徴として、しがみつきには相手に対する不信や憎悪が内在しており、状況によってそれがいつでも恨みのこもった攻撃性に転化することが挙げられる。患者は母親がいくら《大丈夫》とか《心配ない》と言っても、それが信じられず、患者の言動で母親が傷ついたり、ポッキリ折れてしまうのではないかと不安に感じる。筆者が治療したある離人症患者は、母親との間に横たわる依存と不信、攻撃性を次のように語っている。《お母さんは私のことなんか何もわかっていない。お母さんを心底憎んでいるのに、具体的なことが私にできないので変な所で頼ってしまう。離れたいのに離れられないんです》。患者と母親は《何かをしてやる、してもらう》といった表面的なレベルで結びついており、母親が要求に応じないとき、しがみつきの底に潜んでいた不信や憎悪が恨みとなって表に現われてくる。こうした「不信」と「しがみつき」「振り回し」の不可分な関係は、症例cの恋人とのやりとりの中にもはっきり読み取ることができる。病的依存のアンビバレンツを土居は的確にとらえており、「ナルチシズム的甘え」が必然的に恨みや憎しみを伴った愛憎一如の現象だと指摘し[11]、そこでは依頼心のみ強くて信頼心に乏しいとも述べている[12]。

しがみつきの第三の特徴として、患者はしがみつく相手に異様に敏感になる点が挙げられる。しがみついたり、恨んで攻撃する患者は一見相手のことを何も考えずにそうしているように見える。しかし事実はまったく逆である。筆者の治療したある患者は、母親が全身嚙み傷だらけになるまでしがみつき攻撃していたとき、心の中では《どのくらい無理強いしてもお母さんは死なないか、逃げていかないかを測っていた》と言う。これほど極端でないにせよ、本書の三症例でも患者はただ鈍感に相手にしがみついているわけでなく、相手の心の動きを敏感に察知している。しがみつきに付随するこうした対人的敏感さを、バリントは「テレパシー」あるいは「ゆゆしい才能」と表現する。[13] 土居は「甘え理論」で、この種の敏感さを日本語の「気がね」で表現しており、それが「甘えたい心＝依頼心」の抑圧で生じると説明した。[14] しかし、土居が言うように「甘えたい心＝依頼心」の抑圧で「気がね」が生じるのなら、患者が相手抑圧を止め、相手に依存すれば対人的敏感さ（気がね）は消えるはずである。ところが事実はその逆で、患者が相手にしがみつけばつくほど、相手の心の動きにますます敏感になってくる。つまり、この種の過敏性は依存の抑圧によって生じるのではなく、バリントが指摘するごとく、病的依存そのものに付随した現象と解さねばならない。

しがみつきの第四の特徴として、相手から何かしてもらっても満足できず、かえって前より要求が強くなるという悪循環が挙げられる。患者が治療者にしがみつき、種々の要求を向けてきたとき、治療者は訳もなくそうした要求に従うべきでないのは当然だが、これは「医師としての分別」があるので彼らの不足感を満たしてやれないというのではない。もし仮に治療者がそうした制限を破り、治療の枠組みを踏み越えれば、患者の不足感を満たしてやれるだろうか。それは否である。患者をなんとか助けようと、要求にできるだけ従い、時間やエネルギーを費やしたとしても、患者の不足感は癒されるどころかますます強くなる。こうしたやり方で実際に治療を試みた人もいる。たとえばS・フェレンツィなど。しかし、その場合、結末はたいていが悲惨なものであることはバリントの著書に詳しい。[1] しがみつきが満足されないのは、時間がないとか、治療者に制限があるからではない。患者の要求を叶えてやるという方法では、いくらやっても、何をやっても患者の心に本質的な満足が生じないのである。この奇妙な悪循環や対人過敏性が病的依存の特徴だが、その底には「自分がない」とでもいうような主体の心的「基盤」の脆弱さが潜んでいる。

相手にしがみつき攻撃しつつも、患者が次のような発言をしている点に注目する必要がある。《私が少しでも自分を主張すると、お母さんはオロオロしてしまい、お父さんは勝手に一人で怒り出す。家族の皆がすぐに揺れてしまい、バラバラになっちゃうんです》。《私には何か足場がないから、自分の手で自分を支えなくちゃいけないんです。何もしなくても居るだけで辛い。私をやっていることが地獄です》。こうした患者の発言はいったい何を意味しているのだろう。患者は相手に激しくしがみつき攻撃しつつも、心の中では相手が自分の言動で動揺したり、バラバラになってしまうと悩み、《基盤がない》《足場がない》と訴えているのである。患者はこの種の欠乏感や不安定感を心の中で（あるいは身体でと言ったほうが正確かもしれない）しっかり感じ取っているが、それを言葉で明瞭に表現することは難しいようである。土居の患者[15]がしがみつきながら《自分には何か足らないのです》と繰り返し訴えていた不足感はまさにこれであり、バリントが重症患者の言葉を借りて《自分の内部に何か欠損がある》[16]と表現していたのもこれに通じる。

患者はしきりに《基盤がない》《足場がない》と訴えているわけだが、基盤や足場とは一体なんであろうか。我々があるものを自分の「基盤」とみなすとき、それが不動で破壊不能であることが前提である。たとえば我々は地上何メートルかの高所で日常生活を営むとき、主観的体験としては自分が高所にいるとは感じない。あたかも大地の上を歩いているような感覚で活動する。こうしたことが可能なのは、その部屋の床が我々の行為で壊れたり、揺れたりしないからである。思い切り床を踏みつけても、床は壊れないというアプリオリな「信頼」があるので、我々はその床を自分の活動の基盤として利用できる。この種の信頼や安定感は言葉でいちいち自覚されるというより、身体感覚に近い形で漠然と感じ取られ、我々の意識活動はその基盤に支えられて具体的な方向へと向かう。してみると、しがみつきでは奇妙なことが起きているのがわかる。つまり、患者は相手を意のままに動かそうとしつつ、同時に心のなかでは動揺しない基盤を求めている。もし相手が患者の要求に無抵抗に従い、振り回されれば、表面的な要求は叶えられるが、患者が心の奥で求めている「基盤」という属性は逆に失われる。この結果、相手が要求に無抵抗に従えば従うほど、患者は内面の不足感を募らせるという奇妙なことが起きてくる。「動揺しない基盤」と「意のままに動くこと」が同時に成就されることはない。症例aでも、また症例b・cにおいても、母親や恋人が患者の要求に答えることで満足が生まれたわけではない。まさに反対である。症例cでは患者の烈しいしがみつきや振り回しに対して、恋人が諾々と要求に応じ切れず、ついに《お前のことが心底憎くて仕方がない。怒りで眠れない》とみずからの態度を率直に表明した時点から治療が転回している。しがみつきが満たされない真の理由は、患者が表面で求めているものと深層で求めているものがずれており、しかもそれらが本質的に相反するからである。しがみつきに内在するこうした奇妙な二重構造こそ、依存の悪循環を産み出す源泉である。しがみつきの二重構造は静的・精神病理学的には自己矛盾だが、ダイナミックな観点からすると、ある種の合理性がある。これについては後の第III部第一章で詳しく論じる。

しがみつきに付随する対人過敏性も、「動揺する基盤」をイメージすると理解しやすい。地上何メートルかの部屋の床がひび割れ、崩れ落ちる場面を想定してみよう。普段まったく意識しない床を我々は突如意識し、自分が地上何メートルかの高所に居ることを恐怖とともに思い知らされる。意識されるのは床だけではない。自分のわずかな行為で床が壊れやしないかと己の一挙手一投足に注意が向く。そこでは影響を与えるもの(己の行為)と与えられるもの(脆弱な床)の知覚は不可分に結びつき、不安を伴って一緒に意識される。しがみつきに付随する対人過敏性とは、まさにこうした状況にたとえられる。不安を伴った「知覚と行為のカップリング」、すなわちしがみつきは病理的だが、そもそも対象を認知するという行為自体が、ギブソンによると「知覚と行為のカップリング」を基本に組み立てられている(第IV部第一章参照)。メルロ＝ポンティー流に言えば、我々は身体を使い、我が身を乗り出して「知覚」しているのであって、主体の行為と切り離されて「客観的」に知覚が成立するわけではない。しがみつきは動物や人間が本来備えている「知覚」という出来事の戯画的で退行的な様相といえよう。

二　しがみつきと罪悪感

しがみつきには前記の諸特徴の外にもう一つ重要な特性がある。それはしがみつき依存と罪悪感の関係である。たとえば症例aでは、母親を恨み、攻撃して振り回しつつも、内心では母親に罪悪感を感じており、症例cでは、事件が免罪符となって「しがみつき」の罪悪感を防衛している様子が窺える。病的依存と罪悪感の問題は古沢平作・小此木敬吾の阿闍世コンプレックス論の中心テーマである。阿闍世コンプレックス論は土居健郎の甘え理論と並び、日本人がみずからの依存の深層を解明しようとした重要な論考である。しかし、そこには病的依存と罪悪感をめぐって基本的な矛盾が含まれており、阿闍世コンプレックス論自体が日本人の依存／自立の問題の困難さを物語っている。阿闍世コンプレックス論の内容に言及する前に、簡単に精神分析における罪悪感と日本人の心性について触れておきたい。西園によれば[17]、「罪の意識」は精神分析的には大きく次の二つに類別できる。第一の罪意識はフロイトが明らかにした超自我不安にかかわる「フロイト型の罪意識」である。この型の罪意識は父・母・子をめぐるエディプス・コンプレックスに由来し、超自我からの懲罰にかかわっている。第二の罪意識は「ナルチシズム型罪意識」あるいは「母親依存型の罪意識」であり、母子関係を軸とした前性器期罪業感で、他者の保護に関連するナルチシズムにかかわり、自己の存在の確証をめぐっての罪意識である。西園の言う「母親依存型の罪意識」はクライン[18]が詳しく論じたことで知られている。クラインによると「抑うつ的態勢（depressive position）」において、幼児は「良い母」と「悪い母」が同じ一つの全体的対象であることを認知するようになり、自分が愛し全面的に依存している同じその対象（母）に破壊的な衝動を向けるという両価性を経験する。幼児は自分自身の衝動によって愛する母が破壊されてしまったと感じるとき、対象喪失感や喪（mourning）と共に罪悪感を体験する。そうした罪悪感に対する反応として、幼児は失った対象を回復するための償い（reparation）を行なう。躁的でない真の償いは防衛とは正反対な性質を持ち、自我の成長や現実適応に大切な働きをし、母子分離や全体的対象認知を促す意味合いをもっている。

クラインが論じたように母親への罪意識は「喪」や「償い」、さらには母子分離とも密接にかかわる精神分析の普遍的テーマである。しかし一方で、こうした母親への罪意識には、ある種の日本的特性が指摘されている。鈴木や北山は日本では文化的な伝統から治療者も患者も「良い母」との関係やそこでの一体感を強調しやすく、「悪い母」や母子分離の問題が排除されやすいことを指摘している。その結果、患者の内界には献身的だが傷つきやすい母親像とそれに対する罪悪感が形成され、母親との一体感は防衛的に維持されるか（鈴木）、あるいは患者のキャパシティーの発達が不十分なまま突然「悪い母」の動物的な面に直面し、破局的な結末を迎えたりする（北山）。同様に、佐藤も西欧諸国に比べて日本では「悪い母」イメージに対する否認や排除の傾向が強く、子供が母から旅立つことが即、母への「最大の裏切り」を意味する点を指摘した。母子分離に際して、日本の子供はいろいろな形で母への罪悪感に絡め取られることが多く、ハッピーセパレーションが少ないとも述べている。母子分離がうまく行なえない母親を成田は《「身を引く」ことが適切にできない母》《子供と自分の間に境界をつくれない母》としてとらえ、彼女たちが一見献身的に見えてもそれは母親自身の《深い空虚感、自己尊重の欠如を埋めようとするものでしかなく》《母親中心の一体感を手放すまいとする》あまり、子どもの自立への試みは《母親によって巧妙に挫かれる》と指摘している。

三　阿闍世コンプレックスについて

阿闍世コンプレックスは古沢平作がフロイトに提出した論文――「罪悪意識の二種」の副題に由来している。小此木によれば、そこでは処罰に対する恐怖としての罪悪感と、それとは異質な高次元の罪意識が語られ、後者の罪意識はいけないことをして罪をおそれる子どもが、過ちをゆるされるときに起こす、心から「すまない」と思う罪意識であると言う。[24] 別のところで、氏は次のようにも述べている。[25]《フロイトのいう罪悪感とは、父に向けた敵意ないしは反抗に対する復讐・処罰への恐怖の内在化したものであり、古沢のいう罪悪意識（懺悔心）とは、母に対して向けられた敵意ないし反抗に対する復讐・処罰への恐怖が、予期したように与えられず、母の愛によって受け入れられ許された（甘えを許された）瞬間に起こる自然的な『悪かった』という気持ちを意味する。すなわちこの場合は母の愛（人格）を媒介にした罪悪意識である》。氏は阿闍世コンプレックスを以下の三つの心理的構成要素からなる日本人特有な心理複合体であると規定する。[26]

①「母なるもの」＝理想化された母親像との一体感と、この一体感を母に求める「甘え」（土居）がある。

②母との一体感が幻想であったという幻滅とともに、はげしい怨みがわく。自分が生きるため、夫への愛のためには、子どもさえも棄てたり殺しかねない母。それが母の正体だったのか。《なぜ母は、自分のためだけのものでないのか》《なぜ母は、母である前に一人の女にすぎないのか》《なぜ心から祝福して自分を産んでくれなかったのか》という怨念。

③「母なるもの」を取り戻したその母は、怨みを向けた息子をゆるし、息子もまた、母の苦悩を理解できるようになる。つまり、この怨みからゆるしへという、お互いの罪とお互いのゆるしの相互作用がみられる。

つまり、阿闍世コンプレックスは日本的な一体感＝甘えとその相互性、日本的な怨みとマゾヒズム、日本的なゆるしと罪意識の三つの構成要素からなる一つの全体的な心理構造であるとされる。[27] 阿闍世コンプレックスが社会的規制原理として働く場合には、欧米の「罪に対してそれを罰し、償わせる」という父性原理とは対照的に「罪をゆるし、ゆるされる」母性原理の形であらわれ、みずからに背き、逆らい、怨む相手をゆるし、そのゆるしを通してお互いの一体感を回復しようとする日本的な母の心理を原型とすると小此木は述べている。[28] 阿闍世コンプレックスの罪悪感を小此木はフロイト型の罪意識と対置させ、「より高次元の罪意識」、「自発的な罪意識」、「ゆるされ型の罪意識」「懺悔心」などの表現で論じているが、その一方で「ゆるされ型の罪悪感」を日本的マゾヒズムとのかかわりで規制原理としても論じている。氏は阿闍世コンプレックスを日本の代表的な規制原理ととらえ、[29]日本的マゾヒズムを、①相手への一体感と相手の身になっての思いやり、②みずからの権利の主張をひかえ、無私になろうとする努力、③相手のわがまま勝手を甘えとみなしてゆるす包容力、④いつかは相手がこの自分に対して自発的罪悪感をおこすことへの暗黙の期待、⑤この種の自分の生き方に対する周囲の評価、感謝や尊敬への願望、などの心理的諸要素から成り立つ出来事と理解する。[30]さらにそれは深層心理における阿闍世コンプレックスが日本的なパーソナリティおよび対人関係様式としてあらわれたものとみなすことができるとも述べている。[31]

さらに氏は言う。《一見すると、マゾヒズム的な母は、子どもや夫の犠牲になってばかりいるようにみえるが、そうしていること自体が、実は夫や子どもに対する日本の母の巨大な支配力を意味している。母や妻に罪悪感を抱いている子どもや夫は、自分からわるかったと思っているために、あらゆる局面で、その重荷を背負わなければならない[32]》、《日本的マゾヒズムは一見受身的でありながら、その実、永続的に相手とのきずなを保ちながら相手を支配していこうとする根強い願望を内に秘めている》《この種の日本的マゾヒズムでは、「ゆるし＝自発的罪悪感」が常に基本的な役割を演じて[33]》おり、その底には一度失われた一体感＝相互性を回復しようとする作用があると言う。[34]

小此木の阿闍世コンプレックス論や日本的マゾヒズムを整理するとき、筆者には次のような素朴な疑問が湧いてくる。氏は阿闍世コンプレックスにかかわる罪意識をエディプス・コンプレックスとの対比で論じるときには、「より高次元の罪意識」、「自発的な罪意識」、「ゆるされ型の罪意識」、「懺悔心」と呼び、それが治療的な目標あるいは解決の鍵であるかのごとく語る。実際、彼は「自発的な罪意識」を《真の人倫の起源である[35]》と位置づけている。ところが氏は「自発的な罪悪感」そのものの内容を描写する段になると、今度はそれを社会的な規制原理、あるいは相手（子ども）をコントロールする無意識的欲求、原理として語る。このような無意識的動機が内在する「ゆるし」をはたして「ゆるし」と呼べるのだろうか。さらに踏み込んで言えば、そもそも一体誰がこの「ゆるし」を与えるのだろうか。こうしたゆるしを与える母とは表面上の態度や意図は別にして、きわめて操作的・侵入的ではないかとの疑問を筆者はぬぐえない。氏は阿闍世コンプレックスの罪悪感を「自発的な罪悪感」（傍点筆者）と呼ぶが、前記の阿闍世コンプレックスの罪意識のありさまを見ると、それは巧妙に仕組まれ隠微に「強制された」罪悪感であり、真の「自発性」とは正反対な内容を含んでいる。阿闍世コンプレックスの「ゆるす母」とは、鈴木や北山、佐藤、成田らが指摘する自立を巧妙にくじく、罪悪感で相手を絡め取る母に他ならない。

小此木の阿闍世コンプレックスの罪意識――「母にすまない」は病的依存にかかわる解消されるべき罪悪感なのか、それとも逆に病理が解消される際に見られる罪意識のありさまなのかが判然としない。文脈によって、それは前者の罪悪感として描写されたり、あるいは逆に後者のそれとして語られる。土居[36]は依存にまつわる罪悪感を「すまない」という日本語で説明し、「すまない」が真の罪悪感の表現にも、また反対にその防衛にもなることを指摘した。土居によれば前者（真の罪悪感の自覚）は健康で成熟した人間の徴であり、日本語の「悔いる」で言い換えられるとする一方、後者（真の罪悪感の防衛＝無意識的罪悪感）は依存や恨み、敵意が潜んでおり、自己破壊的で日本語の「悔やむ」で言い換えることができると言う。後者の「すまない」は土居も言う[36]ように《一見殊勝そうにみえて、案外図々しい心理が隠れて》おり、依存・攻撃の病理と表裏一体をなしている。

小此木の阿闍世コンプレックス論においては、依存防衛的な罪悪感と自立にかかわる懺悔心とが質的に区別されず、「母にすまない」罪意識としていっしょくたに論じられている。これが理論的な矛盾や混乱を引き起こしており、それは母親への「一体感」や「（母子）分離」の問題とも根がつながっている。阿闍世コンプレックスでは「母なるもの＝理想化された母親像」との一体感と、この一体感を母に求める「甘え」（土居）が出発の起点になっている。しかし、最終的に母と子の「ゆるし＝自発的罪悪感」を介して回復される「一体感」が、最初のそれと同じものなのか否かがはっきりしない。阿闍世コンプレックスの重要なポイントである「融合」や「一体感」、分離をめぐる曖昧さは日本人の心性に深い闇を形成している。これと同じ問題が形を変えて、土居の「甘え理論」の中核――「素直な甘え」――にも認められるが、それについては第II部第三章で改めて論じる。

小此木の阿闍世コンプレックス論には右記のような基本的な矛盾やジレンマが内在するために、氏は日本人の母子分離や自立をめぐってきわめてアンビバレンツな結論を導き出している。小此木は日本的マゾヒズムを断ち切り《母なるもの》の支配を脱し、「個」の自立を求めれば求めるほど《自分をあえて悪者にしてまできずなを断ちきる》[37]か、《周囲からのゆるしや温情によって生じる自発的な罪悪感そのものを否定する》「人でなし」[38]にならなくてはならないと述べている。また氏は西洋的な個人主義にあこがれる日本人が抱き続ける葛藤はこの人でなしになる苦悩であると[38]も述べている。氏は同じ著作の中で日本的マゾヒズムが日本的適応方式であるとしながらも、けっして心からマゾヒストになる必要はなく、日本でスムーズに人間関係をやってゆき社会で成功し、権力をふるい自己主張をし、人を支配するためには、この日本的マゾヒズムの表裏のあやをのみ込むことが大切だと語っている。[39]「新しい日本的自我の発見」という項目では、古き日本的なものへの回帰でなく、また西洋的なものへの同一化でもない第三の進路を求めねばならないとした上で、古沢平作の生き方や理論、さらには遠藤周作のイエス論を例示しているが何か釈然としない印象を筆者は受ける。小此木は仏典からの引用に際して、古沢平作がどのように阿闍世の読み替えを行なったか詳細な検証を行なっている。[40]しかし、古沢平作の阿闍世コンプレックス論そのものを根本的に再検証した論考は見当らない。日本人の自立を考える際、安易に「第三の道」を求めるのでなく、日本人の足元にある阿闍世コンプレックス、特に「母子一体感」や「融合」にかかわる無意識的葛藤を具体的な現象把握を通して理解していくことが大切である。それなくしては、母の自己犠牲に暗にからめとられ、自立への芽を阻まれている日本人は一体、どこに行き着くのだろうか。

古沢・小此木の阿闍世コンプレックス論について、筆者とは違った視点からきわめて辛辣な批評を書いているのが佐々木孝次である。佐々木の論考はフロイトと古沢平作の関係、さらには古沢平作と小此木の師弟関係のありようを射程に入れ、エディプス・コンプレックスの観点から阿闍世コンプレックス論を根本的に批判している。そもそも阿闍世コンプレックス自体がエディプス・コンプレックスとの対峙を無意識に避ける防衛の所産であり、自己犠牲によって子を「とろかす母」（古沢）や「ゆるす母」（小此木）が表面的にどれほど母のような優しさと温情を備えていようとも、それは操作的、侵入的であり、「審判者」として超自我の位置に据えられた専制的な存在であると論じている。治療の対象である防衛的な罪悪感と治療の目標としての罪悪感（防衛が処理される際に体験される懺悔心）が混同され、理論的に混乱しているとの筆者の批判は、佐々木の批判と基本的に相通じている。

佐々木は言う。[41]《小此木氏は、『ゆるし』の背後には、そうすればきっと、父母さえ殺しかねない非道の息子たちも、本心に立ち返るという、母なるものが潜んでいる」というが、このことも心的に説明するのは困難である。自分に逆らい、怨む相手をゆるしても、それによって心から悪かったという罪悪感を相手がもつとはかぎらないからである。むしろ、相手に必ず罪悪感が起こるのを、あらかじめ見越したゆるしとは、一体なんであろうか。小此木は、このあて込みが日本人という人間の群れのすみずみにまで機能しているので、ゆるしを、すすんで社会規制原理の中核と考えたのかもしれない。が、もしそうならこのゆるしは、きわめて操作的な心の働きから出た結果であり、とても何か心の本質的な機能を表わすひとつの概念と考えられるようなものではない》。佐々木は古沢の「患者をとろかす」という表現からして、すでにそれは多分に操作的概念であるとしている。[41]これに関連して精神分析医、西園昌久の指摘を取り上げてみよう。氏は言う。《古沢平作の精神分析の特徴は一般には、口愛性問題を治療者の人格でとろかすこと、つまり、「母なるもの」といわれる。すなわち、子供あるいは患者への献身が重視されている。しかし、私はこれを文字通り母なる人の献身を私どもが治療者として患者に行なうことと考えてはいない》。西園は古沢の門弟たちが古沢の治療者人格にとまどいを起こし、彼の教育分析やスーパーバイズを受けたものに、分析医になるための葛藤をひきおこした点を明確に指摘した。その上で、わが国では教育分析という諸外国では当然とされている精神分析研修がいまだに発展しないのは、こうした古沢門弟が体験した葛藤がいまだ解決していないことに大きな理由の一つがあると語っている。[42]

佐々木はこの種の操作的な母親は優しい態度のように表面上見えながら、エディプス的な意味においては、まさに

「審判者」、あるいは父の位置にいる点を明確に指摘する。フロイトと古沢、古沢と小此木の関係に言及して、佐々木は次のように精神分析家古沢平作を批判する。(43)《古沢はエディプス・コンプレックスの主体としての自分の抵抗に対しては、あまり分析的掘り下げの労をとらなかった。このようなとき、彼に「父転移」を向ける分析主体には、一般に何が起こると考えたらよかろう。現実的な父に対して想像的に同一化した主体にとって、その父は想像的な父になる。分析主体は、コンプレックスの主体として、この想像的な父を、象徴的な父の地位につけようとするだろう。「転移」を向けられた「父」は、たとえ実際に残酷な専制君主としてふるまわなくとも、それどころか、非常にやさしい「母」のようにふるまっても、分析主体に対して「超自我」の役割を演じるほかないのではあるまいか(43)》。《審判者としての母は、沈黙していればよい。「日本のお母さん」「瞼の母」「母なるもの」、いずれでもよいが、それらの母は黙っていながらも、ゆるす母の面影が濃い。しかし、それは「われわれ日本人」が情感に溺れすぎた結果、彼女に場違いな役割を負わせているからではなかろうか。審判者の役割とは、どう口実を見つけても、フロイトが「超自我」として指摘した審級に通じている。だとしたら、彼女がどんなに寛大で優しくみえても、検閲的で、最後に残酷であることに変わりない。古沢と小此木は、二人の想像力のせいで、ゆるす母を日本の社会に実在する母だと思っているらしいが、フロイトの説くところから推すと、それはまぎれもなく父であろう。二人はあまりに表面的、感覚的でありすぎて、それが偽装した専制的な父であるのを見なかったのではないか(43)》。《作者たちは気づいていないかもしれないが、「ゆるす母」という観念そのものが、彼らの「防衛」が産みだした結果であり、言わばそうと知らずに仕組まれた観念である(44)》。《治療者が患者の「自発的な罪意識」を、その治療態度の「主体的基盤」にすると言うが、患者は、その前に母から「とろかされ」ている。治療の場面では、母を審判者として超自我の場所に据えた治療者が、象徴的な父の代理人としての母の役割も引き受けなくてはなるまい。そして、ここに治療者の操作が、いやというほど介入してくるにちがいない。しかし、かといって患者は、いつも必ずとろかされるだろうか。群れのなかの情動の傾向だけを頼りにする治療態度は、ここで手のほどこしようがなくなる恐れがある》。

古沢・小此木の阿闍世コンプレックス論は日本社会の規制原理の無意識的構造を我々に開示してくれたというより、むしろ佐々木、西園の指摘のごとく阿闍世コンプレックス自体が母をめぐる日本社会の規制原理の影響下にあり、ジレンマを抱えていると考える方が当たっている。米国トペカのメニンガー病院の精神分析医ガンザレイン（R. Ganzarain）[45・46]は仏教古典の阿闍世物語には罪悪感の扱い方について、次の四つの防衛機制が認められると指摘している。その第一は、罪悪感の共有——だれか他人とその罪を共有することによって、自分自身の責任に免罪を与えること。第二は、罪悪感の正当化ないしは合理づけによる否認。第三は、混乱（confusion）であり、非難されるべき者がだれだか、わからないまますべてが許され、救われていく。そこでは個々の個別性や人格の主体性、自我の境界というものが打ち消され、みんな一体感を共有して救われてしまう。こうした混乱による救いが最後には美化されている。第四は分裂（splitting）であり、阿闍世の物語には、よい自分と悪い自分、あるいはよい対象と悪い対象がそれぞれ登場人物に決定的に分裂してあらわされている。これら分裂した対象を統合することで生じる罪悪感が防衛されている。

ガンザレインからすれば、阿闍世物語の救い方そのものが罪悪感に対する一つの防衛機制であると理解され、そうした理解の仕方こそが精神分析的であると述べている。ガンザレインと佐々木は表現こそ違うが、阿闍世コンプレックス自体が防衛的な一つのありようであるとする点で共通している。これに対して小此木は、自分は《仏教徒なので、この物語における救いの話を比較的理想化して、肯定するような、あるいは自我親和的に受け取る面があった[45]》と語り、他の所ではガンザレインの前記の批判に対して、それが《必ずしもガンザレイン特有のものではなく、おそらく欧米の精神分析家であれば、同じ理解と意見を抱くのが当然である》《ガンザレインとの議論も、私にとってそのような異文化体験になった[47]》と述べている。つまり、小此木は阿闍世コンプレックスに内在する問題を主に文化的ものと考えているようだが、日本人である佐々木、西園の批判、あるいは筆者の素朴な疑問からしても、それは単純に受け入れることはできない。

佐々木が指摘する治療者の密かな侵入・介入は阿闍世コンプレックスに限った問題ではない。バリントは精神分析療法に内包する危険性として治療者の言語的解釈による精神内界への不用意な侵入を取り上げている。[1] そのことで患者の真の「自発性」の芽は巧妙に摘み取られ、治療が出口なしに陥る危険性を症例をもとに的確に指摘している。精神療法のターニング・ポイントにおける存在論レベルの「絆」の大切さ、そして侵入・介入の危険性、さらには「自発性」や「融合」の意味を本書ではさまざまな角度から論じてみたい。筆者が本書の第II部第二章で提唱する「すむ - あきらめる（あきらむ）」という存在論的な融合体験は治療者が患者を「とろかした」結果生まれるのではなく、また治療者（母）が患者をゆるしたり、またゆるし合ったりする「甘い」世界の出来事ではない。そうした「とろかし」や「ゆるし」はこの種の局面では侵入的阻害的に作用し、「すむ - あきらめる（あきらむ）」体験や真の「自発性」を壊してしまう。本書では自発性や「すむ - あきらめる（あきらむ）」を臨床的、思想的に掘り下げ、日本的な規制原理の無意識的構造を普遍的な観点から読み解いていきたい。

本書の三症例でも観察されるごとく、存在論的な融合体験で避けるべきは治療者の不用意な侵入・介入であり、そこでは関係でなく、理解と「絆」が重要である。症例bは、いみじくも《先生だって誰だって心に侵入してくるのはダメだ》と語っており、症例aでは父なるキリストやそれと重なる治療者の「絆」、父性的な態度、距離感が重要な意味を持っていた。症例cの沖縄旅行における「すむ - あきらめる（あきらむ）」体験や死と再生の体験も「不可侵」や「自発性」が大きな鍵となっている。阿闍世コンプレックスのごとき退行に満ちた依存の世界においては、ある種の父性的態度がことさら重要である。米国の精神分析家リッズは、阿闍世物語における母と子の悲劇は、本来父と母が共同でつくり、産み育てるはずの親子関係において、父親がこの役割を担わないで、もっぱら子どもの運命を母親一人の手にゆだねるところから発した悲劇である。つまり、夫ないし男からサポートを失った妻ないし女である母親の悲劇が阿闍世の葛藤の始まりであると解釈したのは、[45] まさに正鵠を射ている。

阿闍世コンプレックスに代表される母親への罪意識に真っ正面から取り組んだのが日本の内観療法である。内観は歴史的にも、臨床的にも西洋からの影響をまったく受けていない「土着」の精神療法だが、一丸も指摘するごとく[48]、それは阿闍世コンプレックスを考える際に重要な突破口となる。内観は一見すると浪花節的な「母親賛美」のごとく見えやすい。内観研究者として著名な村瀬孝雄自身、最初に内観の面接テープを聞いたとき、それを浪花節の世界だと感じたと言う[49]。しかし、実際の内観に触れ、研究を進めるにつれて、こうした最初の印象が誤りであることに気づき、内観の内省が明確な枠の中での探索を認め、高度に倫理的、道徳的な性質を持つことを理解するようになったと記している[50]。村瀬は内観の特徴として、「迷惑」の回想に見られる超自我的で高度に倫理的な側面と、「していただいたこと」の回想に代表される母親との一体感を追体験する退行的な要素の組み合わせを指摘している[51]。

内観は特定の人（母や父や兄弟、配偶者）に対する過去の「自分」を、「してもらったこと」「して返したこと」「迷惑をかけたこと」の三つのテーマにそって調べ、特に「迷惑をかけたこと」に六割の重きを置いて念入りに調べる。内省にあたっては、「検事が被疑者を調べるごとく」厳しく、「具体的に」「誤魔化しなく」「時系列的」に思い出すことが要請される[52]。延べ八〇〇〇人の内観面接をした著名な内観面接者、柳田鶴声は、内観者が自己を見つめる厳しさもなく、ただ闇雲に《すまない、すまない》と自己憐憫的に泣くのは、いくら泣いていても《あれは駄々っ子が暴れているようなものです》と筆者に語っている。懺悔についても内観者は面接者に懺悔するのではなく、《大自然に向かって懺悔をするのです》と述べている。氏の面接の様子を傍らで実際に見ていて、礼節に満ちた面接態度や受容的だが「侵入」しない厳格な所作の中に「ゆるし合う」甘さなど入る余地は微塵もなかった。日本人や日本社会を貫く規制原理は小此木が言うような日本的マゾヒズムでは説明できない。もっと深層にその根は届いている。結論を先取りして言えば、それは「澄む＝住む」という存在論的で根源的な体験が関係している。西洋の「個（ヒュポスタシス＝ペルソナ）」にも通じる「澄む＝住む」体験は普遍的で元型的な「液体の中の沈澱」に由来し、それが「素直」や「清明心」「母にすまない」罪悪感に深く絡んでいる点が重要である。「素直」や「清明心」「母にすまない罪悪感」が日本人や社会（世間）に強大な影響力を持ち、それを簡単に切り捨てられず、深刻なジレンマを産み出すのは、そこに元型的な深層心理が抜き難くかかわっているからである。日本の社会や対人関係の「場」に蠢く、規制力・統制力の本質を正しく理解し、母性的な融合の呪縛を「腑分け」するためには、日本の「型」の伝統や原理を射程に入れる必要がある。これを入れ込んで依存・自立を整理するとき、日本人は「人でなし」になることなく、母親への融合の呪縛から自由になる糸口が開ける。こうした点からして、内観はまさにうってつけの材料である。内観は日本人の「体臭」の中から純粋に産み出された方法論であるだけに、そこに見いだされる普遍性には大きな意味と価値がある。

第二章 「すむ - あきらめる（あきらむ）」体験

一対一の個人精神療法を基本とする精神分析的精神療法においては、患者はしばしば治療者に幻想的な「良い母」を投影し、あれこれ依存・攻撃を向けてくる。患者が投影する「良い母」、「悪い母」の幻想的イメージに治療者が振り回されず、依存と自立をめぐる葛藤に影響されない「汚染されていない親」（マーラー[1]）の役割を担うことができたとき、患者は「良い母」幻想を維持できなくなり対象喪失を経験する。患者は治療者を「良い母」とみなしてしがみついたり、逆に「悪い母」として攻撃するのを諦め、もっぱらみずからの内に静かに引きこもるようになる。一見すると患者にとって治療者は必要なくなったかのようである。しかし、治療者はある意味で前よりずっと必要な存在になっている。ただし、その必要の仕方が前とは違い、依存対象として治療者を利用するのでなく、治療の場や空間そのものを患者は必要とし利用するのである。患者はそうした空間に身を任せ、支えられることで沈鬱な対象喪失の過程をみずから引き受け、担い通すことが可能となる。前章で紹介した症例bはそうした空間に支えられて、治療者への依存感情や不安を意識化し、《どうせ一人なんだ》《一人でもいられるんだ》と思えてはじめて友人や会社の人に自分の意見が言えるようになった。症例a、症例cも同様で、そうした空間に支えられて患者は《一人でいられる》ようになり、徐々にみずからの依存病理を自覚し、父母との関係も改善されていく。

沈鬱な対象喪失に際して、患者は自然空間や風景との出会いの中で、ある種の清明な「すむ」体験をする。症例bは一人鎌倉に旅して、お寺の竹林にたたずむ時に、また症例cでは沖縄旅行の際にそれが典型的に現われている。

「すむ」は沈鬱な対象喪失感と、それでいて静かな透明感に満ちた特異な空間体験である。そこでは《一人になれる》ことが大切で、対象との関係はそれ自体が侵入的かつ破壊的と受け取られ、極力回避される。精神療法の面接場面でも治療者が患者を理解して静かに見守るのはよいが、解釈その他、なんらかの関係を強要するとき、その種の調和的空間は容易に壊れるのを筆者はしばしば経験した。こうした特異な空間体験は対象喪失の過程と表裏をなしており、患者はこの時期しばしば「死と再生」の夢を報告する。こうした対象喪失の過程とそれを支える特異な空間体験を筆者は「すむ - あきらめる（あきらむ）」と名づけたい。

抑うつ的態勢の通過や母子分離に際して見られる特異な空間的現象をウィニコットやバリントも記述している。ウィニコット[2]は精神療法や育児の過程で観察される保護的空間を「潜在空間」と呼び、それが「一人でいられる能力」や「移行現象」と深くかかわっている点を明らかにした。彼は「潜在空間」が脱錯覚やクラインの抑うつ的態勢と密接にかかわることを指摘し[3]、「一人でいられる能力」が一人ぼっちでいることではなく《誰か他の人と一緒にいて、しかも一人であるという体験[4]》を基礎にして生まれる点を明らかにした。それはまた遊びに伴う「夢中」「引きこもり[5]」、創造の過程[6・7]とも深くかかわっていると言う。バリント[8]もまたウィニコットと同様、抑うつ的態勢の通過に際して、空間的な現象が治療上重要な意味をもつことを指摘した。彼は重症患者の精神療法における心理的な転回を「新規蒔き直し」と表現し、そこでは治療の場あるいは「環界」が一義的に重要な意味をもち、対象としての治療者は混乱要因として回避されることを明らかにした。その種の治療空間は調和的かつ融合的で、患者はそうした空間に支えられてはじめて一人になることができ[9]、諦めや悔やみの時期を経て[10]、ついには物事をまるごと眺めて肯定的にわが身に引き受けようと静かな決意を表わす[11]という。バリントは「新規蒔き直し」に特徴的なこの種の空間的体験をフィロバティズム（philobatism）あるいは調和的相互浸透的混然体（harmonious interpenetrating mix-up）と名づけ、それが対象欠如を特徴とする創造領域[12]やウィニコットの「一人でいられる能力」と関係深いことを指摘[13]している。筆者が提唱する「すむ - あきらめる（あきらむ）」とウィニコットやバリントの空間論は共通する点がきわめて多い。

一　「すむ－あきらめる（あきらむ）」の現象学

「すむ－あきらめる（あきらむ）」という体験を精神分析的精神療法の臨床をもとに整理すれば以下のようになるであろう。

①「すむ－あきらめる（あきらむ）」の空間的属性と対象喪失の側面　「すむ」は保護的支持的な空間の中で生起する特異な体験様式である。患者はそこで治療者と関係を結ぶというより、ある種の調和的な空間に支えられて内面で治療的変化が起きている。「すむ」という大和言葉は「澄む＝住む」[14・15・16]が語源であるとされ、《浮遊物が全体として沈んで静止し、気体や液体が透明になる意。あちこち動き回るものが一つ所に落ち着き定着する意[16]》が語義である。つまり、「すむ」は濁って見通しのきかない状態から濁りが沈澱して上澄みが透明になり、見通しがきき、空間が「開ける」現象を指している。臨床的にもこの時期の患者は、対象（治療者）との関係を避け、治療空間や自然空間に融合して身を任せ、落ち着いた沈黙が面接時間の多くを占めるようになる。患者は外的空間の広がりに身を浸すのと同時に、そこである種の内的な空間の「開け」を経験する。たとえば《自分の自由な空間、透明な世界が開ける感じ（症例b）》、《あんなに広い空間（沖縄の海辺――筆者注）に、心ゆくまで浸り切ったのは生まれて初めて。本当に新しい自分、新しい世界が開けた。一人で海や空を見ていて、それまでのわだかまりが、スーと消えて、心が洗われて清々しかった。静かに心が落ち着いて、わけもなく、これでいいんだと思えた（症例c）》。この時期に患者が報告した夢からそうした外的・内的空間のもつ意味や治療者の役割について的確なメッセージを読み取ることができる。症例bの夢《いつもの面接室で先生と会う。そこはいつしか美しい竹林になっており、僕と先生は並んで竹が風に吹かれている様子を静かに眺めている。竹の向こうには奇麗に澄んだ青空が広がっていて、すがすがしい気持ちになる。時々、話をするが、それは雑談のように取るに足らないものだと思い聞き流し、竹や空を眺めることの大切さを深く

感じる》（この時期の患者は竹林のあるお寺にしばしば足を運び、時を過ごしている）。つまり、ここでいう空間の「開け」とは外的な〈自然－治療空間〉の「開け」であるのと同時に、患者の自由を保証する内的・心的空間の「開け」でもある。そこでは外的、内的という区分け自体が無意味で、ちょうどウィニコット[17]が潜在空間や移行現象では、それが内的体験か外的体験かを問うこと自体が無意味だとしているのと事情が似ている。

「すむ」体験では患者は対象（良い母）を「諦める」対象喪失の過程を味わわねばならない。「あきらめる（あきらむ）」は「すむ」より一層直接的に空間の「開け」を表現している。日本語の「諦む」は「明らむ」から転じた語で[18・19]、その語源は《道理をアキ（明）らめて断念すること[19]》《うっとうしい胸の中が晴れあけゆくこと[19]》である（「あきらめる」は「あきらむ」の口語であり、前者がマ行下一段活用であり、後者はマ行下二段活用である。外間守善によると文語の「あきらむ」は諦むと明らむの両者の意味で使われるが、口語の「あきらめる」になると諦めるの意味しか持たなくなり、「諦」と「明」の関係は語源の中に認められるに止まるとの指摘を受けた[20]）。また「明らむ」は「あく」〈明、開、空〉ことであり、それはまさに《詰まっているものが除かれたり、間が広がったりして空間ができる[21]》こと、《へだてやおおいなどが除かれ、閉じていたものが開く[21]》ことである。臨床的にも「すむ」体験と沈鬱な対象喪失（諦む）は不可分かつ表裏一体の関係にある。空間とはまさに対象を欠いたスペースに他ならず、空間が生まれるためには対象が除かれること、無くなることが必須である。筆者が対象喪失に伴う心的空間の「開け」を「すむ－あきらめる（あきらむ）」と命名したのはこのためである。そこでは安心して「一人になれる」ことが大切で、対象との関係はそれ自体が侵入的、破壊的に働くので極力回避される。しかし、「一人になれる」空間は物理的に人が誰もいないことを即、意味しない。患者と関係のない他人であれば一人でいることを害さないばかりか自然空間に『温もり』を与えさえする。実際、患者は赤の他人となにげない挨拶を交わしても支障ないのに、知り合いがそこに入って来ただけで「すむ－あきらめる（あきらむ）」体験が崩れてしまうと筆者に報告している。治療空間の中の治療者も同様で、患者を理解して静かに見守るのはよいが、解釈やなんらかの関係を強要するとき、「すむ－あきらめる（あきらむ）」体験は容易に壊れてしまう。そこでは治療空間と自然空間がひとつながりの保護的な空間を形成し、対象喪失の困難なプロセスを支えている。つまり、治療者という『対象』が患者を支えるのではなく、〈自然‐治療〉空間そのものが一種の『器』となって、患者を支えている。

②「すむ‐あきらめる（あきらむ）」の〈視覚‐洞察〉的属性　「すむ‐あきらめる（あきらむ）」体験で患者は一人になれる場にたたずみ、風に揺れる木々や遠くの山並み、海や空などの自然の風景を静かに「みて」時を過ごす。この場合の「みる」は対象を認知する通常の「見る」行為とだいぶ様子が違う。そこでは外（自然の風景）を「みる」ことと、内（己自身）を「みる」ことは移行的あるいは同時的な体験であり、ウィニコットの潜在空間での体験様式[22]が外であって同時に内であるのとよく似ている。こうした「みる」行為が洞察に結びつく様子はすでに症例を通して見てきた通りである。「みる」ことは①で述べた空間的属性と密接にかかわっており、見通しの効く空間が開けて距離が生まれ、自然の風景とともに己自身の心の内奥を「みる」ことが可能になる。言葉の上でも「あきらめる（あきらむ）」は「明らむ」——明らかに見る——であり、そこに視覚‐洞察的属性を読み取るのは容易である。また「すむ」も語源的[23]にはスクメ（透目）の義、スミ（透見）の義、あるいはスキミル（透見）の義といった説があり、そこに視覚‐洞察的属性を読み取ることができる。

③「すむ‐あきらめる（あきらむ）」の〈沈潜‐定着〉的属性——自分の出現——　「すむ‐あきらめる（あきらむ）」は空間の開けや視覚‐洞察を表わす（澄む、清む、透む、明く、開く、空く）だけでなく、下方に濁り（泥）が沈澱して落ち着く（住む、棲む）という定着的属性が重要である。これは臨床的には患者が「真の自分」を発見し、実感するという形で観察される。患者はこの時期、しばしば《自分というものができてきた》《これが自分なんだとはじめて感じる》などと表現し、治療者から見ても、患者に落ち着きが出て来たことが感じ取れる。日本語の「自分」とは木村敏[24]によれば《「ものがあるということ」や「時間が流れ、空間が拡がっているということ」と、つまり「世界が世界として開けているということ」と同じ一つの「こと」の一側面に過ぎ》ず、《「私」とか「自分」とかいうこ

とは、この根源的な「こと」の開けを、こちら側へ引き寄せて表現したまでのことなのである》。つまり、「私」も「世界」もともに一つの根源的な生命的躍動から生まれた分身として理解され、「自分」という日本語はおのず（自ず）とそれを「分」有していることの直接的表現であると木村は指摘する。哲学的用語で語られた「自分」という現象の成り立ちを、「すむ」はきわめて端的に表わしている。すなわち、「すむ」とはコップの中の濁り水をそのままにしておくと、おのずと透明な上澄みと、沈澱して定着する泥の層とに分かれる様を表わしている。そうしたおのず（自ず）からの分かたれによって、一方では「自分がある」という存在感が生まれ、他方では空間が「開ける」ことで世界や己自身を「みる」ことが可能になる。自己意識の出現はしばしば天地創造の神話として象徴的に語られるが[25]、「すむ」はまさに混沌としたカオス（一様に濁った泥水）から天（透明な上澄みの空間）と地（沈澱し、定着した泥の層）が「分かたれ」「開ける」様子を表わしている。

　症例cが沖縄の海辺において、海と空が水平線で接し、そこから両者が分かれている風景をヌミノースな感慨の中で眺める様子はまさに象徴的である。こうした「自分」の意識は①で述べた保護的な〈自然‐治療空間〉の中で「一人でいる」体験をもとに生まれ、患者はそこではじめて他者に依存するのとは違った存在様式を経験する。ウィニコット[26]が母子分離のプロセスで「一人でいられる能力」や「潜在空間」を重視したのはまさにこ

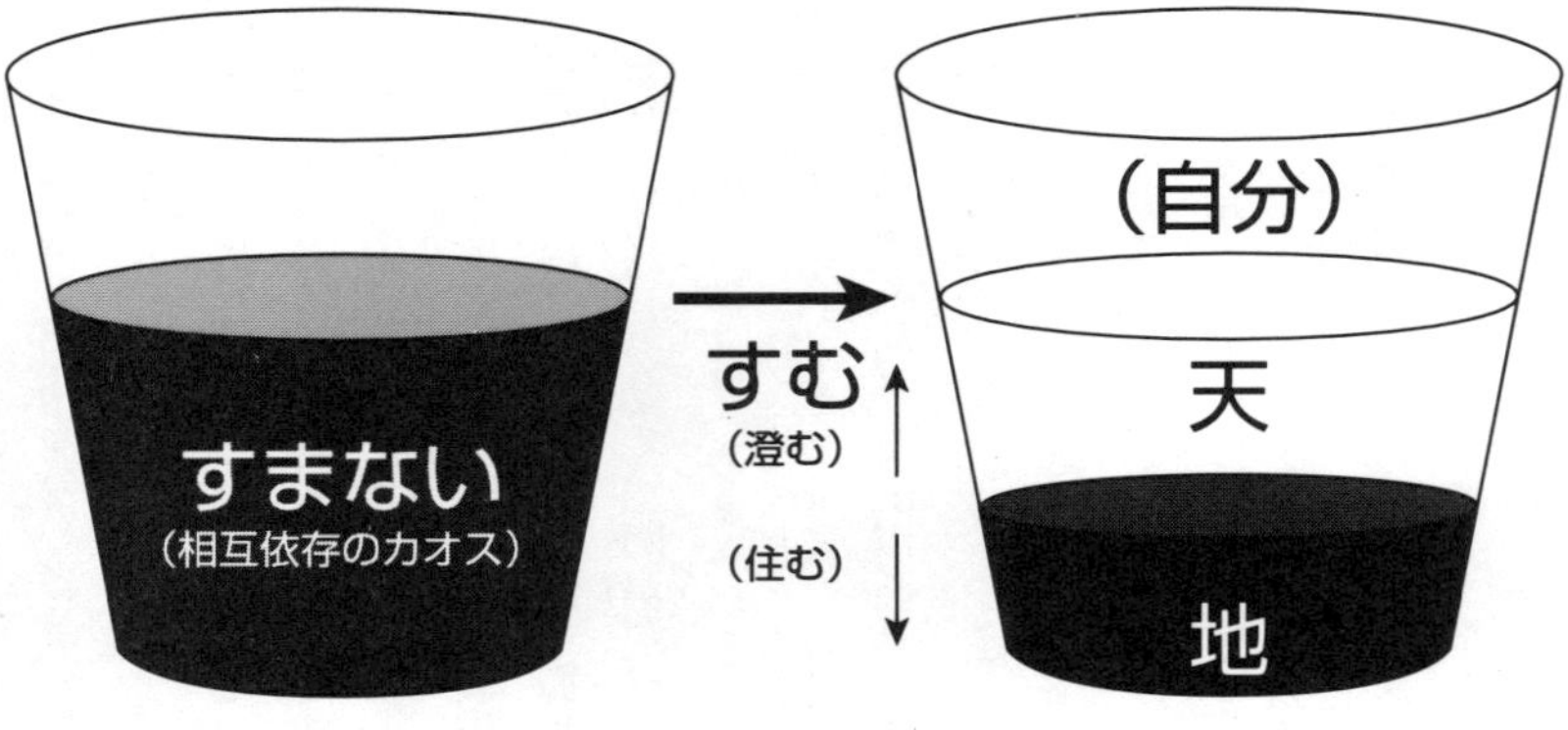

図２　「すむ‐あきらめる（あきらむ）」体験

れである。

④〈美的‐清浄〉的側面　「すむ」は濁った泥水が澄んで透明になることであるから、そこには当然清浄という属性が伴う。この場合の清浄は外的、衛生的な意味の清浄でないことは言うまでもない。混沌として一様に濁った泥水の状態とは、病的な相互依存の支配する「自分」がない世界であり、母子は互いに分離がなされないまま、共生し、侵入し合う。その種の病的相互依存や「罪業感」は「すまない」という汚れを意味する日本語で表現されることはすでに指摘した通りである。依存対象にまとわりつき、侵入・攻撃し合う「すまない」罪業感と、対象を避けて一人になろうとする「すむ‐あきらめる（あきらむ）」では対象関係のあり方が正反対である。前者では対象との間に広がる隙間や空間は分離の不安を引き起こすのに対して、後者の場合、空間は調和と自由を保証する友好的意味合いを帯びている。治療プロセスの中で前者から後者の状態に移行する際には、患者は空間の「開け」や汚れが洗われて清浄になる体験をする。症例bはこれを《透明感への憧れ》《浄化される感じ》、症例cは《心が洗われてすがすがしい感じ》と報告している。

⑤〈時熟‐転回〉的属性　空間の「開け」や「自分」の出現を伴う「すむ‐あきらめる（あきらむ）」には「諦む」という沈鬱な対象喪失を伴うために、患者はみずから進んでそれを望もうとはしない。そこに至るまで、患者はなかなか諦めず治療者や周囲の人を試すような諦めの悪さを繰り返す。実はこうした諦めの悪さはある意味で治療者や治療の場を試すテスティングであり、これが確かめられてはじめて患者は治療空間を『器』として利用でき、そこに身を任せて対象喪失の作業をやり抜くことができる。「あきらめる（あきらむ）」という語は「あく」〈明、開、空〉に通じており、それは飽きるほどという意味の「あく」〈飽、厭、倦〉にも語源的に近縁で、[21]さらにそれは実が熟し、時期が熟すという意味の「あき」[27]〈秋〉や「あか」[28]〈赤〉にも語源的に通じているとされる。つまり「あく」〈明、開、空〉と「あく」〈飽、厭、倦〉と「あき」〈秋〉「あか」〈赤〉は相互に密接な意味関連をもった語群であり、対象を「諦め」て、空間が「開け」、己を「明らむ」までには、それなりの時熟が必要なことを表わしている。

⑥退行と現実適応の二側面　「すむ‐あきらめる（あきらむ）」の〈視覚‐洞察〉的属性からもわかるように、そこには自己洞察を通しての現実適応の面が認められる。しかし、同時にそこには空間的な広がりに身を浸し、融合する退行的な側面も存在する。主体が融合するのは「母なる」イメージで象徴される自然空間（あるいは治療空間）であって、母という対象に融合するわけではない。後者の場合、融合というより母親に呑み込まれているにすぎず、そこでは〈視覚‐洞察〉的属性は認められず、盲目的なしがみつきや呑み込みが支配する世界である。「すむ‐あきらめる（あきらむ）」では対象の回避が重要な属性であることは繰り返し指摘した。母子分離以前の呑み込み、侵入しあう出来事と、母子分離の作業を支える空間への融合は似て非なるものである。「すむ‐あきらめる（あきらむ）」を単に「母なる」イメージで語るのは適当ではない。なぜなら距離をもって冷静に「みる」ことは父なるものの属性の一つであり、「すむ‐あきらめる（あきらむ）」が生じるためには、依存を巡る葛藤に「汚染されていない」父性が治療の場に布置される必要があるからである。

二　「すむ‐あきらめる（あきらむ）」とバリント理論の比較

ここでは、「すむ‐あきらめる（あきらむ）」とバリントの理論――特にフィロバティズムがきわめて類似している点を指摘してみたい。前章で言及した、しがみつきを特徴とするオクノフィリアとは反対にフィロバティズム的世界では対象を欠いた広袤《こうぼう》（空間のひろがり）が原初の一次備給を受け続け、安全友好的なものとして体験される。[29]そこでは対象こそいつ裏切るかもしれない危険性があると感じられ、まったく対象の援助なしで独力で自己を維持するための一種の技量（スキル）が身につけられる。[29]精神分析用語で言えば、フィロバティズムの主体はみずからの自我機能あるいは友好的空間にリビドーを過剰備給しており、[29・30]そこは視覚と安全な距離とで構造化された世界である。[31]フィロバティズムを表わす語として、バリントはregard（配慮）、consideration（顧慮、原義は《星を見る》）、concern（心配）を挙げ、これら三つの語がともにノルマン・フランス語から英語に入ったもので、いずれも原義は対象との間に距離を置きつつ対象を力をこめて見つめている状態を表わしているという[32]。フィロバティズムは主体と客体（対象）が別個の存在であるという事実を感情的に受容してはじめて成立する態度であって[32]、抑うつ的態勢以後の現象であることをバリントは指摘[33]する。

フィロバティズムでは主体は安全地帯（ホーム）から一度は離れ、再びそこに再結合するというスキル（技量）を身につけており、スリリングな運動で特徴づけられる[34]。フィロバティズムはそうした困難に敢然と立ち向かう英雄の姿でイメージされ、それは「立つ」（stand）ことと密接にかかわっている[35]。フィロバティズムはオクノフィリアと違い、抑うつ的態勢を通過しており、一見非常に発達した態度に見えるが、実はそこにはオクノフィリアよりさらに原始的で無構造な調和的相互浸透的渾然体につながる要素が含まれていることをバリントは指摘する。つまりフィロバティズムの世界は次の二つの態度の奇妙な混合状態から成り立っている。一つは、外界への厳密な適応を可能たらしめる個人的スキル（技量）の獲得であり、それには絶えざる努力、注意、自己批判を必要とし、注意深く「見る」ことや「立つ」ことが関係している。もう一つは「友好的広がり」が自分を安全に包んでくれるとの幻想に身を委ねる退行的側面で、そこでは世界は《腕に嬰児をしっかりと抱える愛情深い母親》に変貌している[36]。フィロバティズムはこれら二つの要素の微妙なバランスの上に成り立ち、現実適応の高度なスキルゆえに、最原始的な調和的相互浸透的渾然体への退行を幻想の中だけでなく、現実の中でも実現させることができる[37]。

フィロバティズム（バリント）と「すむ‐あきらめる（あきらむ）」（長山）の現象的な共通性

「すむ‐あきらめる（あきらむ）」とバリントのフィロバティズムの間には以下のような現象的な共通性が認められる。

①「すむ‐あきらめる（あきらむ）」もフィロバティズムも抑うつ的態勢（M・クライン）の通過に際して現われる現

象である。

バリントによれば実際の治療場面では対象にしがみつくオクノフィリアを経て、「友好的広がり」を発見し、そこに身をあずけるフィロバティズムへの変化が観察されると言う[38]。前者が抑うつ的態勢以前の現象[39]であるのに対して、後者は抑うつ的態勢後の現象[40]であることはバリント自身が述べている。つまりフィロバティズムは抑うつ的態勢の通過という治療局面と深いかかわりをもつ空間体験であり、これは「すむ‐あきらめる（あきらむ）」でもまったく同様である。「すむ‐あきらめる（あきらむ）」には「良い母」幻想を断念して、諦めるという対象喪失が伴い、バリント理論においてもフィロバティズムに至るプロセスで患者はオクノフィリア的に過大評価された対象をあきらめ断念するという体験が記述[41・42]されている。これはまさにクラインの抑うつ的態勢の通過であり、ウィニコット流に言えば対象（良い母）に対する脱錯覚の過程とも言える。

②対象の回避と友好的空間への親和性　フィロバティズムの第一の特徴は対象を欠いた広袤《こうぼう》あるいは「友好的広がり」に溶け込み、対象を回避することである[43・44]。そこでは治療者は一個の対象として振る舞うことを拒否され、患者は《治療者はうるさすぎる、くたばってしまえ》《話さないでくれ、静かにしていてくれ》としばしば述べると言う[45]。バリントによれば患者は治療者が共に居ることを示すかすかなサイン（椅子をきしらせる音とか治療者の呼吸音など）を望み[45]、助言や解釈は一切不要で、治療者も「友好的広がり」の中に完璧に溶け込んでほしいと願う[43]。こうした現象は「すむ‐あきらめる（あきらむ）」でも同様に観察される。症例bの竹林の夢に象徴されるように、自然空間との融合や治療場面での調和的な空間体験はバリントのフィロバティズムと共通している。また「すむ‐あきらめる（あきらむ）」体験の際にも、患者は治療者にそばで見守っていてほしいが、口出しをするなというサインをしばしば示す。症例bが《先生だって誰だって心に侵入してくるのはダメだ》と解釈その他の侵入を拒否する様子はバリントの記述にきわめてよく一致する。症例bに限らず、こうした時期の患者にとって調和的な空間こそが大切で、対象（治療者など）との関係はすでにそれ自体が調和を乱すものとして働く。治療者が不要な解釈や助言でそうした混乱を引

き起こすこともあるし、また第三者の偶然の侵入がそれを引き起こすこともある（治療中に偶然第三者がドアを開けて一瞬顔を覗かせたり、また近所の公園で知り合いの人を見かけただけで患者の「すむ」体験が消失する現象を筆者は何度か観察した。いずれにしてもその種の調和的空間にとって対象との関係はきわめて侵入的、破壊的に作用する）。

対象の回避を特徴とする右記の空間体験は「一人でいる」体験とも表現できる。バリントはフィロバティズムや調和的相互浸透的渾然体など保護的空間の関与する新規蒔き直し（new beginning）において、患者が今まで《一人で置いておかれたことがなく》、それゆえ、解釈などの分析操作にもかかわらず何の変化も起きず、一人で居させてもらうことではじめて治療的な転機が訪れたと記載している。[46] またバリントは自分の理論がウィニコットの「一人でいられる能力」と関係深いことをみずから言及している。[47] こうした「一人でいられる」保護的空間に対象が不用意に侵入したり、関係が無理やり強要されるとき、患者はそれを「迫害的素材」（ウィニコット）[48] とみなし、「憎悪を引き起こし、不当な仕打ちや干渉と受け取る」（バリント）[49] と言う。これは筆者の「すむ - あきらめる（あきらむ）」体験においてもまったく同様である。

③視覚的属性　フィロバティズムでは空間的な属性と共に視覚が重要な意味を持つ。[50・51] そこでは「見る」こと「理解」することが大切で、それはそのまま自己洞察や外界への適応に結びつく。[52・53] 治療の場でフィロバティズムが生起する際、患者は《私にとって世界がひらけた》《私の目は新しい地平線を見渡している》などと表現し、[54] バリントはこれをいみじくも新規蒔き直し（new beginning）あるいは開眼と命名している。[55] そこには同時に悔やみつつ諦めるという過程が伴い、[56] 彼はそれをいろいろな言葉で表現しようと試みている。たとえば、英語の to look after（世話する、介護する、面倒をみる――「うしろを見る」より）はフィロバティックな語で、親密な膚接性（オクノフィリアの世界）からの再び戻ることのない別れの過程全体を言い表わしているという。[57] 同様にドイツ語の nachsehen も対象からの分離を受容し、ある距離を置いて対象をみつめる様子を表わすという。[57] フィロバティズムに見られる視覚的属性や対象の断念はそのまま「すむ - あきらめる（あきらむ）」にも当てはまる。すでに述べたように、「すむ - あきらめる（あき

らむ)」では自然の風景を「みる」ことが重要な契機となり、己自身を「みる」こと、すなわち自己洞察や現実適応へとつながっていく。「あきらめる（あきらむ）」は「明らむ」であり、「すむ」より直接的に視覚を表現している。

さらに興味深いのは、「あきらめる（あきらむ）」は「明らむ」と同時に「諦む」であり、視覚的属性の裏に対象の断念や喪失の過程が伴うことを日本語は一語で表現している。

④沈潜と定着――「自分」の出現――　「すむ」という語は泥が下に沈澱し、定着するという意味があり、臨床的にも「すむ」体験の中で患者は落ち着いた心理状態になり、真の自己の発見（「自分ができてきた」「これが自分なんだ」）へとつながっていく。驚くべきことに、バリントのフィロバティズムにも同様なことが記載されている。彼によればフィロバティズムが生じる際に、患者はまさに、「沈んでゆく」(sinking)、「溶け込んでゆく」(merging into)、「沈みくだっていく」(submerging into) と表現し、ドイツ人はそれを「沈下する」(versinken) と表現するらしい[58]。治療のターニング・ポイントでバリントの患者は《とうとう、自分は自分自身に手が届いた》《私は自分自身になれたのだ》と洞察を表明し[59・60]、言語学的にも対象成立以前の物質を指す言葉、たとえばsubstance（物質）やsubstrate（基質）はいずれも「下に置かれた」という意味であり、我々自身を意味するsubject（主体）と類似することをバリントは指摘する[61]。

抑うつ的態勢の通過に際して、母親とは別個な己の存在を感得する様子は、日本語では「自分」の意識の出現と表現できるであろう。こうした「自分」の意識を可能たらしめる融合的で沈下を伴う空間的な体験を「すむ」という日本語は見事に表現している。

⑤時熟の側面　フィロバティズムが生起する新規蒔き直しのプロセスでは、治療者は患者の荒んだ攻撃性に破壊されず、その正当性を認めた上で悔恨に変化する時間的余裕を十二分にとることが必要である。また、そうした過程は解釈操作で速めることは一切できず、自然の成り行きにまかせるしかないことをバリントは指摘する[62]。時が至って悔恨の時期が過ぎ去ると、患者は物事をまるごと眺め肯定的にわが身に引き受ける静かな決意を現わし、治療の転回

点が訪れるとされている。[63] 時が至って物事が転回するという時熟の意味合いが「あきらめる（あきらむ）」という現象に本質的に含まれる点はすでに述べたとおりである。

⑥退行と現実適応の二面性　フィロバティズムは厳密な自己批判や現実適応のスキル（技量）と共に、より原始的で幻想的な空間に融合する退行的側面の二つから成立するとされている。この種の二面性は「すむ‐あきらめる（あきらむ）」でも同様に観察され、そこでも物事を冷静に「みる」現実適応的な側面と、アプリオリな安全感と共に空間に身を委ね融合する退行的側面が同時に認められる。バリントはこれを奇妙な混合状態と述べているが、[64] 筆者はそれは母子分離という現象の本質ではないかと考えている。なぜなら母子分離にかかわる空間的現象としてウィニコットが提唱する潜在空間にも、これと同様な二重性あるいは両義性の記述が見られるからである。潜在空間は移行現象の生起する空間であり、患者や幼児はそこで「一人で居られる」ようになる。しかしそうした分離は単純に母から離れることではなく、母がそばに居て、なおかつ「一人で居る」のであり、患者（幼児）はそこで母に《結びつけられ、しかも分離されている》。[65] ウィニコットはいみじくもそれを《分離は単なる分離ではなく結合の一形式である》[66] と述べている。結びつけられ、しかも離れているという両義性の象徴が移行対象であり、潜在空間とそれは密接な関係にある。[65・67] 潜在空間の中で幼児や患者は一人で居ること、遊ぶことが可能になり、分離が達成されるが、その反面、彼らは潜在空間の中で絶対依存に近い状態にあるともウィニコットは指摘しており、[68] この点バリントのフィロバティズムや筆者の「すむ‐あきらめる（あきらむ）」ときわめて似通っている。

以上、検討してきたように、バリントのフィロバティズムと筆者の提唱する「すむ‐あきらめる（あきらむ）」はきわめて類似していることがわかる。バリントはオクノフィリアとフィロバティズムという原始的対象関係の対概念を提起するにあたって、それが民族を越えた現象であり、それを表記する言葉はあらゆる言語にあるのではないかと予想を述べている。[69] 筆者の臨床経験はバリントの予想が正しいことを教えている。

フィロバティズム（バリント）と「すむ‐あきらめる（あきらむ）」（長山）の現象的な差異

「すむ‐あきらめる（あきらむ）」とフィロバティズムは右記のごときわめて類似性が高いが、次のようないくつかの相違点も認められ、それは日本文化の特異性と深くかかわっている。ウィニコットは「潜在空間」が遊びの空間であると同時に、そこは文化が生まれ伝承される場であるとも述べている。[70]筆者の提唱する「すむ‐あきらめる（あきらむ）」もその種の体験様式であり、そこに人間存在の普遍性とともに、日本人の民族特性や価値観が反映されるのも肯けるところである。

①清浄感と美意識　フィロバティズムには「純粋さ」[71]や物事を単純（Plain）にするという属性[72]はあるが、清浄や清明という属性は認められない。一方、「すむ‐あきらめる（あきらむ）」では、患者は自然空間に溶け込み、「みる」ことを通して、心が洗われる清浄感や美的感慨を体験する。症例bではお寺の竹林、また症例cでは沖縄の海辺と場所はさまざまだが、いずれも自然の風景の広がりを目にして、清浄感と美的感慨に打たれる点が共通する。ある神経症性うつ状態の患者は一人旅の旅館で雨に濡れた庭を眺めているとき、心が洗われるようなヌミノースな美的感慨に打たれたことを筆者に報告している。フィロバティズムの日本版ともいうべき「すむ‐あきらめる（あきらむ）」には大なり小なり、こうした清浄感が認められる。北山[73]は日本人の精神分析や民話の研究を通して、依存と汚れというテーマで一連の論を展開している。北山の研究も広い意味で筆者と同様、〈汚れ‐清浄〉を巡っての問題であり、日本人の依存や自立を考える際、〈汚れ‐清浄〉のテーマは重要な鍵となる。〈汚れ‐清浄〉は日本の文化や宗教的な特質を論ずる際にしばしば言及されるテーマであり、荒木[74]は清浄への憧れや美意識が日本文化のバックボーンであるとまで強調する。また汚れを祓って清浄に至るというのは日本的な心性の基層をなす神道の基本テーゼであるのは説明を要しない。ここまで種々論じてきたように、「すむ（澄む、住む）」「すまない（澄まない、住まない）」は単に清浄とか清明を表わすだけでなく、心的空間や視覚・洞察的属性、さらには「自分」の意識といった人間存在の普遍性とも深くかかわっており、精神療法的にはそれは母子分離や自立、抑うつ的態勢の通過といった重要なテーマに関係し

ている。今まで日本文化の特異性とされてきた「清明心」がこのような普遍的な人間存在の原理に根をもつことはきわめて意義深い。「清明心」が日本の文化的伝統として、かくも長い歴史を持ち、我々に伝えられてきたのは、それが人間存在の普遍的原理に根を持つからに外ならない。「清明心」を単に日本的な伝統あるいは民族の特殊性として片づけるのではなく、より普遍的な観点から捉え直し、再構成する作業が必要である。

②自然の強調　フィロバティズムも「すむ‐あきらめる（あきらむ）」も「友好的広がり」に融合する点では共通するが、「すむ‐あきらめる（あきらむ）」の場合、そうした友好的広がりは自然の風景という形を借りて表現あるいは体験されることが多い。フィロバティズムでも自然空間への言及が僅かになされてはいるが[75・76]、それは簡単な記載で済まされており、「すむ‐あきらめる（あきらむ）」のように自然への憧憬や憧れといった形式をとらない。「すむ‐あきらめる（あきらむ）」では患者は自然空間と調和的に融合し、自然との一体感の中で大いなるものから受容されていることを実感する。「自然」はこの時期、夢の中でも象徴的かつ重要な意味合いを帯びて現われることが多く、河合[77]が日本人にとって「自然」は単に外的対象ではなく、ユングの言う「自己」を投影するものだと述べているのもこれを指してのことであろう。文化的・思想的にも日本人と自然のかかわりの深さは論じられることが多い。哲学者の梅原[78]は自然とのかかわりやアニミズムがいかに日本文化に強い影響を与えてきたかを指摘しており、宗教的にも神道は自然への畏敬や憧憬を元にした宗教であることはよく知られている。

③「立つ」英雄と「座る」イメージの違い　フィロバティズムは安全地帯（ホーム）から離れて再結合するという運動[79]、あるいはそのための個人的スキル（技量）として描写される[80]。フィロバティズムはunderstandという言葉が示す通り、「立つ」ことと「見る」ことによって象徴され[81]、スリルを伴った英雄的な行為、道具をもって困難に立ち向かう英雄の姿としてイメージされる[82]。これはユング派の研究[25]からも窺い知ることができるように、西洋の自立に共通するイメージである。しかし、「すむ‐あきらめる（あきらむ）」は「立つ」ではなく、症例bでテーマになったごとく「座る」で象徴され、「落ち着く」心理とかかわりが深い。「すむ‐あきらめる（あきらむ）」もフィロバティズ

ムと同様、個人が自立していくためのスキル（技量）を伴うが、フィロバティズムのように安全地帯（ホーム）から離れて、再びそこに再結合するといったアクロバティックな運動やスリルを伴わない。「立つ」「座る」を巡る両者の違いは西洋と日本では個人の成長や成熟を巡るイメージが基本的に異なるからであろう。西洋では個人の成長や自立は立ち上がる英雄としてイメージされるのに対して、日本人では「腹がすわる」「肝がすわる」といった「座る人」でイメージされるのであろう。こうした「座る」人は究極の成熟として、座るブッダの東洋的イメージに繋がることは容易に想像がつく。「座る」と「立つ」とでは大地（母親）との関係が異なっている。「座る」では下半身全体が大地に接しているが、寝るのと違って、上半身は大地に抗して身を立てている。西洋での自立は母から離れて、再結合する運動としてイメージされるのだろうが、日本では母なるもの（大地）との関係を保ちつつ、同時に身を立てる（座る）こととしてイメージされる。

④「みる」ことと「見つめる」ことの違い　フィロバティズムも「すむ - あきらめる（あきらむ）」も視覚的・洞察的属性を共有するが、フィロバティズムの場合は《主体が力を込めて対象を見つめる》[83]のに対して、「すむ - あきらめる（あきらむ）」では主体は落ち着いて力を抜き、静かに「みる」あるいは「ながめる」のである。荒木[74]や土橋[84]が指摘するように、「みる」は日本では古来から呪術的な意味合いが強く、特に鎮魂や再生の呪術と密接にかかわっている。患者が対象喪失の抑うつ感の中で清浄な自然を「みて」ヌミノースな感慨に打たれるのは、まさに死と再生の体験であり、この時期の患者はしばしば死と再生の夢を報告する。清浄な自然を「みる」体験は荒木[74]が指摘するように、「みる」ことを通して《自然の清らかさを感染的に内に取り込み再生する行為》とも言えるし、自然を通して患者が己の心の内奥（清浄な自己＝真の自己）を再発見する経験とも言える。フィロバティズムにおける視覚的属性は対象を力を込めて「見つめる」のであり、対象との分離や距離がより明確であるのに対して、「すむ - あきらめる（あきらむ）」場合の「みる」は対象喪失の心性や自然空間との融合的要素を色濃く残している。こうした視覚的属性を巡る両者の違いは③で述べた自立を巡る母（大地）との関係の違い（「立つ」ことと「座る」ことの違い）にも通じる。

⑤フィロバティズムと「すむ‐あきらめる（あきらむ）」は右記のような現象面の違いに加えて、次のような基本的な相違が認められる。すなわち、日本では「すむ‐あきらめる（あきらむ）」は言語をはじめとして、さまざまな形で日常的な文化として伝承され人々に共有されているのに対し、西洋世界ではフィロバティズムは深い精神分析的治療を通して初めて意識にのぼり、それを描写するためにバリントは日常語からはるかに離れた造語（フィロバティズム）を作り出さねばならなかった。これは西洋的な精神にとって、それらの現象が日常の意識からいかに遠く離れているかを物語っている。一方、日本人にとって自然の中に溶け込み、心が「すみ」「あきらめる（あきらむ）」ことで「自分」を回復する経験はまさに体感として共有できる。しかし、（母なる）自然空間に融合するアプリオリともいえる日本人の文化的親和性は深い人間存在の原理を我々に開示してくれる反面、後の章で述べる依存を巡る無意識的な呪縛の危険性をはらんでいる。

第三章　「甘え」——甘え理論（土居健郎）の再検証

一　はじめに

「甘え」という現象を論ずるには、まず土居健郎の甘え理論とそれを巡る議論を整理する必要がある。甘え理論は多くの学問分野に多大な影響を与えているにもかかわらず、出発点ともいえる精神医学や精神療法の領域では理論としての曖昧さがしばしば問題にされ、三〇年を経た現在もその位置づけが正当になされたとは言いがたい。甘え理論全体の紹介については、すでに熊倉らの優れた著作があり[1・2]、ここではいくつかの基本問題に絞って論を進めたい。しかし、「甘え」を巡る議論は基本問題からすでに錯綜しており、問題点の把握すら容易でない。これまで甘えに関して多くのことを諸家は指摘し、土居の側から反論もなされている。いずれの意見も首肯できる部分が多いにもかかわらず、議論は結局すれ違いのまま終わり、「甘え」の本質が明らかになったとは言いがたい。こうした印象を持つのは筆者だけではなく、たとえば甘えに関するシンポジウムで司会を務めた、井村恒郎も土居に[3]《何かうまくいいくるめられた感じがします》と感想を述べているほどである。土居自身、諸家の批判に対して[4]、甘えに定義を求めるのは《木に縁って魚を求める如きもの》だと、甘えが単純な定義に馴染まないことを強調する。甘え理論の問題点を整理するには、土居の「甘え」の定義の曖昧さや矛盾をいくらあげつらっても益は少なく、彼が甘え概念を導き出した具体的な症例の記載にまで踏み込んだ検討作業が必要である。土居の症例に潜む問題点が把握されたときにのみ、甘え理論の本当の問題の所在が見えてくるのであり、それは甘えの本態に迫る糸口ともなる。

二　土居の「甘え理論」の問題点の整理

土居は甘えが日常的な経験を土台にして導かれた理論であるから単純にそれを定義することは馴染まないと述べている(5)。甘え理論を批判する人たちは彼の甘えの定義を一部分取り出してはそれに論駁を加えるという形を多かれ少なかれとっている。しかし、この種の批判は土居自身が反論(4)するように、的外れに終わる可能性が高い。土居は甘えが定義に馴染まないと言いながら、実はさまざまな形で甘えを定義しており、ときにはまったく相反する定義を行なっている。大切なのは甘えをどう定義するかといった単純な問いの立て方ではなく、甘えはなぜそのように多義的あるいは相反する定義や描写が可能なのかを探って行くことである。その際、重要なのはそこで扱っている現象自体の曖昧さと理論の曖昧さを区別することであり、両者は混同されるべきではない。

土居は「甘え」を精神分析の専門概念として提起しているのか、日本人の日常的現象を指しているのかはっきりしないとの批判

小此木(6)は土居が「甘え」という言葉を彼特有の意味を付与した精神分析用語としても、また日常の記述コトバとしても用いており、両者が明確に区別されないまま混同して使われている点を指摘した。荻野(7)も小此木と同様、甘え理論では日常的な意味の「甘え」と精神分析的な基本衝動としての「甘え」が区別されずに混在していると批判する。こうした結果、土居の「甘え」は無限定に使われ、何でも「甘え」で説明できてしまうと皮肉を込めて批判する人もいる(8)。この種の批判に対して、土居(9)は「甘え」はもともと日常語で確たる概念規定もなしに、いろいろな場合に使われる。甘え理論はこうした日常的用法を参照しつつ、精神分析的経験を吟味するうちに次第に出来上がってきたことを述べ、「甘え」の概念規定の必要性は認めながらも、その一方で、《甘えの心理を体験的によく知っている者は、概念規定に禍いされることなく拙著の内容を充分に了解されたであろう》と主張する。つまり「甘え」という言葉で土居がどんな現象を指しているのか、読者各人は暗黙のうちに読み取らねばならないわけである。確かに我々は土居と同じく日本人であるから、「甘え」がいったいどんな現象を指すのか漠然と体験的に了解できる。しかし問題は土居の「甘え」と他の人が体験的に了解する「甘え」が同じであるか否かである。新福[10]は土居が「甘えたい欲求」＝「依存欲求」としているのを批判し、日本語の「甘え」と「依存」では語感の上で差があり、「甘え」を単に「依存」と言い換えるのは無理があると述べている。また小此木[6]や西園[11]も土居の「甘え」があまりに病理性が高く、我々が通常言う「甘え」とズレがある点を指摘している。

熊倉[12]が指摘するように、土居が精神分析概念として提起したのは、病的な依存を表わす「ナルチシズム的甘え」と治療に有益な「素直な甘え」の二つである。精神分析概念として提唱したそれらの甘えと日常体験の甘えを巡って土居自身きわめて矛盾した態度をとっている。たとえば、小此木[6]が土居の「甘え」は病理的ニュアンスばかり強くて、日常体験の「甘え」に含まれる健康な側面が無視されていると批判すると、彼は日常社会的な意味の「甘え」と精神療法の退行的状況下で生じる病理的な甘え（ナルチシズム的甘え）は、はっきり区別しなければならないと反論[13]する。さらに、土居[14]は「素直な甘え」という精神分析概念を提起する際にも、それが通常の「甘え」とまったく違った現象だと説明し、区別の必要性を強調する。ところが一方、精神分析概念としての「甘え」が具体的にどんな現象を指すのかはっきりしないと多くの人から批判されると、今度は「甘え」がもともと日常語で、確たる概念規定もなしに使われているのだから「甘え」を概念的に規定することは馴染まないと反論[5]する。つまり、土居は「ナルチシズム的甘え」「素直な甘え」といった精神分析概念の独自性が問題になるときには、日常体験の「甘え」とそれをはっきり区別すべきだと主張するのに対し、いざ分析概念としての「甘え」がはっきりしないと批判されると、今度は「甘え」は概念規定に馴染まない日常語であると述べるのである。こうした矛盾した彼の態度は「甘え」現象を十分理論化していないために起きたと考えるのが自然である。その証拠に土居が精神分析概念として提唱した二つの甘え（ナルチシズム的甘えと素直な甘え）には理論的に著しい混乱が認められる。

土居の「精神分析概念の甘え」の諸問題

(1)「ナルチシズム的甘え」の理論的矛盾

土居は他者を呑み込んだり、喰ってかかったりする病理性の高い依存を「ナルチシズム的甘え」「攻撃的な甘え」「病的な甘え」などの名称で呼び、概念化を試みた。病的な依存にまつわる患者の葛藤やアンビバレンツ、そこに内在する不信感を彼は的確に描写しており、具体的な症例の記載も豊富で、後に述べる「素直な甘え」と著しい対照をなしている。しかし、彼の「ナルチシズム的甘え」論は甘えの満足が得られるのか否かの点で理論的な破綻をきたしている。土居の言う《甘えたくとも甘えられない》を軸にこの点を明らかにしたい（筆者は「ナルチシズム的甘え」を甘えと呼ぶのは不適当と考えるが、論をすすめる都合上、彼の用語をそのまま使用することにした）。

《甘えたくとも甘えられない》という表現は、土居の甘え理論の出発点ともいえる初期の論文(15)から使われ始めた。彼はそこで《甘えたくとも甘えられない》を鍵に、森田神経質者の「とらわれ」を精神分析的に説明しようとした。その論文を読んでまず疑問に思うのは、《甘えたくとも甘えられない》場合の「甘え」とは一体いかなる性質の甘えなのかはっきりしない点である。《甘えたくとも甘えられない》は「甘え」をめぐる次の三つの場合の一つとして位置づけられている。①甘えたくて実際に甘えられた場合——相手に依存する関係が成立する。②甘えたくても甘えられない場合——「気がね」「こだわり」といった変態的依頼関係が成立する。③甘えられず、しかも甘えたい心を放棄する場合——依頼関係は成立しない。右記の②と③の場合は、「甘えたい心」を放棄するか抑圧したまま持ち続けるかの違いはあるが、共に甘えが満足されず表面上甘えは観察されない。ところが①の場合だけは甘えが満足され、しかも甘えが表に現われている。甘えようとして、実際に甘えられる「甘え」と、抑圧したり放棄せざるをえない

「甘え」がはたして同じ性質の甘えなのだろうか。その論文ではこの点について一切触れられていない。

初期の論文に見られた「甘え」の三様態は、その後形を変えて再び姿を現わしてくる。土居は主著ともいえる『精神療法と精神分析』の中で無意識的葛藤の中核として「甘え」をとらえ、それを次の三つに類型化した。[14] (イ)甘えたいが甘えることは自分の弱さをさらすことで、そうしてはいけないと感ずる。(ロ)いくら甘えても甘えただけでは足りない、物足らないと感じる。(ハ)甘えを知らず人を避けようとする（ただし、この場合にも内心に甘えの欲求が存在するという）。 右記の甘えの三様態の中には、初期の論文で重視された《甘えたくとも甘えられない》という表現が見当たらない。しかし、彼は同じ章の中で、患者に素直な甘えが現われるまでは《患者は甘えたくとも甘えられないでいる。あるいは甘えても物足りないと感じている。また強い不信感を抱いているかも知れない》とも述べている。[14] この三つの単文節のそれぞれが「甘え」の三様態の(イ)、(ロ)、(ハ)に相当することがわかる。つまり、(イ)の《甘えたいが甘えてはいけないと感ずる》は《甘えたくとも甘えられない》に相当するわけである。ではなぜ、彼は《甘えたくとも甘えられない》という表現をわざわざ避けたのだろう。実際、彼の主著ともいえる『精神療法と精神分析』の中には、《甘えたくとも甘えられない》という表現は右に引用した一カ所に見られるだけである。

土居は当初《甘えたくとも甘えられない》を森田神経質者のとらわれを説明する特有な心性として提出した。ところが、甘え理論が確立されるにつれ、甘えは無意識的葛藤の中核として広く理解されるようになり、《甘えたくとも甘えられない》は単に森田神経質者だけでなく、より一般的な現象としてとらえ直され、表現も《甘えたいが甘えてはいけないと感ずる》に変化したと考えられる。その証拠に『精神療法と精神分析』において、《甘えたいが甘えてはいけないと感ずる》例として挙げられた症例[16]（土居の著書の症例C・D・E・F・G）の中には、初期の論文で《甘えたくとも甘えられない》のが特徴とされた森田神経質の例（症例D[17]・F[18]）がそのまま含まれており、さらには他のタイプの神経症（症例C[19]・E[20]）や精神分裂病（症例G[21]）の例さえ見られる。つまり、土居は当初「甘えたい心」の抑圧や《甘えたくとも甘えられない》を森田神経質者に特有のものと考えていた。ところが、後に「甘え」を人間の精神葛藤の中核として広くとらえるようになると、それを森田神経質者のみに限定することができなくなり、こうした言い換えが行なわれたと推測される（こうした経緯の一端を土居はみずからの主著――『精神分析と精神病理』――の中で後に言及している[22]）。

土居の初期の論文では《甘えたくとも甘えられない》患者に甘えの満足が得られないのは、「甘え」の抑圧に原因があるのか、それとも抑圧される「甘え」自体に問題があるのか判然としない。つまり、《甘えたくとも甘えられない》という表現は、甘えないから甘えの満足が得られないのか、それとも実際に甘えてみても甘えの満足が得られないのかはっきりしないのである。新福[10]は甘え理論に関するシンポジウムの中で、もし「とらわれ」が甘えたい欲求の抑圧や《甘えたくとも甘えられない》で説明できるのなら、甘えたい欲求を満足させることで森田神経質は治るはずであり、当然そのような治療手段がとられるはずだがいかがであろうと疑問を提起している。新福の批判は一見なにげないように見えながら、実は甘え理論の盲点を見事についている。《甘えたくとも甘えられない》という表現の曖昧さは、単に言葉の問題ではなく、病的甘えに関する土居の理解の曖昧さに由来する。その証拠に彼自身、みずからの著作の中でそれを間接的に認めている。彼は《甘えたいが甘えてはいけないと感ずる》例として挙げた森田神経質（症例D）の治療で次のように述べている[23]。土居は最初、その患者には愛情を求めるのを恥と感じる内的抑制があり、それが病的な効果を及ぼしているのだと考えた。だから患者が愛情を求めてきたとき、彼はそのまま治療がうまく進むと誤解した。ところが、そこに現われてきた患者の「甘え」は治療終結期に見られる「素直な甘え」ではなく、「ナルチシズム的甘え」だったのである。患者は治療者に《望んでも得られないものを求め》、一方治療者（土居）も《患者と密かに同一化していた》ので《患者が求める愛情の性質がわからず》、結局治療が失敗したと記されている。つまり、《甘えたいが甘えてはいけないと感ずる＝甘えたくとも甘えられない》場合に「甘え」が抑圧されるのは、抑圧される「甘え」自体に問題があると土居みずから認めており、初期の論文ではこの点がはっきりしていなかったのである。さらに彼は《甘えたいが甘えてはいけないと感ずる》症例には《いくら甘えても物足らない》という病的甘えが内在すると述べている。[24] 右に挙げた土居の症例を見ればわかるように、《甘えたいが甘えてはいけないと感ずる》場合、もし甘えに対する内的抑制がとれると、今まで潜在していた《いくら甘えても物足らない》病的甘えが顕在化してくる。内的抑制がとれれば、それで事が済むというわけにはいかないのである。つまり、《甘えたいが甘えてはいけないと感ずる＝甘えたくとも甘えられない》を理解するには「甘え」そのものの病理性（＝いくら甘えても物足らない）に着目せねばならない。土居はこの点について、ある症例の中で次のように述べている。[25] その患者は《病気を治す治さないではない、自分には何か足らないのです》といった漠然とした不足感が内在しており、それを治療者が満たしてくれるものと期待して「攻撃的な甘え」を向けてくる。土居はこの《不満感、不足感は患者の身についたものであって、いくら相手に要求してもどうにもならないもの》と述べる一方で、この不足感を性欲の不満と結びつけて考え、不足感が癒される唯一の道は患者が結婚することだと結論つけている。[26]《いくら甘えても物足らない》不足感が彼の言うように他者によって満たされないものなら、患者が結婚して夫に性欲を満たしてもらえば解消するというのは奇妙な自己矛盾と筆者には映る。

さて、我々が通常「甘え」という場合、こうした際限もなく相手をむさぼる依存を「甘え」と言うだろうか。武村[27]は犯罪心理の立場から、土居の甘え理論には、「甘え」とは異質な現象が多く含まれていることを指摘した。[11] 西園や木村[28]が言うように、「甘え」では甘える相手を非難しつつも、どこかでその人を受け入れている部分があり、また甘えるほうにしても相手をとことんむさぼろうとする強欲さはなく、相手にうまく依存しながらある程度の満足を手に入れる。白石[29]が「甘え」と、それ以上に病理性の強い依存現象——阿闍世コンプレックス——を区別すべきだと主張するのも、また小此木[30]が甘え理論を批判して、土居は阿闍世理論との対決を巧妙に回避しており、甘え理論自体がそうした無意識的防衛の所産であると批判したのもこれに通じる。

「ナルチシズム的甘え」は相手に《いくら甘えても物足らない》のであり、それゆえに《甘えたいが甘えてはいけない＝甘えたくとも甘えられない》と患者はみずからの「ナルチシズム的甘え」を抑圧するのである。してみると、土居の初期の論文[15]にみられた甘えの三様態、すなわち、①甘えたくて実際に甘えられた場合、②甘えたくても甘えられない場合、③甘えられず、しかも甘えたい心を放棄する場合、のうち、甘えて満足が得られる「甘え」(①の場合)と満足が得られずそれを抑圧したり放棄したりせざるをえない「甘え」(②と③の場合)とは同列に論じられないことがわかる。

(2)「素直な甘え」の理論的矛盾

小此木[6]は我々が日常経験する「甘え」は全体的体験としての「甘え」であり、そこには依存欲求だけでなく、自我の適応パターンともいうべき健康な側面も含まれるとした。彼は「甘え」が自我に奉仕する一時的・部分的退行(temporary and partial regression in the service of ego)による相互的退行(mutual regression)であると指摘し、土居の甘え理論では健康な「甘え」の対象関係や自我機制が理論構成上明確にされないまま、もっぱら神経症的固着としての病理的甘えだけが強調されていると批判した。荻野[7]も「甘え」をめぐる言葉の考察から、「甘え」は人間の未熟、不徹底、非独立性、消極性を表現するだけでなく、円熟、徹底、独立性、積極性といった自己実現の実存的意味方向とも関連していると主張した。

小此木[6]や荻野[7]が指摘するように土居の「甘え」は我々が通常体験する「甘え」より病理性の高い神経症的固着としてのニュアンスが強い。しかし、土居が精神分析的な概念として提起した「素直な甘え」には健康な側面が強調されている。彼は「素直な甘え」を次のように説明する。[31]《患者の精神的葛藤が順次解決されていけば最後にバリントのいう受身的対象愛が純粋な形で出て来なければならないと信ぜられる。……患者が次第に自分のやっていることに対し洞察をもち、最後にナルチシズムの核が破れる時、そこにいわば素直な甘えが出てくることが期待されるのである。甘えといえば先に述べたごとく通常はその裏に不安を伴っているが、ここで言う素直な甘えはそのような不安の蔭のない状態をさす》。彼は治療終局に現われる信頼感に満ちた「甘え」を「素直な甘え」「醇化された甘え」と呼び、みずからの治療理論の中核に据えようとした。ところが、彼のどの論文を探しても「素直な甘え」がどんな現象を指すのか具体的な記載が一切、見当たらないのである。ただ、「素直な甘え」が通常の「甘え」とはまったく違った現象であり、区別の必要があること、さらにそれがバリントの受身的対象愛（passsive object love）や新しい出発（new beginning）と同じものだとされているにすぎない[14]。甘え理論が精神療法理論であるなら、治療のターニング・ポイントで現われる「素直な甘え」こそ詳細に検討されねばならず、「素直な甘え」と通常の「甘え」のどこが違うのか現象的にも理論的にも整理されねばならない。しかし、土居はこうした作業を一切省略し、彼を批判する人たちも「素直な甘え」に踏み込んだ指摘をしていない。小此木[6]や荻野[7]が指摘するのは通常の「甘え」の健康的側面であり、一方、土居[14]が強調するのは精神分析的概念としての「素直な甘え」である。二つの「甘え」はともに健康な面を含むとされながら、そこにどんな質的違いがあるのか今まで検討されたことがない。

土居の提唱する「素直な甘え」には具体的な現象の記載がないばかりか、そこには理論的な矛盾が認められる。土居は「素直な甘え」とバリントの「新しい出発」が理論的に同じだと言うが、両者の間には大きな違いがある。バリント[32]は古典的な精神分析技法で治療困難な重症例の治療を通して、そこで大切なのは言語的解釈ではなく、治療関係のあり方や治療の場の雰囲気であると主張した。そうした治療の場に支えられ、患者が新たな心理的転換を遂げる様をnew beginning（新しい出発、新規蒔き直し）と呼んだ[33]。彼は「新しい出発」に特徴的な原始的対象関係を最初、師フェレンツィの「受身的対象愛」（passive object love）で表現していたが[34]、次第にそれが不適切であることに気づき、最終的にはオクノフィリアとフィロバティズムと最原始的な調和的相互浸透的渾然体の三つに整理して理論化した[35・36]。バリントは自他未分化な融合状態がセックスや宗教における脱我恍惚状態、芸術創造における至高の瞬間、分析治療における一部の退行（新しい出発）などで現に観察されると述べているが[37]、土居はバリントの「新しい出発」を次のように理解する[38]。《バリントのいう「新しい出発」の状態は基本的な一致というよりも、基本的結合の体験である。なぜならば、この状態において患者は治療者と愛情で結ばれているが、しかし両者は渾然と一体になっているわけではないからである》（傍点筆者）。これは明らかにバリントの理論の曲解である。土居の甘え理論では渾然とした融合状態は「素直な甘え」の方ではなく、むしろ逆に「ナルチシズム的甘え」の方に関連づけられ、それは幻想的体験にすぎないとみなされている。[14] つまり、バリントは未分化な融合状態が精神療法の中で現に生じ、それが治療的に重要な役割を果たすと考えるのに対して、土居はそれを幻想的な体験にすぎないと規定し、幻想的体験を現実に求めようとするから種々の病的状態が起きるのだと説明する。

土居自身は[14]「素直な甘え」がバリントの「新しい出発」や「受身的対象愛」と同じだと言うが、次のような疑問が残る。第一にバリント自身が、「受身的対象愛」で「新しい出発」の対象関係を論ずるのは不適当だと述べている[34]点である。彼はエディプス期以前の原始的対象関係を当初一つしかないと思っていたとみずから述べている。[50] それはしがみつきを特徴としたオクノフィリアであり、それこそ彼が当初、「受身的対象愛」で表現しようとしたものに外ならない。彼はその後、「新しい出発」[34]に特徴的な原始的対象関係を一次対象愛（primary object-love）、一次対象関係（primary object relationship）と表現し[34]（一九三七年）、さらには一次物質段階、調和的相互浸透的渾然体段階と表現するようになった[34]（一九五九年）。これはバリントが新しい出発（new beginning）の臨床的観察を通して、次第に治療空間や治療の場そのものの役割に着目し、それを理論的に整理していったことを意味する。ところが土居の理論にはこの種の治療空間的な視点が乏しく、それゆえ、土居はバリントの「受身的対象愛」にこだわり続けたといえる。

第二にバリントの「新しい出発」のフィロバテイズムや調和的相互浸透的渾然体では患者は対象との関係を避けて、友好的な空間に融合し「一人になる」ことが特徴とされる。[32・36・51]「素直な甘え」が「通常の甘え」と違うとはいえ、[14] それが甘えである限り、甘える『対象』とその対象との『関係』が最低限必要である。[52] 対象との関係を回避して、「一人になる」現象を甘えと呼ぶのは原理的に不適当である。

土居自身、甘え理論でしばしばバリントを引用し、一般的にも甘え理論はバリントの理論と近しいとされている。しかし、筆者はこうした従来の通説に強い疑問を感じる。これまで見てきたように、土居とバリントは未分化な融合状態に関して正反対な評価を下しており、両者の理論はその中核部分できわめて異質なものを含んでいる。土居がバリントの理論を曲解したのは融合という問題をみずからの理論の中にうまく組み込めなかったことが関係している。これは古沢・小此木の阿闍世コンプレックス論が母子一体感や自他の融合の捉え方がネックとなり、理論的混乱を引き起こしていた構図とまさに同じである。甘え理論と阿闍世コンプレックス論という日本を代表する二つの日本人論、精神療法理論が同じ問題を根底に抱えている点は興味深い。これは西園(39)が指摘するように、古沢平作の治療者としての態度、すなわち口愛性問題を治療者の人格でとろかそうとする傾向と、それに対する門弟たちの葛藤が日本の精神分析にある種の影を落としているとの指摘とオーバーラップする。

「融合」を治療理論の中にどう位置づけるかは、自他(あるいは母子)の一体化、一体感の問題が深くかかわってくる。自他(母子)の一体化あるいは一体感という表現はきわめて曖昧で誤解を招きやすく、それは次の二つの正反対な現象を指す可能性がある。第一は対象(良い母)への幻想的な一体化を求める病的な依存欲求であり、そこでは患者は対象にしがみつき、思うがままに相手を振り回そうとする。患者は依存対象に部分的かつ幻想的なイメージを抱き、土居が指摘するごとく対象を呑み込み、食い尽くそうとする。こうした状況はまさに母子分離以前、抑うつ的態勢以前の出来事であり、対象との間に広がる空間は患者に分離の不安を引き起こす。もう一つは「母なるイメージ」を帯びた友好的空間への融合で、患者は対象を回避して「一人になり」、そこで母子分離や抑うつ的態勢の通過を体験する。ウィニコットも述べているが、母子分離という現象は単純に対象(母)から離れて別々になることでなく、ある意味では融合し、同時に離れているといった複雑で両義的な出来事である。これら異質な二つの「一体感」を区別するには、なんらかの空間論的な視点を導入することが必要で、ウィニコット(40)が母子分離を「対象としての母」「環境としての母」で説明したのもこれゆえである。土居の甘え理論にはこの種の空間論的な視点が欠けている。前記のバリント理論の誤解の中にも、また以下のような甘えに関連する言葉の使い方にもそれは見て取れる。土居は初期の論文(15)の中で「甘える」に関連する言葉として、「すねる」「ひがむ」「ひねくれる」「(人に)とり入る」「(人に)とけこむ」を挙げている。「とけこむ」以外の言葉はその後の論文でも繰り返し引用されるのに、どうしたわけか「とけこむ」だけはその後、取り上げられない。右記の語群を見てすぐに気づくのは、「とけこむ」だけが他の言葉とニュアンスが違うことである。「すねる」にしても「ひがむ」にしても、ある人が特定の個人（対象）に向ける感情や態度を表わしているのに対して、「とけこむ」だけは事情が違う。我々が通常「とけこむ」という場合、職場にとけこむ、人の輪にとけこむ、風景にとけこむ、といったふうに、ある種の空間や場の中に主体が調和して融合している様を表わす。つまり、「とけこむ」という言葉には多分に空間的なニュアンスが含まれる。ところが土居は「とけこむ」を「（人に）とけこむ」と記載する。しかし、一般的な日本語表現では普通「私は△△さんにとけこむ」という言い方はしない。[41・42]土居は後に「甘え」に関連して《相手を呑む》とか《相手を喰う》といった現象にしばしば言及するが、彼のように、「（人に）とけこむ」という理解の仕方をすると、相手に呑み込まれて自分を失うことと空間にとけこむことが区別できなくなってしまう。小此木[30]は土居自身に呑み込まれることを巡る葛藤が強い[14]と指摘する。だとすれば、「とけこむ」という空間への融合をうまく理論の中に組み込めないのも当然で、また土居が繰り返し「素直な甘え」は融合ではなく、自‐他の分化だと強調するわけも理解できる。

土居の初期の論文に見られた「とけこむ」という空間的融合のニュアンスは切り捨てられ、諸家が指摘するごとく甘え理論は次第に「呑み込む」とか「喰う」といった依存の病的側面に焦点が移っていった。しかし精神療法理論で拒否した「融合」を全部否定するわけにいかず、土居はいくつかの妥協策を作り出している。その一つは、自然とのかかわりの中では融合を認めるが、治療の場ではそういったことは現実に生じないし、それを期待すること自体が幻想だと拒否するやり方である。彼は日本人が自然との融合を大変好むことを指摘しているが、[43]そこでは「素直な甘え」なる語は避けられ、「素直な心」という表現が使われている。そして精神療法とのかかわりも一切言及していない。妥協策のもう一つは、人間の生育の歴史の一時期に限ってそれを認めようとするやり方である。土居はある所で「甘え」を《一体化を楽しむこと》と定義し、[44]次のような記載も見られる。[45]《すなわちこの概念（甘えを指す——筆者注）を媒介として母親は乳児の心理を理解し、それにこたえることができるので、母子ともに渾然とした一体感を楽しむことが可能となったのである》。彼によれば[46]融合や一体化は乳児期には現実的だが、大人になるにつれてそれは幻想として断念せねばならないというわけである。では乳児期における一体化とは具体的にどんな現象かというと、それは《直接確かめ得られるものではなく、想定されたもの[14]》だと説明を避けてしまう。

西園[11]は土居の言う乳児の「甘え」に対して、甘えとはそうした乳児の現象をさす言葉ではなく、もっと成長した幼児や思春期の子供が子供じみた態度を親や他人に示す場合に使う言葉であると指摘する。西園と類似した意見を竹友安彦はメタ・コミュニケーションの立場から述べている。竹友は土居の甘え理論が甘える人の動機のみを扱い、依存欲求の「甘え」だけで物事を全称的に語っている点を批判した[47]。竹友はリーブラ[48]やクマガイ[49]と同様、「甘え」は「関わり方」の立場から説明できるとし、「甘え」が一種のゲームのような要素なしには考えられないと述べている。ゲームのような要素とは、①甘える人と甘えられる相手、②両者の関わり方、③関わり方を規定する規則の三つであり、土居の甘え理論では関わり方への言及は常に二義的なものとして扱われていると批判する。竹友はメタ・コミュニケーションの立場から甘えを次のように説明する。我々の生活でコミュニケーションがうまく成立するためには、言語的・非言語的を問わず、コミュニケートし合う者同士が、同じ「コミュニケーションの場」「意味の場」(context)を共有することが大切である。コミュニケーションが時間的に展開するにつれて、両者は次々と同じ「意味の場」を共有し、コミュニケーションの内容を交換するとともに、必要に応じて「意味の場」を指定しあい、確認しあうシグナルを交換する。こうした「意味の場」を指定するコミュニケーションが、コミュニケーションについてのコミュニケーションともいうべきメタ・コミュニケーションである。竹友は「甘え」という言葉が適応される「関わり方」について、①子供が成人と、ふざけ心で、幼児・母親の睦み合いを模倣した、依存の関わり方をしている様相、②女性が媚態をもって、男性と関わりあっている様相（①の模倣であり、したがって原型としての幼児・母親の睦み合いの模倣のさらに模倣である）、③成人同士の媚態以外の関わり合いで「甘え」が適応される様相、の三つを挙げている。それらの関わり方に共通するのは、なんらかの拘束からの解放を前提とする点であり、竹友は甘えを《同意の上で常規の、ある拘束から解放された「意味の場」あるいは「関わり合いの場」を規定するメタ言語》であると定義する。竹友の論考は土居の特定の著書――『甘えの構造』[4]――を土台になされているために、土居の精神分析概念としての「甘え」の整理・検証が不十分で、土居自身反論するように、やや一面的なきらいがある。また、「甘え」が竹友の言うように、拘束からの解放という単なる退行現象として論じられるか否かは疑問であり、自我関与や「甘え」自体の拘束性など残された問題は多い。しかし、竹友も西園と同様、「甘え」が乳児期の融合体験そのものを指す言葉でなく、もっと成長した子供や大人の関係を指す言葉であるとした点は共通する。また竹友が甘えは「コミュニケーションの場」「意味の場」を抜きにしては論じられない点を明確にした意義は大きい。

「甘え」と「自分」について

熊倉[53]も指摘するように、土居の甘え理論では「甘え」と「自分」は重要な対概念だが、そこには「素直な甘え」と同様な混乱が認められる。「甘え」と「自分」の関係について、土居[54]は甘えている人は「自分」がない状態にあり、治療を通して「自分」の意識が生まれると、今まで「自分」がなかったこと、甘えていたことが患者に自覚され甘えが克服されると述べている。つまりそこでは「甘え」と「自分」は相反する関係にある。ここで問題なのは「自分」の意識と相反する「甘え」とは一体どんな「甘え」なのかである。これまでの議論からもわかるように、土居の「甘え」には「ナルチシズム的甘え」、「通常の甘え」、「素直な甘え」の三つの場合があり、しかも彼はそれらを明確に区別せず、時によって曖昧に用いる。「ナルチシズム的甘え」は病的な依存であり、患者は相手に頼ってばかりで「自分」がないのは土居の指摘の通りであろう。しかし、「通常の甘え」と「素直な甘え」の場合、「甘え」と「自分」は必ずしも相反する関係にはない。たとえば、小此木[6]や荻野[7]、西園[11]、木村[28]はいずれも「通常の甘え」にある種の自立や自他の分離の要素が含まれると指摘しており、土居の「甘え＝自分がない」という図式が単純に成り立つかどうか疑問である。さらに「素直な甘え」では「甘え」と「自分」は相反するどころか、きわめて近しい関係にある。たとえば、土居自身、[14・54]治療の最終局面では患者に「自分」の意識と同時に「素直な甘え」が現われると述べており、それがバリントの「新しい出発」と同じだと主張している。

土居は「自分」の意識と「甘え」の関係についても十分整理がなされていない。本書の第II部第二章「すむ‐あきらめる（あきらむ）」で明らかにしたように、「自分」の意識とは本来、主体と対象が依存関係にある「二人の世界」の出来事ではなく、主体が「一人でいられる」ときに観察される現象で、それを描写するには甘え以外の領域を日本語で語らねばならない。しかし、土居は「甘え」にこだわるあまり、「自分」の意識がうまく描写できず、「素直な甘え」といった矛盾に満ちた精神分析概念が作り出される結果となった。彼の説明では、「通常の甘え」には依存ばかりでなく健康な分離や自立が伴うとする諸家の批判にうまく答えることができない。

バリントやウィニコットの理論からもわかるように、母子分離という現象は「融合」や「分離」に関してきわめて両義的性格が強く、「自分」の意識はそうした両義的な体験領野から生まれてくる。ところが、土居は[14・54]「自分」の意識を依存か独立か、分離か一体化かという二者択一的な態度で語ろうとする。土居の甘え理論を整理検討した熊倉[55]もやはりこうした二者択一路線を引き継ぎ、論を進めている。母子分離や「自分」の意識はそうした二者択一的な姿勢で理解することはできない。そもそも分離や一体化とは具体的に何を意味するのか現象的に押さえておかねばならない。土居[14]はみずからの治療論の中核に「真の自分の誕生」と「素直な甘え」を据え、それは（分化を含む）基本的結合の体験によって達成されると述べている。彼[14]はバリントやエクスタインの説を引用しつつ、「基本的結合」と「幻覚的な一致の体験」の区別の必要性を強調するが、具体的な現象に基づいて両者の質的な違いが論じられていない。土居の甘え理論では、「一体化」「結合」「融合」「分離」「自分」といった重要な属性を巡って理論的な曖昧さがあり、しかもそこに「甘え」の恣意的な転用や定義が加わるので、どこまでが現象そのものの曖昧さで、どこまでが理論的混乱なのか判然としなくなる。

三　「甘え」と他の［依存／自立］現象の違い

「甘え」と「しがみつき依存」の違い

「しがみつき依存」には第II部第一章で述べたように、いくつかの特徴が観察される。しがみつき依存の第一の特徴は依存相手を過大に評価し、幻想的で部分的な対象イメージが存在すること。第二の特徴は依存相手への疑惑や不信が内在しており、状況によってそれが恨みのこもった攻撃性に転化すること。第三の特徴は、しがみつく対象への過敏さが観察される。第四の特徴は患者の依存・攻撃の背景に依存の悪循環を生み出す満たされない内的な不足感・不全感が存在すること。これゆえ、しがみつきでは相手が要求に応じても満足できず、かえって前より不足感がつのるという悪循環が起きてくる。

こうして際限なく相手をむさぼり、満足を得ようとする病的依存をはたして「甘え」と呼べるだろうか。筆者は以下の理由でそれを「甘え」と呼ぶのは不適当と考える。小此木(6)、荻野(7)、新福(10)が指摘するように、「甘え」を単なる依存欲求で置き換えるのは無理があり、小此木(6)や荻野(7)が言うように、「甘え」にはなんらかの健康的な自我の適応パターンや「自立」への契機が含まれる。また西園(11)は「甘え」では甘える相手を非難しつつも、どこかでその人を受け入れている部分があり、甘えるほうにしても相手をとことん貪ろうとする強欲さはなく、相手にうまく依存しながらある程度の満足を手に入れると述べている。ところが、しがみつきでは心理的な距離感が乏しく、相手が息苦しく感じ、面接場面で治療者は「甘え」とそれが質的に違うことを容易に了解できる。しがみつく患者の場合、甘えるための自我機能（後述）に乏しく、程度の差こそあれ、友達が作る「甘えの輪」に溶け込めず、そこからはじきだされ、のけ者になってしまう。彼らはほどよい心理的距離を保ちつつ、相手に甘えて満足を手にすることができず、依存を抑圧して「孤立」するか距離なく相手に「しがみつく」かのいずれかになる。

「甘え」と「すむ‐あきらめる（あきらむ）」体験の違い

土居は治療のターニング・ポイントを描写する精神分析概念として「素直な甘え」と「自分」の二つを提起している。[14]「素直な甘え」の矛盾についてはすでに指摘したのでここでは繰り返さない。それに対して、「自分」の意識は抑うつ的態勢の通過や母子分離の過程と深くかかわっており、臨床的にも理論的にも重要である。筆者はここで、第一に「自分」の意識が生まれる治療のターニング・ポイントの諸現象を「甘え」と呼べるのかについて、第二に土居が言う「自分」の意識の問題点について検討を加えたい。

まず第一の点について。筆者が第II部第二章の「すむ‐あきめる（あきらむ）」で明らかにしたように、「自分」の意識は保護的空間に支えられ、そこに融合することで生まれる。患者は対象との関係を避けて「一人になる」。治療者は患者を見守り、理解する存在としては重要だが、一個の対象としての治療者は必要でないばかりか邪魔にすらなる。患者はこの際、みずからの内に沈潜して何かを感じとっており、すぐ傍らの治療者にも無頓着で、会話をしようとか何かを求めようとする心の動きが見られない。治療者も治療の場に身を任せ、保護空間や患者自身に内在する「治癒力」を信じて、なるべく患者を構わず、邪魔しないようにする。土居が指摘するように「甘え」は《欲求的性格をもった感情[56]》であり、それは《相手に接近しようとする動きが最も特徴的である[56]》。それゆえ、対象を希求しない、あるいはそれを避けようとする右記の現象を「甘え」とは原理的に呼べない。治療者の体験からも、それは甘えと異質であり、また患者自身もそれを「甘え」ではないと否定する。たとえば、筆者の治療したある離人神経症の患者は、友人と自然に交われるようになり、《甘えるってこれなんですね》と語るようになった折、筆者が以前の「すむ‐あきらめる（あきらむ）」体験を「甘え」と類似するかどうか質問したところ、言下に《あれは甘えじゃない。だってあの頃は自分しかいなかったもの》と否定したのが印象的だった。さらに「すむ‐あきらめる（あきらむ）」体験が甘えと異質なことは、患者が治療場面以外で次のような経験をしていることからも窺える。この時期の患者は程度の差こそあれ、気のおけない友人と軽く雑談するだけで疲労を覚え、《体の芯が疲れる》《皮膚が裸でピリピリする（症例a）》と治療者に訴える。軽く甘え合う旧知の友達や家族との団欒は、普通ならば心地よく、ストレス発散になるはずである。ところが、こうした状況下では患者はそれすら侵襲的に感じ、疲労を来すので、甘えの関係を避けて一人になろうとする。

この時期の患者は治療者と関係しているのでもないし、甘えているのでもない。症例cが面接空間を指して、《この部屋やここの空気がなくては生きていけない》と述べたのはまさに象徴的である。筆者が治療したある患者の場合、こうした治療局面で、たまたま他の部屋で面接したところ、《いつもの部屋じゃないとやっぱり駄目です……、ここだと先生と会って話している感じになってしまうもの……》と述べ、身を堅くするのであった。これらの出来事や患者の発言から、そこで大切なのは治療者個人との関係ではなく、ある種の雰囲気を帯びた保護空間であることがわかる。木村[28]や小此木[57]が指摘するごとく、「甘え」にはある種の融合的な要素が含まれており、竹友は拘束から解放された退行的な「関わり合いの場」を抜きにして甘えは論じられないと指摘する。大切なのは「すむ‐あきらめる（あきらむ）」における融合的空間と諸家が示唆する「甘え」の融合空間がどのように違うのかを明らかにすることである。

第二に土居の「自分」の意識について検討する。土居[54]は直感的な「自分」の意識を成熟した自我意識と同質なものと考え、自己の表象を有する体験と規定した。しかし、患者が治療中に語る「自分がある」体験は臨床的に大きく次の二つに区分できる。その一つは「すむ‐あきらめる（あきらむ）」体験で観察されるきわめて直感的な「自分」の意識である。患者はそれを《この感じ、これが本当の自分なんだ（症例a）》《本当に新しい自分、新しい世界が開けた（症例c）》などと表現する。前記の離人神経症の患者の場合、治療の一時期、突然、身体感覚的な「自分」の意識が現われ《自分の体の隅々まで、髪の毛の一本一本までもが生きて存在している……、自分の部屋の花や本までもが自分の体と同じに生きていると実感した》《私は自分の底に届いた》といった体験を報告している。患者はそこで「（自分が）ある」存在感・実在感を身体で直に、無媒介に感じとっているが、自己表象やイメージは充分、形をなしていない。自己の表象やイメージは自他の関係を通して形造られると心理学的には考えられている。ところが、「すむ‐あきらめる（あきらむ）」では患者は対象との関係を避けて一人で保護空間に融合する。「(自分が）ある」体験もまた直感的で〈身体・空間〉的特性を帯びている（次に述べる成熟した「自分」の意識と区別するために、筆者はこの「(自分が）ある」体験を「原自分」体験と名づけたい）。

土居[54]が言うような自己表象やイメージを伴う「自分」は、保護空間に患者が支えられ、抑うつ的態勢を通して自己洞察が明確になるにつれて徐々に形をなしてくる。この時にも患者は《自分がある》とか《自分ができてきた》と表現する。しかし「原自分」体験と違って、そこでは「(自分が）ある」存在感は剝き出しの形で表に現われない。成熟した「自分」の意識は突如として現われるのではなく、「すむ‐あきらめる（あきらむ）」における「原自分」を基礎に、他者との関係を通して徐々に形成されてくる。この辺の事情を先ほどの離人神経症の患者は次のように語っている。《自分しかいないというのは、やっぱり異常な事だったと思う。でもあの体験がなかったら今のように自分の個性や友人の個性を自然に理解できるようにならなかったと思う。あれは私にとってどうしても必要な体験だった》。

ジェンドリン[58]は精神療法では治療の場において、まず患者に非言語的な身体感覚が先行して体験され、それを母体に洞察、言語化が進展すると述べている。筆者がここで指摘した「原自分」体験から「自分」へという経過はジェンドリンのそれとよく符合する。土居は「自分」という有用な日本語概念を提示しながら、それを十分理論化できなかった。というのも、身体感覚に近い「原自分」を描写するには保護空間に融合し、支えられつつ母子が分離している現象を扱う必要があり、そのためには空間に溶け込むことと他者に呑み込まれることの区別が不可欠だからである。甘え理論ではこの点に重大な混乱が潜んでおり、土居の「自分」概念は不十分なものとなってしまった。

四　甘えの現象

土居の甘え理論では精神分析概念としての甘えと通常の甘えの区別がしばしば問題になる。しかしすでに指摘したように、彼が精神分析概念として提起した「素直な甘え」や「ナルチシズム的甘え」には理論的な矛盾が認められる。土居が「素直な甘え」で描写しようとしたのは筆者流に言えば、「すむ - あきらめる（あきらむ）」であり、また「ナルチシズム的甘え」で表現しようとしたのは「しがみつき依存」に他ならない。しかし、それらはいずれも甘えとは呼べない現象である。土居が［依存 - 自立］にかかわる広範囲な出来事を甘えで描写したり、精神分析概念の「甘え」と通常の「甘え」を使い分けするのも、甘えにそれを許す何かがあるからである。それは甘えの本質的な両義性と流動性である。甘えは流動的で変化の幅が広いので、それがときには「すむ - あきらめる（あきらむ）」と一見類似した形態——淡泊な甘え（後述）——を示すことがあり、また「しがみつきの依存」に類似する形態——濃厚な甘え（後述）——をも示す。しかしそれは二つの甘えではなく、あくまで一つの甘えの変化態にすぎない。甘えは特有の両義性とダイナミズムを持ち、ある幅の中を刻々と変化する動的な現象であり、種々ニュアンスの違う甘えを連続的に含む『甘えスペクトルム』と考えられる。甘えがこうした流動性やダイナミズムを示すのは甘えという現象が二つの異質な要素——保護空間的要素と対人依存的要素——から成り立っているからである。『甘えスペクトルム』の両端に位置する甘えを次に描写してみたい。

淡泊な甘え（保護空間優位の甘え）

「すむ - あきらめる（あきらむ）」では患者はみずからの内に一人沈潜し、治療者とかかわりを持とうとする気配が感じられない。しかし、洞察が芽生える頃になると、治療者は言語的解釈その他の関係を患者と結べるようになる。治療者・患者間にはしがみつきの依存と違って心理的距離がはっきり感じとれ、治療の場には自然で素直に甘える相互浸透的な雰囲気が形成される。この種の甘えは「すむ - あきらめる（あきらむ）」の後に現われ、これがはっきり見て取れる例ほど治療的予後が良い印象を受ける。土居が治療の終局に現われるとした「素直な甘え」はこの種の甘えではないかと筆者は推測するが、土居の「素直な甘え」論には矛盾が多いこと、さらには現象的な記載がないのでそれを断定することができない。また土居はみずからの「素直な甘え」を通常の甘えと違うと繰り返し述べているが[14]、筆者がここで言う自然で素直な「甘え」は日常的な「甘え」の一形態である。この種の甘えが治療の場で観察されるとき、患者は日常生活でもそれを体験しており、両者は質的に区別できない。たとえば、《この頃、友達と自分は別々なんだと思えるので、反対に前より自然に甘え合えるし、楽しむことができる（症例a）》、《「私は私」と思えるようになったぶん、肩肘を張らず友人に素直に甘えられるようになった》《友人の輪の中に溶け込んで、互いに甘え合っていると、ここが自分の居場所なんだと感じる（症例c）》。

右記のような体験を患者は「自然に甘える」「素直に甘える」「軽く甘える」などと表現する。土居の「素直な甘え」と混同しないために、筆者は以後この種の甘えを「淡泊な甘え」と呼びたい（「素直」には後に言及する錯綜した問題がからんでおり、さらに『甘えスペクトル』のもう一方の端——濃厚な甘え——との表現の兼ね合いから、筆者は「素直」という表現を意図的に避けた）。患者の発言からもわかるように「淡泊な甘え」は特定の誰かにしがみつくのではなく、一応「自分」を持った上で他者と交流しており、そこには対人的なゆとりやユーモアが見られる。小此木[6]が「甘え」を「自我に奉仕する一時的・部分的退行」としてとらえ、「甘え」を separate self を確立し合った上で可能になるすぐれた愛情交流の一形式であるととらえたのは、まさにこれである。竹友[47]がメタ・コミュニケーションの立場から、甘えを一定の「関わりあいの場」を前提としたゲームのような出来事、幼児・母親の睦み合いの模倣ととらえているのも右記の「淡白な甘え」とよく似ている。

こうした「淡白な甘え」は複数の友人の場合もあるし、一対一の場合もある。この時期になると、患者は外来の受付嬢と待ち時間に軽い雑談を楽しんだり、自宅近くのお店の人と世間話を楽しめるようになる。前記の離人神経症の患者は《生まれて二〇年も今の街に住んでいるけど、今までは物理的にそこに住んでいたというだけ。でもこの頃やっと、あの街が自分の街だと実感が湧いてきて、愛着が持てる。自分の街に馴染むってことが本当にそこに住むってことなのね》と述べており、また他の症例では《今住んでいる所や職場なんかに、少しだけど自分の臭いがつけられるようになった》などと述べている。こうしてみると、「淡泊な甘え」は単に治療関係に限定されるものでなく、広く日常生活につながる現象といえる。「淡泊に甘える」能力は日本人が社会や集団に適応する上で不可欠な能力であり、それによって患者ははじめて職場や地域社会に根付き、住み着けるようになる。「淡泊な甘え」がはっきり観察される例ほど治療的予後が良いのもこうした事情からうなずける。

「淡泊な甘え」では「すむ‐あきらめる（あきらむ）」のように患者は「自分一人がいる」のではなく、意識の中に他者が現われ他者への自然な配慮や交流を求めるようになる。患者は相手を大切にしたいと思うと同時に、相手からも大切にされたいと望む。こうした際、相手に何かしてあげたり、逆にしてもらったりする物や行為のやりとりが伴う。しかし、こうした物や行為のやりとりはそれ自体が目的ではなく、相手の存在を大切に思う気持ちを表現する一種の象徴であり、共に楽しむための道具立てである。

「しがみつき依存」でも物や行為の要求が見られるが、それは「淡泊な甘え」と違い、物や行為自体が目的で、しかも患者が相手から一方的に奪い取る形を取る。奪い取る当の患者にしても、心の中では相手に「すまない」と気がねして一緒に楽しめないのである。「淡泊な甘え」が現われてくると、患者はそれまでのように異性に極端に執着しなくなり、代わりに同性の友人と甘えを楽しめるようになる。これは土居[59]が「甘え」を同性愛的感情に通じると指摘したことを考えると興味深い。

「淡泊な甘え」にはある程度の自他の分離と相互の交流が認められるが、そこには単なる対人関係だけでは描写しきれないものが含まれている。彼らはそこで《人の輪に溶け込む》とか《その場の雰囲気に溶け込む》といった空間的融合を経験している点に注意する必要がある。症例cは《電車の中でも、町中でも友達同士がOKなら、そこにわいわい甘え合う仮の部屋ができてしまう。そこから自分だけ途中で抜け出して、また入ってくることもできるし、なんかドラえもんの「どこでもドア」みたいな感じです》と述べている。こうした患者の発言から、「淡泊な甘え」をすべて対人関係に還元することはできず、「甘えの場」とでもいう空間的なニュアンスを考慮せねばならないことがわかる。「淡泊な甘え」は後に述べる「濃厚な甘え」と較べて、「保護空間優位の甘え」といえる。

「淡泊な甘え」における「甘えの場」と「すむ - あきらめる（あきらむ）」の保護的空間は質的にどう違うのだろう。両者は患者を支える融合的な保護空間という意味では同じだが、後者が患者一人の保護空間であるのに対して（物理的に治療者はそばにいるが、あるいは逆説的な言い方をすれば治療者がそばで見守っているからこそ心的体験として患者は一人になれる）、前者は患者と他者を共に保護し、淡泊で和やかな情緒・言語交流を保証する『器』としての「甘えの場」である。「すむ - あきらめる（あきらむ）」では物理的な空間の閉鎖性・同一性、さらには雰囲気の安定性が厳しく要求されるが、「淡泊な甘え」ではそれほど厳しい制約がない。そこにはかなりの柔軟性があり、いろいろな場所でそれは随意に作り出され、また解消される。しかも、「淡泊な甘え」はその場の雰囲気を壊さない限り人が自由に出入りできるので、甘えは集団を形成することが可能になる。こうした場に参入できるのは、その人に「淡泊に甘える」能力が身に付いていることが条件で、そうした能力に乏しい患者は物理的に友達の輪の中に居ても淡泊に甘え合う「場」を共有できず浮いてしまう。

「淡泊な甘え」は「すむ - あきらめる（あきらむ）」体験を経て徐々に芽生えてくる。「すむ - あきらめる（あきらむ）」では空間への融合や保護・支持作用が剝き出しの形で観察されるが、「淡泊な甘え」では保護的な空間は甘えの関係を下から支えるように働き、それは甘えの人間関係と不可分に『接合』している。純粋な保護・支持空間である「すむ - あきらめる（あきらむ）」が「淡泊な甘えの場」へと移行するプロセスは「原自分」体験が「自分」に変化していく経過と治療上一致する。それは治療プロセスを異なった切り口で描写したにすぎず、一方はそれを治療空間や治療関係の視点から、他方はそれを患者の自我体験のありようから描写している。

濃厚な甘え（対人依存優位の甘え）

治療の最終局面に「淡泊な甘え」が現われるとはいえ、患者の甘えのすべてがこの種の甘えになるわけではない。

他方では、《私のために〜をしてくれ》といった相手に何か要求する類いの甘えが家人や恋人、友人に対して見られる。しかし、その種の甘えはしがみつきと違い、ある種の「ゆとり」が認められ、《この人さえいればすべては解決する》といった幻想的な思い込みは少ない。この種の甘えは相手にしがみつき呑み込もうとする露骨な依存病理ではなく、「ねだる」「すねる」といった、よりマイルドな依存である。「ねだり」や「すね」はしがみつきと違って、甘えの場の雰囲気をひどく壊さない配慮が認められ、相手のほうもそうした行動を大目に見て受け入れる。西園[11]や木村[28]が「甘え」では甘える相手を非難しつつ、どこかでその人を受け入れている部分があり、また甘えるほうにしても相手をとことんむさぼろうとする強欲さはなく、相手にうまく依存しながらある程度の満足を手に入れると指摘したのはまさにこれである。「淡泊な甘え」における物のやりとりは、相手に何かしてもらうことが目的でなく、相手を大事に思う気持ちや相手から大切にされたい気持ちを表現する象徴的意味合いをもっていた。ところが、ここで述べる甘えでは相手に具体的に何かしてもらうことが目的で、その点「淡泊な甘え」より、むしろしがみつきの依存に近い。この種の甘えは「淡泊な甘え」に較べて依存対象との心理的距離が近く、場の雰囲気もより濃厚で「甘さ」の強い感がある。筆者は以後これを「濃厚な甘え」と呼ぶことにする。

「濃厚な甘え」は「淡泊な甘え」に較べて「対人依存優位の甘え」であり、空間的融合を楽しむ余裕が少ない。しかし、そこには「しがみつき依存」で見られた依存の悪循環は起こらず、「濃厚な甘え」なりの心理的距離、「間」、「空間」が存在し、患者はそれなりの「自分」を備えている。「淡泊な甘え」も「濃厚な甘え」も共に保護空間的な要素と対人依存的な要素から成り立っているが、前者は保護空間優位の甘えであり、後者は対人依存優位の甘えである。重要なのはこれらの甘えが別個なものとして存在するのでなく、ある種のフィードバックを形成し、依存が極端な悪循環に落ち込むのを防いでいる点である。たとえば、症例aは治療の最終局面で治療者に次のように語っている。《この頃、前みたいにお母さんお母さん……って感じでしがみつかなくなった。お母さんにはまだ結構ねだったり、ひがんだり、すねたりもするんだけれど……でも前みたいなんじゃなくて……お母さん一人って言うんじゃなくて、妹も含めて家族皆で一緒に甘えて軽く冗談を言い合っていると、ふっと楽で楽しい感じになるんです。前みたいにしがみついたら、お母さんじゃなくても誰でも息が詰まっちゃうよね》。こうした「甘え」の流動性・柔軟性は軽症で予後の良い例ほどはっきり観察される傾向がある。

甘えの諸特徴

(1)甘えの本質的両義性

前項では「淡泊な甘え」と「濃厚な甘え」を描写した。これらは現象として一応区別できるが、『甘えスペクトルム』の両端に位置する現象で、その間にはさまざまなニュアンスの「甘え」が存在する。患者は母親や恋人、特定の友人に「濃厚な甘え」を見せたかと思うと、その直後に同じ集団で「淡泊な甘え」を楽しむことがある。逆に何人かの友達と輪を作って「淡泊な甘え」を楽しんでいるとき、その中の誰かと「ねだったり」「すねたり」する関係――濃厚な甘え――が現われたりする。

患者に甘える能力が身につき、甘えの場に参加して満足感・安心感が得られるようになるには、甘え以外の世界――「しがみつき依存」とその対極の「すむ‐あきらめる（あきらむ）」を経験せねばならなかった。「甘え」はこれら相反する二つの体験を経て生まれ、現象的にもそれらを部分的に受け継いでいる。たとえば、甘える人は「自分がある」ようでいて、同時に「自分がない」ようにも見える。さらには甘える人は甘えの場に融合して、すでに満足を得ていながら、同時に相手に依存して満足を求めようとする。このように「甘え」は本質的に両義的で、どちらか一方の要素だけでは割り切れない。こうした甘えの構造をあえて図示すれば図3のようになるであろう。

今まで「甘え」に関する諸家の議論が錯綜していたのは、「甘え」の本質的な両義性によるところが大きい。すなわち、「甘え」は一体化を求める欲求[14・56・60]（土居）とも理解できるし、また一体化が現に生じている状態（木村[28]）、心的な現実としての一体感（小此木[57]）、一体化を楽しむこと（土居[44]）としても理解可能である。さらに後に述べるように、甘えにはある程度の自他の分離と健康な自我機能が備わっており、それゆえ、甘えを成長、成熟の印（小此木[6]、荻野[7]）と受け取ることもできるし、他方、それは西欧的な「個」の観点からすれば奇妙な集団主義、分離の痛みを止揚する原理（土居[56]）とも受け取れる。

(2)甘えの流動性とダイナミズム

甘えは相反する二つの要素（保護空間的要素と対人依存的要素）が『接合』してできているために、そこには特有のダイナミズムと流動性が生まれる。後の第III部第一章で詳しく言及するが、しがみつきの依存・攻撃のエネルギーは「すむ - あきらめる（あきらむ）」という保護空間を創造するようにも、逆にそれを破壊するようにも働く。依存・攻撃のエネルギーが

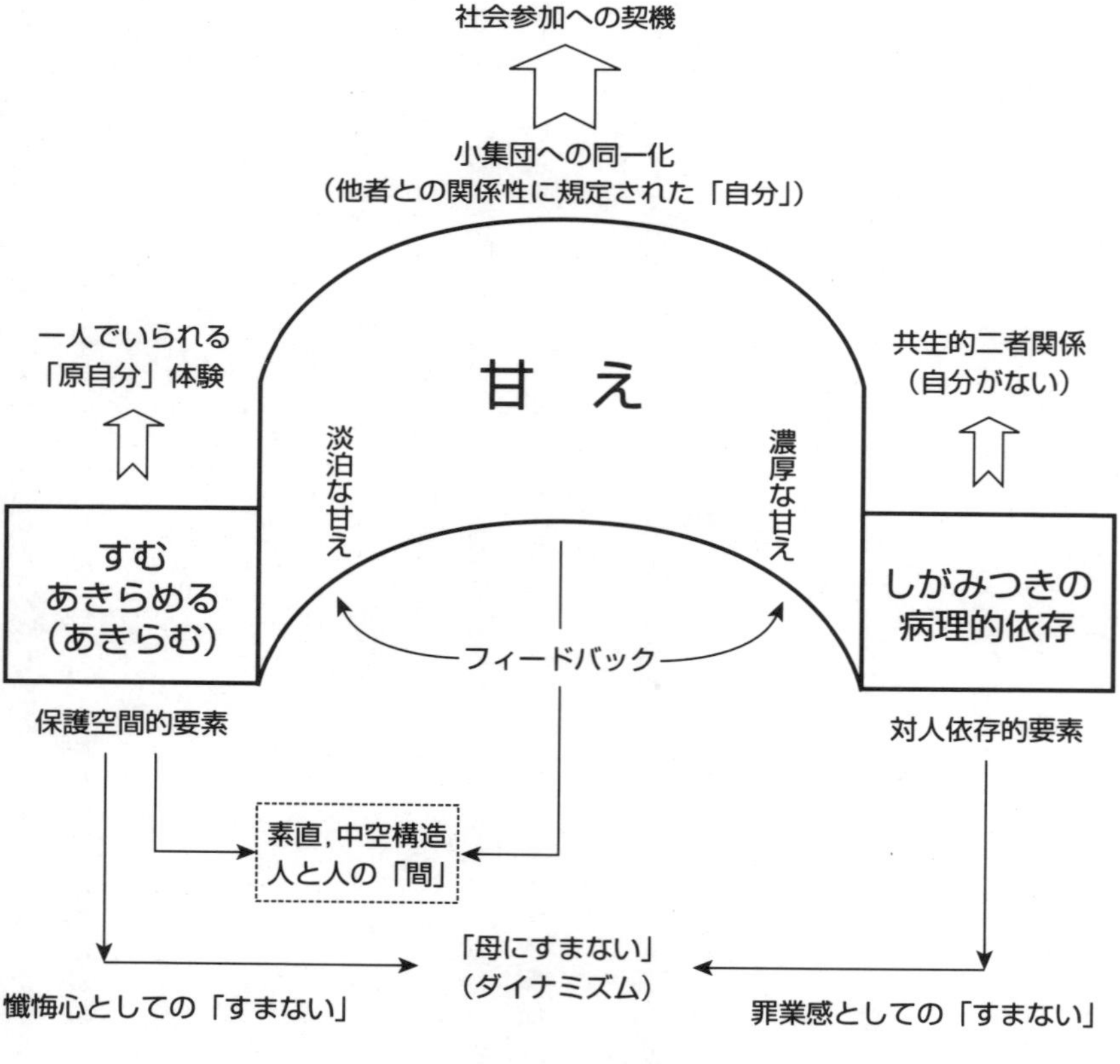

図３ 「甘え」の構造

創造的に働くか破壊的に働くかは患者の依存・攻撃の病理の深さとそれを受け止める治療者側の能力の相互関係で決定される。こうした治療力動をウィニコットは「治療者の生き残り」[61]として理論化した。ウィニコットの「生き残り」で論じられているのは、「しがみつき依存」と保護空間を巡る生成・破壊のダイナミズムであり、一方、甘えの場合は保護空間的要素と対人依存的要素が不可分に『接合』しているために、そのダイナミズムを「二つの現象」間のそれとして取り出すことができない。複数の人間が関与する集団としての「甘えの場」となると、さらにそこに複数の人間関係や「甘えの場」の質が関与してくるので、「甘え」のダイナミズムは一層錯綜したものになってくる。

(3)甘えの中庸性と排他性

「甘え」を構成する保護空間の要素が強調されたのが「淡泊な甘え」であり、一方、対人依存的要素が前面に出たのが「濃厚な甘え」である。しかし、「甘え」が「甘え」である限り、いくら保護空間の要素が強いとはいえ、「淡泊な甘え」から対人依存的な要素を拭い去ることはできず、逆にいくら対人依存的要素が強いとはいえ、「濃厚な甘え」から空間的要素を消し去ることはできない。「甘え」を構成するこれら二つの要素の混合割合によって、さまざまなニュアンスの「甘え」が産み出されてくる。しかし、それは「甘え」の範囲を越え出ることはなく、発生母胎（「すむ‐あきらめる（あきらむ）」と「しがみつき依存」）のいずれとも一線を画す（図3を参照）。甘えの小集団は「甘え」を越えてどちらかの極端に進もうとする人にブレーキをかけ、「甘え」の場に押し止めようとする。しかし、一旦甘えの範囲を越え出ると、一転して「甘えの場」は全員一致でよそ者を排除しようとする。「甘え」はあくまで極端や単純化を嫌い、みずからの曖昧さを保持しようとする。「甘え」とそうでないものとの間には目に見えない「壁」が存在する。「しがみつき依存」を内在させた患者が甘えの輪に入れず、そこに《厚い壁》を感じて恐怖心を訴えるのはこれゆえであり、反対に「すむ‐あきらめる（あきらむ）」の際に患者が「淡泊な甘え」さえ侵入的に感じ、疲労を訴えるのは壁の内部（甘えの場）の相互浸透的な対人関係ゆえである。

「甘え」を共有できる人にとって「甘えの場」は中庸で開かれているが、それを共有できないよそ者には「甘えの場」は遺憾なく排他性を発揮する。その排斥は表だった形をとらず、一見受け入れているように見せながら、場の雰囲気全体が密かにしっかりと排斥する。これゆえ、排斥される当の本人は表だって反論しようにも反論するすべがなく、暗にその場から排斥されて不安な孤立状況に追い込まれる。

(4) 甘えの自我機能と小集団への住み込み

『甘えスペクトルム』の中にはさまざまなニュアンスの甘えが存在するが、甘えがどんなニュアンスと変化の幅をもつかはその場を構成するメンバーの集団力動で決定される。患者の報告を注意深く聞くと、甘えは一対一の関係だけでなく、数人程度（多くて一〇人程度）の小集団で体験されていることがわかる。集団の構成員数が多すぎると親密な情緒的交流や雰囲気が醸成されず、甘え特有の「場」の一体感が生まれない。これとは逆に母子関係や恋愛関係、あるいは精神分析のような二者関係では甘えは多彩な様相を見せ、ときには甘えを越えた現象──「すむ‐あきらめる（あきらむ）」「しがみつき依存」──も展開される。小集団の場合、個々の構成員の醸し出す甘えは同等な重みづけで平均されるわけでなく、「場」を支配する力の違いが加味されてその「場」の甘えのニュアンスは決定される。患者が「甘えの場」から疎外されるとき、しばしば「場」の中心人物を意識して怖がるのはこれゆえである。

小集団の甘えの質は集団力動で決定されるので、甘えの変動幅は二者関係よりも狭い。「場」の雰囲気にそぐわなければ、たとえそれが甘えの範疇に入るものであっても、心理的な支えや満足感は十分得られない。病態の重い患者では、治療を経ても「淡白に甘える」能力に乏しく、濃厚な甘えに偏倚する傾向がある。これゆえ、淡泊に甘え合う小グループには《隅っこにしか交ぜてもらえない》という事態が起きる。一方、病態の軽い患者の場合、治療の最終局面にはさまざまに甘える能力が身につき、より柔軟に幅広く「甘えの場」に参加できるので、それだけ種々の社会的小集団からサポートが得られ、治療的予後も良い。患者が小集団に参加する際、その場にふさわしい甘えにどれだけ柔軟に対応できるか否か、患者の自我は否応なく試される。二者関係では相手が一人なので、甘えられなければ相手にしがみつくこともできるが、小集団ではこうした逃げ道は閉ざされている。なぜなら、小集団では相手が複数なので誰か特定の人にしがみつくと、「甘えの場」の雰囲気が壊れてしまい、その場で浮いてしまうからである。そこでは誰か特定の人との関係ではなく、「甘えの場」や甘えるための自我機能がためされる。

「甘えの場」は「すむ‐あきらめる（あきらむ）」と違い、必ずしも物理的な閉鎖空間を必要とせず、喫茶店や電車の中などのオープン・スペースでも作られる。そこには患者がいみじくも語ったように目に見えない心理的な壁、あるいはバリヤーが存在する。「甘えの場」の内部空間はそれを取り囲む外部空間や環境と隔絶しているわけでなく、構成員らは外部の状況を勘案して内部空間の甘えの質や凝集力を微妙に調節し、個々のメンバーは必要に応じて自由にその心理的な壁を出入りできる。甘えのこうした随意性やメンバーのスキルを考えた場合、甘えはある種の自我機能と関係すると考えざるをえない。甘えに見られるこの種の自我機能がどの発達段階にあたるのか、またそれを西欧的な発達モデルに単純に当てはめられるのか否か、今の筆者には確たることは言えない。いずれにせよ、甘えがある種の精神発達や自我機能を前提とするのは明らかで、甘えを単なる退行的現象とみなしたり、竹友[47]のように規範からの一時的解放とのみ解するのは妥当ではない。うまく甘える自我機能は一種の社会的スキルであり、また対人関係能力でもある。そうしたスキルを手に入れた患者ほど社会的小集団にうまく「住み込み」、心理的安定を手にすることができる。

五　「すむ‐あきらめる（あきらむ）」と「甘え」の共通特性——「素直」を理解する鍵

これまで繰り返し述べてきたように、「すむ‐あきらめる（あきらむ）」と「甘え」は現象的に異なっている。にもかかわらず、両者の間にはそうした現象的な違いを超えて、以下のような共通特性が認められる。これらの共通特性は第Ⅲ部第三章で論じる「素直」の問題に大いに関わってくる。結論を先取りして言えば、「すむ‐あきらめる（あきらむ）」も「甘え」も、「素直」のある側面を部分的に含んでいる。すなわち、「すむ‐あきらめる（あきらむ）」は実存的・存在論的な「個人の態度としての素直」の特性を内包しており、一方「(淡白な) 甘え」は「対人関係としての素直」の特性を内包している。土居が甘え理論の核心で「素直（な甘え）」という言葉を使うのも、また村瀬が内観療法の理論化の鍵概念として「素直」に着目したのも単なる偶然ではない。「素直」は日本人が根本的な「哲学」を語る際にはしばしば使われる語で、後の章で詳しく論じるが、「素直」は「清明心」の問題とも直結している。これらは広範な文化的広がりをもった問題である。「すむ - あきらめる（あきらむ）」と「甘え」の共通特性はこうした「素直」や「清明心」の両義性を理解する鍵として大切である。

中空性 - 境界・排他性

本書の第II部第二章で、筆者は「すむ - あきらめる（あきらむ）」とバリントのフィロバティズムの比較を通して、友好的空間への融合という普遍性の高い原理を見いだした。保護空間は患者にとってまさに「生きられる空間」であり、患者が保護空間から離れたり、そこに誰かが侵入したり、人間関係が強いられるとき、患者に不安や症状の増悪が見られる。「すむ - あきらめる（あきらむ）」では患者の心理的防衛はきわめて弱く、症例aが自分の部屋や通い慣れた教会から一歩離れると《皮膚が裸でピリピリする》と述べているように、保護空間の物理的境界がそのまま患者の心理的防衛ラインとなっている。

「すむ - あきらめる（あきらむ）」で観察された「中空性 - 境界・排他性」と類似の特性が「甘え」にも存在する。甘える能力に乏しい患者は友達の甘えの輪に入れず、そこに厚い壁を感じて恐怖心を訴える。恐怖の本質はあくまで「甘えの場」から全員一致で排斥されること、「甘えの場」に患者がうまく馴染めないことにある。彼らが訴える摑みどころのない「甘えの場」への恐怖は日本人の心性と深くかかわる対人恐怖症の理解へとつながる（いわゆる対人恐怖は人への恐怖というより、対人的な「場」恐怖であること[62・63・64]を諸家が指摘している）。筆者は前項で、甘えにも「すむ - あきらめる（あきらむ）」と違った形の保護空間的要素が含まれることを指摘したが、「甘えの場」の人間関係は融合的、相互浸透的で、そこに明確な中心を見いだすことは難しい。「甘えの場」には一種の中「空」性あるいは匿名性が見られ、そこでは「対象」を明確に浮かび上がらせる患者のしがみつき行為は甘えの雰囲気を壊し、彼らは「場」の中で浮いてしまう。甘えの集団にも「すむ‐あきらめる（あきらむ）」と同様、ある種の境界性と排他性が観察され、その境界性は「すむ‐あきらめる（あきらむ）」と違い、かなりの柔軟性と随意性が認められる点はすでに指摘した。

身体性と住み込み

「すむ‐あきらめる（あきらむ）」において、患者は「一人でいられる」友好的な保護空間に融合・一体化し、そこで身体的実感としての「原自分」を体験する。患者は保護空間と融合し、そこは彼の「身体」と化しており、まさに患者はそこに住み込んでいる。前記の離人神経症の患者が、この時期自分の部屋の掃除を《自分の内臓を洗っているようだ》と表現していたのは言い得て妙である。保護空間には身体内空間として一定の空間の「占有」と身体内部と外部を隔てる「境界」が必要である。甘えにも「すむ‐あきらめる（あきらむ）」とは違う「身体性」や「住み込み」が観察される。甘えられるようになった患者は《軽く冗談を言い合う（症例a）》《友達とじゃれあうようにあれこれ言葉や気持ちをやりとりしていると楽しい（症例c）》と表現は違うが、友人との「じゃれあい」を楽しめるようになる。そこでは直接的な身体接触を抜きに、親密な共有空間（甘えの場）で、あたかも「身体」を触れ合っているかのような相互浸透性が観察される。

「身体性」を窺わせるもう一つの出来事に「羞恥心」がある。患者が自然に甘えられるようになると、程度の差こそあれ「羞恥心」が現われてくる。症例aでは治療の終結期に患者が軽く顔を赤らめるのが観察された。顔を赤らめないまでも患者の行動には「しがみつき依存」と違って、いわゆる恥じらいが出てくる。それ以前の「しがみつき依存」では、まさに患者は恥ずかし気もなく相手にしがみつき振り回す。彼らがそこで体験するのは「羞恥心」ではなく、不安や怯えであり、白石[29]が「甘え」と、それ以上に病理性の強い依存――阿闍世コンプレックス――を羞恥心の有無で区別しようとしたのはうなずけるところである。「羞恥心」が身体性と密接にかかわることは、河合の対人恐怖症に関する記述が参考になる。河合[62]はある西洋人の研究を引用しつつ、次のようなことを述べている。従来から日本人は非言語的コミュニケーションが豊富であるとされてきたが、その非言語的コミュニケーションは《言語と身体接触の中間帯に異常に多く依存して》おり、握手のような直接的な身体接触は西洋人よりかえって少なく、《非言語的コミュニケーションというと、すぐに身体接触を考えること自体が西洋的な発想である》と言う。さらに河合[62]はみずからの臨床経験と作田の恥の研究に基づき《羞恥の感情は、人間の心と体、自己と他人、個体と普遍などの対立のなかで、その中間帯に生じる微妙な感情》（傍点筆者）であり、《日本人が場の倫理に従って生活するなかで、自分の欲望を満足させつつ、なおかつそれが場の倫理に抵触していないかどうかを計るもっとも適切なゲージが羞恥の感情である》と述べている。筆者は本稿で甘えが本質的に両義的で中間的様相を帯びた現象であることを繰り返し指摘した。甘えの「スキル」が身に付くにつれて、患者に自然な羞恥心が現われるのは、甘えがある種の「身体性」を抜きには理解できないことを示している。土居[59]が甘えを同性愛的感情に通じるとした点も、こうした友人同士の「じゃれあい」や『身体接触』を考えるとよく理解できる。甘えが小集団への帰属や地域社会への住み込みにつながっている点は既に指摘したのでここでは繰り返さない。

自然な自発的展開――（原）自分体験

「すむ‐あきらめる（あきらむ）」体験では、患者はしばしば「構わず」「邪魔せず」黙って見守っていてほしいというサインを治療者に示す。この種の抑うつ的態勢の通過を治療者が直接操作することはできず、時熟が必要なこと、さらにバリントの「新しい出発」と共通点が多いことは本書の第II部第二章ですでに論じた。「すむ」という大和言葉はコップの中の濁り水をそのままにしておくと、おのずと透明な上澄みと、沈澱して定着する泥の層とに分かれる様を表わしている。そうしたおのずからの分かたれによって、一方では「自分」の存在感が、他方では空間の「開け」や〈視覚‐洞察〉的属性が生まれてくる。

この種の「自然性」や「自発性」はともすると日本的な特性と考えられやすいが、実はきわめて普遍性が高い。バリント[65]はこうした時期に、もし治療者が無理やり言語的解釈で《外から圧力を加えれば》治療者患者間の不平等関係が助長され、治療者は全知全能の存在となり、またしても《他人が患者に何を感じ、何を考え、何をなすべきかを教える（嘆かわしい）事態になって》しまい、患者は自力で《自分自身に手が届く》ことに失敗する。それゆえ、バリントは患者が己が身を恨み、諦め、受け入れる時期は《自然の成り行きどおりに経過するようにしなければならない。この時期は加速できない》（傍点筆者）と明確に述べている[65]。

木村敏の「あいだ」理論でも「自然」と「自発性」の密接な関係が指摘されている。彼によれば[66]、《日本語の「自然」は、元来「おのずからあるがまま」という意味の言葉である。「おのずから」が「おのずから」のままに現れ出ている姿が「自然」だといってよい。……自然が「おのずから」であるのに対して、自己は「みずから」である。「おのずから」と「みずから」が起源・発生を意味する助詞「から」を共有すること、「自から」と「自ら」の両者を表記する文字「自」の原意がこれまた起源・発生を指していることは自然と自己、「おのずから」と「みずから」の不可分の関係を理解する重要な鍵を与えてくれる》と述べており、こうした存在論的な「おのずから」と「みずから」の不可分な関係をブランケンブルグも論じていると指摘する。

「おのずから分かたれる」という「すむ‐あきらめる（あきらむ）」の特性は甘えの人間関係にも当てはまる。甘えでは「場」の全体からおのずと自然に「自・他」が『析出』してくる。場から析出した「自・他」の関係は一時的、暫定的であり、それは再び「甘えの場」の中へと溶解し、今度は違った形で「自・他」が析出してくる。甘えにおける「自分」はあくまで場の中の持ち分としての自「分」であり、「自・他」の分有の仕方にはその場にふさわしい「自然」さが要求される。「甘えの場」にそぐわない強い「自」が突出するとき、うまく「自・他」が析出せず、場の中で患者は浮き立ち羞恥心を感じる。「甘えの場」で「自分」のありようが自然であるか否かを計るゲージが羞恥心であり、この種のゲージの獲得には一定の精神的成長が必要なことはすでに指摘した。河合[67]が日本的な場に適応するための「自我隠しの能力」と呼んだのはまさにこれである。

甘えにおける「自分」と「すむ‐あきらめる（あきらむ）」における「原自分」は、前者が他者との関係を希求し、逆に後者はそれを避けようとする点で正反対だが、両者は共におのずから分かたれる——自分——「自然」な分有を特徴とし、かつその分有には母胎として「空間」が深くかかわっている点が共通する。

六　甘え理論（土居）の混乱の本質

土居の甘え理論の混乱にはいくつかの要因が絡み合っており、単純な理論的不備では片づけられない。甘えに関する従来の批判や検討はこの点を整理せずに論を進めたので混迷を深める結果に終わった。甘え理論を混乱させた第一の要因は、他ならぬ「甘え」そのものの現象的な両義性と流動性である。既述したように、「甘え」は「すむ‐あきらめる（あきらむ）」と「しがみつき依存」の両方の要素が『接合』してできているために、[依存／自立]［一体化／分離］［自分がない／自分がある］を巡ってどちらとも受け取れる両義性を帯び、かつ流動的でとらえどころがない。こうした「甘え」の両義性あるいは本質的な曖昧さ、「中間態」が災いして、「すむ‐あきらめる（あきらむ）」「しがみつき依存」と「甘え」は質的に違う現象でありながら、それらは『甘え』の名の下にいっしょくたに論じられる危険がある。「甘え」は単に両義的であるばかりか、きわめて流動的かつダイナミックであり、一定の幅の中を刻々変化してとらえどころがない。『甘えスペクトルム』の一方の端（淡泊な甘え）は治療のターニング・ポイントの後に出現し、現象的にも「すむ‐あきらめる（あきらむ）」と一見類似する。一方、『甘えスペクトルム』の反対の端（濃厚な甘え）は「しがみつき依存」に類似する。このため「甘え」は「すむ‐あきらめる（あきらむ）」や「しがみつき依存」に拡大解釈される危険性を常に孕んでいる。土居は「甘え」を概念的に純化して、病的依存を「ナルチシズム的甘え」で、また母子分離や自他の分化を「素直な甘え」で説明しようとしたが、その試みは結局うまくいかなかった。なぜなら、甘えという本質的に両義的で中間的な現象を純化して概念化しようとすればするほど、逆にそれは甘えとは違ったものになるという自己矛盾が起きてくるからである。

第二の要因として、そこには一種の民族的無意識とでもいうようなものが絡んでくる。「甘え」の本質的な両義性と曖昧さ、中間態の「お蔭で」、日本人はそこにさまざまなものを無意識、無原則に投影しやすい。土居は「甘え」を用いて種々の心理現象を描写し、実際それらの多くは『部分的』に正しい。「甘え」には右記のような両義性が伴うので、[依存／自立]を巡って何か発言しようとするとき、「甘え」は変幻自在に応用の利く便利な道具となる。しかし、皮肉なことに、そうした形で「甘え」が使われれば使われるほど、逆に「甘え」の本態は見えにくくなる。「甘え」の曖昧さは、後の章で述べる「素直」や「清明心」の問題とも絡んでおり、そこには日本人の民族的無意識が潜んでいる。これゆえ、「甘え」を不用意に使うと、多くのことが語られたようでいて、逆にこの種の無意識の霧を一層深める結果に終わる。土居が「素直な甘え」を理論の中核に据えながら、そこに大きな矛盾を抱え込んでしまったのには意味がある。土居の甘え理論を本格的に整理しようとすると、「素直」や「清明心」という大変扱いづらい、厄介なテーマに正面から取り組まざるをえなくなる。土居の甘え理論が三〇年を経た今も概念として整理されていないのは、「素直」や「清明心」という民族的・文化的無意識の『構造』を理解するのが難しいからに他ならない。この点に理解の光が入ったとき、はじめて土居の「甘えの構造」の隠された『構造』が見えてくるのであり、この点を抜きに、いかに彼の理論の曖昧さや矛盾をあげつらったところで得るところは少ない。

III

依存と自立の諸相をめぐるダイナミズム（日本的特異性と普遍性）

第一章　「母にすまない」罪意識——母親への依存をめぐるダイナミズムと無意識的二重拘束

一　文化としての母の観念について

第II部第一章において、母親への依存にまつわる罪意識を古沢・小此木の阿闍世理論を通して、主に精神療法の観点から検討してきた。そこで明らかとなったのは、依存病理にかかわる防衛的な罪意識と自立への契機を含む懺悔心が日本では「母にすまない」という一語でくくられ、そこに無意識的ジレンマや特有の拘束力、あるいは秘められたダイナミズムが存在するということであった。本項では依存にかかわる罪意識をさらに整理して、「母にすまない」罪意識のどこが日本的な文化特性でどこが普遍的であるのかを論じてみたい。

精神療法以外の領域で日本人と母親の問題を罪意識との関連で体系的に論じた人として山村賢明の名が上げられる。氏は『日本人と母——文化としての母の観念についての研究』(1)において、テレビ・ドラマやラジオ番組、非行少年との面接調査、国定教科書といった多彩な資料を駆使して、教育社会学的に日本人の母親観がどのような要素から成り立っているかを詳しく解析した。山村の著作を通して、日本人が文化的、価値的に母親をどのようにとらえてきたのかを理解し、その上で「母にすまない」という罪意識の文化特異性と普遍的なダイナミズムを論じてみたい。

山村は資料を整理して、母親にまつわる日本人の態度を大まかに表1のごとくまとめている。さらにそれらを解析して概念的に図4のような母のコンセプションズの基本構造を提起している。

表1　日本の母子関係の教育社会学的データ

関係／領域	母は子にたいしてどうであるか（母→子）	子は母にたいしてどうであるか（子→母）
認識的 cognitive	①母子の関係にとって，夫＝父はあまり積極的意味を示さない． ②母は子のために，しばしば夫＝父との関係で苦しい立場に身をおく．	1子にとって父より母との関係の方が濃密である． 2子は母の苦労を，ともするとあたりまえのことのように思う．
評価的 evaluative	③母にとっての生き甲斐は子である． ④母は自分を無にして子につくす（苦労する）． ⑤母は子のためにあえて厳しくする． ⑥母は公のために子を捧げる． ⑦母は子を業績達成（アチーブメント）にかりたてる．	3母は子にとって心の支えとなる（母のおかげ）． 4母は最後のよりどころであり，救いである． 5子は母のためにアチーブメントを達成しようと思う． 6子は母を悲しませることを避け，何かしたとき母に喜んでもらいたいと思う． 7母は許しを乞うような存在だ． 8母はありがたい価値的な存在だ．
表現的 expressive	⑧母は子に愛着する． ⑨母は子が自分から独立し，はなれてゆくことを避けたがる． ⑩母は哀しい存在だ．	9子は母に愛着を示す． 10母は心から甘えられる存在だ． 11母にたいして子はいつまでたっても子どもだ． 12母をよぶコトバそのものが感動的だ．

（山村賢明より，一部省略して引用）

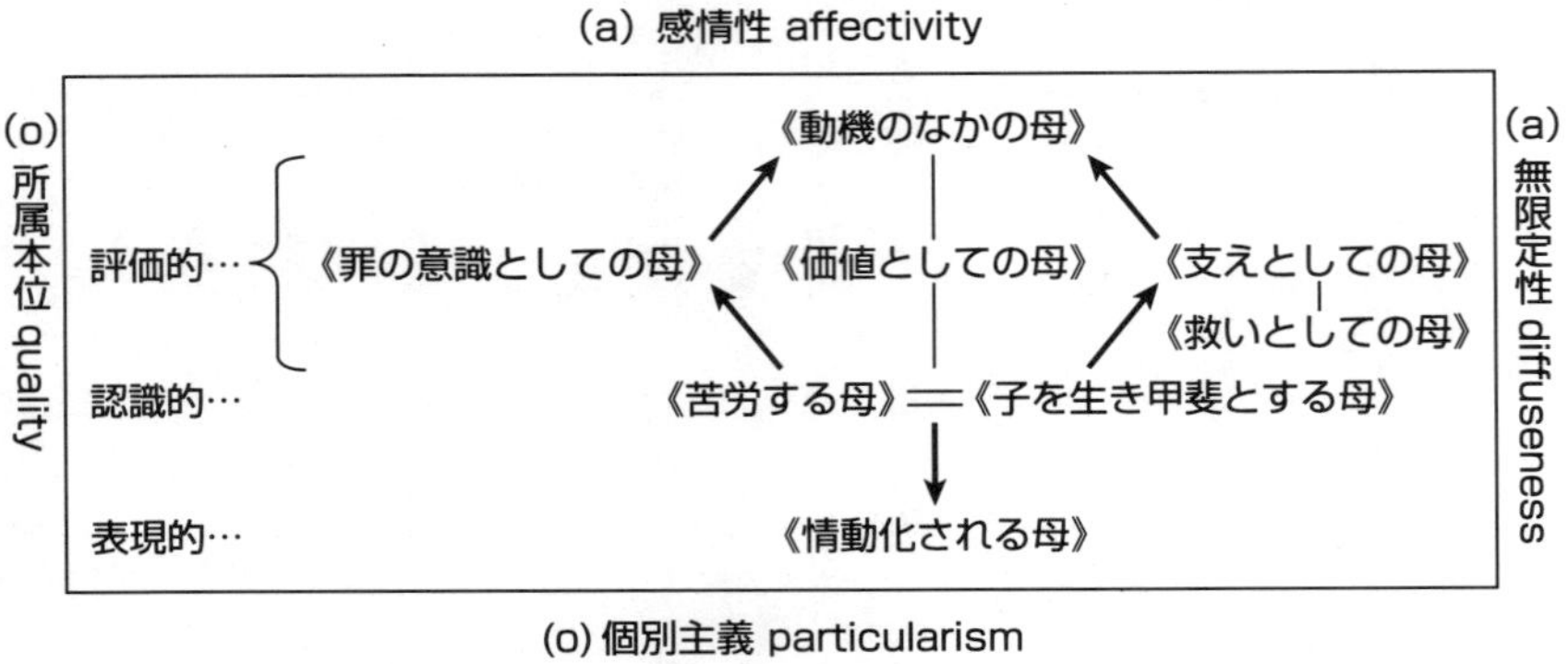

図4　日本の母のコンセプションズの基本構造
（山村賢明『日本人と母』東洋館出版社，1971より）

この図について山村自身が説明したのが次の文章である。「母は子を生き甲斐として、さまざまな苦しみに耐え、自分のすべてを捧げて子につくす《苦労する母》＝《子を生き甲斐とする母》。そのため一方では母にたいする子の愛着は、父を超えて濃密なものとなる《情動化される母》。（子は母に甘え、母の苦労をあたりまえのことのように考えてしまう「甘えられる母」。しかし他方子に献身する母は、子の将来のために、きびしい要求を課しもする「禁欲的な母」ないしは「強い母」。）そのような母は、子にとって精神的な支えとなって子を励まし、そのアチーブメントを助ける《支えとしての母》だけでなく、子が最後に帰ってゆくことのできる心のよりどころでもある《救いとしての母》。子が母の境位を認識したとき、母はなにものにもかえがたいほどありがたい存在であるが、子はそれを完全にはつぐなえないものとして、母にたいして許しを乞う心情になる《罪の意識として母》。母に支えられ、はげまされて、また母への罪の意識ゆえに、子は母のために自らのアチーブメントを達成しようとする《動機のなかの母》。（子は母を悲しませることを避け、なにか達成したとき母によろこんでもらいたいと思う「裁定としての母」。）要するに母というものはそれ自体価値的な存在である《価値としての母》[2]」。

日本の母のコンセプションズのうちで山村が基底的なものとして重視したのが《苦労する母》と《子を生き甲斐とする母》である[3]。これらは基底的な位置を占めるだけでなく、相互に分かちがたく結びついている。氏の調査や論考を読むと、そこには母をめぐる二つの系が存在することがわかる。一つは、《子を生き甲斐とする母》から《支えとしての母》にかかわる系であり、生きる「はり」を保証する存在の基盤としての機能に関連する。もう一つは《苦労する母》《罪の意識としての母》であり、《動機の中の母》へとつながる系である。これら二つの母の系は心理的にかなり異質な要素を含むにもかかわらず、日本人の母親観として一つのものと受け取られる。これは山村の概念図（図4）にも端的に表われている。母のコンセプションズの根底に位置する《苦労する母》と《子を生き甲斐とする母》は出発から二重線で結ばれており、それら二つの系は《支えとしての母》や《罪の意識としての母》を経て、結局、一つの《動機の中の母》へと収斂していく。しかも、この二つの母の系は内容的にも相互にかなり混交している。これは研究の手続きや解析の瑕疵というよりは、そもそも二つの母の系や要素が混交し、撚り合わさって日本の母観念が成立していると考えられるからである。

《支えとしての母》の観念の中には、子の存在を支えて、生きる「はり」を与える「支え」機能以外に、多分に無意識的な束縛や侵入、罪悪感が混入している。たとえば、山村は《支えとしての母》の観念の中に「かりたてる母」「禁欲的母」を含めており、それが子の行動を規制して、アチーブメントに向けてかりたてる心理的起動力となると述べている。山村はあくまで、子が受動的にかりたてられるのではなく、子が自発的に母のためにアチーブメントを達成する点を強調しているが、この種の母観念が必ずしもポジティヴな心的起動力となるばかりか、ネガティヴな形で作用することもあるとして荒畑寒村の例を上げている(4)。

「私を生家につなぎとめておいた絆は、実に母なのであって、彼女の深い愛情は私の糧でもあったがまた苦しい束縛ともなっていたのである。母の死が私にとって大きな悲嘆であったことは勿論だがその反面にはまた、これで一切の制肘と羈絆とから解放されたという感じも強かった。私は今や、だれはばかるところもなく、新しい計画に前進しようとする念に、渾身の血をわかせたのであるが、それは社会主義伝導行商の決断に外ならない」。

右記のような、母の死をめぐる心理的な解放感から推察すれば、母親をめぐって少なからず無意識的な罪悪感や束縛が存在したことになる。《支えとしての母》が「自分を無にして子につくす母」であり、母が子供を「もっぱら」生き甲斐とするならば、この場合、母が子に与える無言のプレッシャーや罪悪感は相当なものである。こうして日本では《支えとしての母》は《動機の中の母》に組み込まれることになる。

しかしながら、本書の第I部、第II部の臨床的検討からもわかるように、真の意味の「支え」や「絆」としての母機能は右記のような子供の内面への隠微な侵入や拘束、無意識的罪悪感とは相容れないものである。「すむ‐あきらめる(あきらむ)」で論じたごとく、そこでは保護的な「場」が患者の存在を支えるのであって、治療者あるいは母親がそこに不用意に侵入したり、相手を罪悪感で動かそうとすれば患者の自発性や自立は台無しとなる。「すむ‐あきらめる（あきらむ）」にも罪悪感が伴うが、それは自立を促す懺悔心であり、いわば解放的な罪意識である。この意味から母親にまつわる罪意識は質的に区別される必要がある。「支え」や「絆」といった存在論的な契機と無意識的罪悪感による起動力や束縛が隠微に絡んでいるあたりが日本的であり、これは古沢・小此木の阿闍世理論の混乱に見られた構図と同じである。《支えとしての母》はその究極的形態として《救いとしての母》の観念につながり、それは日本では個別的な母親を超えて、宗教的な意味合いを帯び観音信仰に通ずることを山村は指摘する。[5]

《罪の意識としての母》はもう一方の母の系の中で重要な位置を占めている。《罪の意識としての母》は、さまざまな苦しみに耐え、すべてを捧げて子につくすという母イメージから形成されており、これは第II部第一章で言及した小此木の日本的マゾヒズム、あるいはマゾヒズム的対人関係様式にそのまま重なってくる。《罪の意識としての母》は《動機のなかの母》を下から規定し、子供のアチーブメントの原動力となると山村は言うが、[6]はたしてそれは、罪悪感で子供を絡め取り『自発的』に達成へと起動させる類のものなのか、あるいは真の自己責任を伴った罪の自覚（懺悔心）であるのかが判然としない。《罪の意識としての母》も《支えとしての母》の場合と同様、個別性を超えて、母への「原恩」として聖化される。つまり、母が罪の意識の原点になるのは、母がときには夫＝父や姑との関係でつらい立場におちいり、ある時は自我の欲求を抑圧して、自分の全人生を子にコミットし、子の側においては、自分の現存在をそのような母に負っていると意味づけ、それを償うのは不可能だと「解釈」するところにその基礎をおいている。[7]それは現実には子供がいたらなかったという事実があるにせよ、究極的本質的には、子の個々の過失に帰属しうるものではない。それはそのような母のもとに生まれ育てられたという「原恩」に由来するものであって、その限りにおいては、それはキリスト教の「原罪」にも相当する面をもっていると山村は述べている。[7]母への罪意識がある種マゾヒズム的な色彩を帯びつつ必ずしも病理的でも非社会的でもないというあたりがみそである。「聖化」された母への罪意識は単純に無意識的罪悪感や束縛、起動力として片づけるわけにはいかない。それは自立にかかわる懺悔心をも意味するからであり、《罪の意識としての母》は複雑な様相を呈する。こうして見てくると、子供を暗黙に束縛するマゾヒズム的な罪悪感がさまざまな形で《支えとしての母》の中に混入し、あるいは「聖化」されて二つの母の糸は「一つの糸」に撚り合わされていることがわかる。この結果、日本では母親のマゾヒズム的罪悪感によって巧妙に絡め取られる子供の不満は「正当」に表出される通路がなくなってしまう。

山村は日本の母のコンセプションズがキリスト教の教義と比べれば、大変プリミティヴで行動の規制力も劣るとしながらも、日本人にとって「母」が広い意味で宗教的な機能を演じていると指摘する。[8] 母は俗なる存在でありながら、同時に聖の意味を持ち、部分的に「事実」つまり俗の面で母が価値剝奪の対象にされることはあっても、評価と意味づけの面では最終的には聖とみなされ、汚すことを禁じられていると言う。[9] そもそも日本には、母の名誉をみにくく汚すコトバが、著しく欠除しており、たとえば日本の男性向けの週刊誌が読者に「キミたちは母親の悪口がいえるか」と呼びかけたところ、新しい表現を見いだすことができなかった例を山村は挙げている。[9] 同じ趣旨のことを臨床心理学者で内観の研究者として名高い村瀬孝雄は自身の外国での生育経験から述べている。[10]

山村は母を毀損するコトバがないというのは、日本にそうした文化がないことを意味しており、[9]〈わずらわしい母〉とでも言うような観念が相当広範にある気がするし、それを推測させる言及も資料の中にあったと言う。[11] しかし、日本文化の中では、そのような価値剝奪的叙述は「公表」されがたいという意味で、母のコンセプションズとしての正統性を与えられていないと山村は結論づけている。[11] 氏は、もし日本の母のコンセプションズが変化するとしたら、それは《苦労する母》＝《子を生き甲斐とする母》の事実の側面からであり、もし「母が子を生き甲斐とすることなく、みずからの人生を生きることを身をもって子に示すようになったとき、《罪の意識としての母》と《動機のなかの母》といった観念は、その基盤を失わざるをえなくなる」と述べている。[12] しかし、問題は母が子を生き甲斐とすることにあるのでなく、また苦労するところにあるのでもない。問題は《自分を無にして、もっぱら子を生き甲斐とする》(傍点筆者)というマゾヒスティックな母の思いや「生き甲斐」にあるのであって、それが子供に無意識的罪悪感を引き起こし、子供を巧妙に『自発的』にアチーブメントへと駆り立てる。これこそ、第II部第一章で言及した「阿闍世の母」に他ならない。

この種の母観念の崩壊はすでに母性神話の崩壊という形で現実の子育ての中で起きており、発達心理学的に大日方[13]がその問題を指摘している。本書の目的は日本人の依存と自立の無意識的構造を理解することであり、この意味からすれば山村が正統性を与えられていないとした母親の無意識的な束縛や侵入、それに関連する罪悪感を理解することこそ大切である。ここで必要なのは、①母にまつわる罪意識を質的に区別すること。そして日本人の母にまつわる罪悪感のどこか日本的でどこが普遍的なのかを理解することである。②さらに、母をめぐる罪意識が混沌としながらも、日本人は社会の中でなぜこれまで大人として成長することが可能であったのかという疑問である。後者については、「型」の文化・伝統との兼ね合いの中で本書の後半で論じる予定である。本章ではもっぱら①の問題に焦点を当てて論じてみたい。

二　母親への依存にまつわる二種類の罪意識

第II部第一章では精神分析的に罪の意識が超自我不安にかかわる「フロイト型の罪意識」と前性器期的で、他者の保護や自己の存在の確証をめぐる「母親依存型の罪意識」の大きく二つに類別できることを見てきた。後者の「母親依存型の罪意識」はさらに二つの種類があるとされる。クライン学派の影響を受けたグリンバーグ[14]によれば、母親への依存にまつわる罪意識は妄想‐分裂的態勢における罪悪感と抑うつ的態勢における罪悪感の二つに区別できる。前者は分裂機制によって「よい自己‐よい対象（母）」と「悪い自己‐悪い対象（母）」が分裂し、被害的不安とともに体験される病的意味合いの強い罪悪感であり、一方後者は分裂した自己‐対象（母）の統合過程でアンビバレンツに耐える自我能力の発達とともに体験される罪悪感である。小此木[15]によれば後者の罪悪感は対象喪失（母親からの分離＝母親との自他の境界）を認識し、その現実を全うし、それに伴っておこる悲哀＝心的苦痛に耐え、「悲哀の仕事」

を達成することができるようになった証であるとされる。これに類似したことを土居も述べている。土居[16]は依存にまつわる罪悪感を「すまない」という日本語で説明し、「すまない」が真の罪悪感の表現にも、また反対にその防衛にもなる点を指摘した。彼は前者（真の罪悪感の自覚）は健康で成熟した人間の徴であり、日本語の「悔いる」で言い換えられるとする一方、後者（真の罪悪感の防衛＝無意識的罪悪感）は依存や恨み、敵意が潜んでおり、自己破壊的で日本語の「悔やむ」で言い換えることができると指摘する。しかし、土居自身、これら二つの罪意識が質的にどう違うのか、またそれらはどんな関係にあるのか具体的に論じていない。第II部第一章の阿闍世コンプレックスや第II部第三章の甘え理論の項でも見てきたように、罪意識の日本語表現が曖昧なのは、単なる言葉や表現の問題ではなく、より本質的な問題が絡んでいる。いずれにせよ、母親への罪意識は防衛としての病理的な罪悪感と、それとは反対に母子分離や自立に伴う、健康的な罪悪感とに区別できることがグリンバーグや土居の説明から理解することができる。

母子分離に抵抗する防衛的な「無意識的罪業感」——病的相互依存の病理

治療で最初に患者に観察されるのは病的な依存・攻撃にまつわる罪悪感であり、これは土居[16]の「真の罪悪感の防衛としての無意識的罪悪感」に相当する。ここで注意せねばならないのは無意識的罪悪感において何が無意識なのかという点である。依存相手への罪悪感がすべて症状に置き換えられ、罪の感覚自体が意識されない場合もあるが、本書で挙げた症例のように、相手に依存しながら同時に「すまない」「悪いことをした」と感じることも少なくない。ときには、罪悪感は無意識どころか《身を切られるほどに》強く意識されることがある。しかし、患者が「すまない」と感じたからと言って、依存の病理が解消されるわけではない。事実はまったくその逆で、依存相手に「すまない」と感じることで、以下に述べる依存と分離の諸問題は意識から排除され、防衛されるのである。この種の罪悪感は土居[16]も指摘するごとく《一見殊勝そうにみえて、案外図々しい心理が隠れて》おり、依存・攻撃の病理と表裏一体をなしている。後に筆者が述べる「懺悔心」としての罪悪感とこの種の罪悪感は質的に異なっており、これら質的に違う罪意識を罪悪感の一語で表現するのは混乱と誤解を招く元である。それゆえ、筆者は依存・攻撃をめぐる病理的な罪意識を「無意識的罪業感」あるいは単に「罪業感」と呼ぶことにする。「罪業感」の特徴を〈汚れ／清浄〉、〈共生的／自立的〉の切り口から整理すると以下のようになる。

(1)傷つきやすい救済者としての母――汚れた自己と自己不全感

患者は自分に好意的で、何でもしてくれそうな人に「罪業感」を感じる。たとえば症例aでは《お母さんが、当然この苦しみを何とかしてくれると信じて疑わなかった》と述べており、母親に幻想的な救済者イメージを抱いていることがうかがえる。患者にとって、母はみずからを犠牲にしても自分を救ってくれる「よい母」であり、母親のほうもそうした救済者の役割を無意識的にある時点まで続けていた。こうした母子関係は戯画的であるとはいえ、山村が日本の母観念の中心に据えた、「自分を無にして子につくす母」イメージに他ならない。患者は「よい母」イメージを投影した人にあれこれ依存要求を向け、それに相手が自己犠牲で応じるとき、患者は「罪業感」を感じる。この種の依存要求にはキリがなく、嗜癖類似の性質がある。筆者の治療したある恐怖症患者（女性）の母親は患者の依存をなんとか満足させようと無抵抗に要求に従い、ついには一人でトイレに行く時間さえ奪われ、進退窮まって心中を思うまでになった。いかに「よい母」でもなんらかの時点で子供の要求を拒否せざるをえなくなる。すると、患者は不当な仕打ちを受けたと感じ、相手をなじり、恨みを向けてくる。患者はねだったり、恨んだりしながら無理やり自分の要求をごり押しする。こうして患者が手にする一時的な安心は母の「犠牲」や「不幸」と引き換えであり、自分はもっぱら母に迷惑をかけ、不幸にする存在に成り下がる。みずからの依存要求で母を害し、不幸にする己の存在は忌み嫌われるもの、汚れたものとしてイメージされる。症例bが《女の人と近しい関係になると、いつも自分の中に汚い感情が涌いてきて、関係がどろどろして相手を傷つけてしまう》と述べたり、症例cが彼氏とのどろどろとした関係を《退廃的で汚れた地下の世界》と表現したのもこの種のイメージである。

患者は相手を思うままに振り回し、自分の要求を無理やり押し通すので、一見強そうに見える。しかし、こうした強さは真の意味の強さではなく、依存の強欲さにすぎず、彼らはさまざまな自己不全感に悩んでいる。たとえば、彼らは相手を振り回しつつも、同時に相手の言動にもっぱら注意が奪われて、《自分全部を持っていかれてしまう不安》（症例b）を感じたり、《自分に安心できない》《自分を信頼できない》（症例a）、《自分がどっしり落ち着けない》（症例c）、などと自己不全感を訴える。また罪の感じ方そのものも、後に述べる懺悔心とは違っている。懺悔心では患者は責任の自覚をもって主体的に懺悔をするが、「罪業感」では分離の不安に引きずられて「罪業感」を感じさせられているにすぎず、受け身的で主体性に乏しい。

(2)共生的二者関係

患者は「よい母」イメージを投影した人にすがったり、恨んだりしてなんとか自分の要求を通そうとする。しかし、この場合の「よい母」は北山[17]、鈴木[18]も指摘するように「傷つきやすい母」であるために、患者はとことん要求を無理強いできない。なぜなら、無理強いしすぎて「よい母」が死んだり、自分との関係が切れたら元も子もないからである。無理強いして「よい母」を破壊してしまうと感じるとき、患者の心に「罪業感」が発動され、強欲な要求に一時的にブレーキがかかる。このブレーキは真に相手を思う気持ちから出たものでなく、「よい母」を破壊したら、自分一人では生きていけないという分離の不安に由来する。強欲な依存要求と「罪業感」のブレーキは巧妙にバランスを取りつつ相手を「生かさず殺さず」の状態に縛りつけ、病的な依存関係をあくまで保持しようとする。前記の恐怖症患者が依存の極期に母親にしがみついて、噛みつきながら《どのくらい無理強いしてもお母さんは死なないか、逃げていかないかをいつも心で測っていた》と述べたのはまさにこれである。症例cの場合、彼氏との間に展開される依存・攻撃の振り回しがこれに相当する。

これとは反対に、「罪業感」は患者が自立しようとあがく際にも起きてくる。たとえば、前記の恐怖症患者では、中学生になって自己主張と共に母親からの分離を試みた際、母親の自殺未遂に出会い、激しい「罪業感」にかられるというエピソードが見られる。患者の自立への試みは結果的に「よい母」を傷つけるので患者は「罪業感」に苛まれることになる。こうした母子関係は成田[19]が言う、身を引くことのうまくできない「不適切な母性」であり、母親は子供に「罪業感」を引き起こして、いつまでも彼らをそばに置き、みずからの空虚感を防衛しようとする。

「罪業感」は子供が母親から分離、自立しようとあがく際にも起きてくるし、また反対に子供が母親に依存要求を強要し、両者の距離が近過ぎる場合にも起きてくる。両者は一見逆の出来事のように見えるが、実は同じ一つの「罪業感」の裏表であって、そこには「よい母」が傷つき、死ぬかも知れないという対象喪失の不安、分離不安が潜んでいる。「罪業感」は強欲な依存欲求やその反対の自立の行為にブレーキをかけて、患者と「よい母」の間に安心して一緒に居られず、さりとて離れるに離れられない奇妙な共生的な二者関係を生み出す。病的相互依存の中で患者は被害的な攻撃性と強欲な要求で「よい母」を傷つけてしまったと感じ、ついには母を失うのではないかと分離の不安や「罪業感」にさいなまれる。患者は、それをしばしば「すまない」という日本語で表現する。「すまない」は「すむ」の否定形で、「すむ」は「澄む＝住む」が語源である[20・21・22]。つまり「すまない」という日本語は汚れの感覚（＝澄まない）や自分自身に落ち着けない自己不全感（＝住まない）などの「罪業感」の諸特徴を語意の中に含んでいる。「罪業感」にともなう心理的な「汚れ」は、まさにクライン[23]の妄想－分裂的態勢やバリント[24・25]のオクノフィリア（ocnophilia）にかかわる出来事である。

母子分離と自立に伴う「懺悔心」

治療が進展して母子分離が達成される際には、「すむ（澄む＝住む）」体験を支えに病的相互依存や分離の不安、さらには「罪業感」にまつわる洞察・言語化が可能になる。この作業に成功すると、患者の人間関係にも変化が起きてくる。たとえば症例aでは「何でもしてくれる良い母」という単純な図式は修正され、母を距離をもって眺められるようになり、同時に無意識に形作られてきた「怖くて悪い父」のイメージも修正され、父親のサッパリした優しさが理解でき、父親との自然な関係が生まれてくる。こうした洞察や対人関係の変化と共に、患者の罪意識にも大きな変化が起きてくる。

これまで、患者が「母にすまない」と言う場合、それは自己犠牲を払って何でもしてくれる傷つきやすい「よい母」への「罪業感」を意味していた。しかし、この時期に患者が語る「母にすまない」は同じ表現をとっていても内容が以前のそれとまったく違っている。後者の「母」は何か具体的に援助したり助けてくれる「よい母」ではなく、患者を見守り、成長を喜ぶ「母なる」イメージを指している。それは症例bの場合、患者の誕生や成長を喜ぶ手紙や写真の中の「母」であり、患者を折檻する「悪い母」でも、また恋人に投影した「よい母」でもない。この時期の罪意識は治療上肯定的な変化を含んでおり、治療で取り除かれるべき防衛的な「罪業感」と質的に異なり、両者は明確に区別される必要がある。筆者はこの種の罪意識を「懺悔心」と呼びたい。「懺悔心」では症例bのように、清らかな「自然=母」への憧憬とそれを大切に守り通そうとする姿勢、さらには《死んだ母が生きられなかったぶんまで自分を大事にして、楽しんで頑張って生きていきたい。そうしなければ母に申し訳ない》といった「母なる」ものへの責任の自覚が認められる。症例cの場合も、清らかで大いなる「母」を沖縄の海で実感し、そこで心身ともに洗われることで《これで自分は生きていける》との自信を得て依存・攻撃や汚れた「罪業感」から抜け出すきっかけを摑んだ。

清らかな母への憧憬と「懺悔心」には、真の自己――「自分」――の発見と責任の自覚が伴っている。たとえば、《自分に根が出て来た感じがする》《自分を本当の意味で大切にしなくてはと強く思う》(症例b)、《これが自分なんだ》《自分を大切にせねばいけないと感じるようになった》(症例c)などの体験がそれである。つまり「懺悔心」では、「自然=母なるもの」と「自分」の発見はほとんど一連のものとして知覚、あるいは体験されていることがわかる。「懺悔心」の場合も「すまない」という表現が使われるが、そこには「罪業感」のような、汚れや自己不全感は伴わず、反対に「清々しい」「心が洗われる」といった清明感・清涼感とともに「自分」の自覚や責任が生まれる。つまり、「懺悔心」の「すまない」にはすでに「すむ(澄む=住む)」体験が内包されているのである。

「罪業感」から「懺悔心」へと至る一連のプロセスは、何でもしてくれる「よい母」の喪失と、見守り育てる「母なる」ものの再生（＝真の自己あるいは「自分」の発見）の作業に外ならない。後者はクラインの抑うつ的態勢の罪悪感と「償い」による再生の機制[23]に相当する。症例bはいみじくもこれを《母を得たのと同時に、母を失った哀しみの体験》と表現している。山村の表現を借りれば、「懺悔心」における〈母＝自分〉は《支えとしての母》であり、患者の「生」をともに喜ぶ「絆」としての母機能である。こうした意味合いの母は、母への罪意識ゆえに、子供がみずからのアチーブメントを達成しようとする《動機のなかの母》とは区別されるべきである。後者の場合には、なんらかの意味で子供を駆り立てる束縛の意味合いがあり、一方、前者の場合の母は子供が健康で生きていることだけで、十分喜んでおり、母を喜ばせるためにわざわざ何かアチーブメントを達成する必要がない。

三　母親への罪意識をめぐる日本的特性と普遍的なダイナミズム

罪意識をめぐる日本語表現（母にすまない）の両義性と曖昧さ

母親への依存をめぐる罪意識は治療上、「罪業感」と「懺悔心」の二つに区別され、それらは各々、妄想‐分裂的態勢における罪悪感と抑うつ的態勢における罪悪感に相当する。しかし、日本ではそれら二つの罪意識が「母にすまない」という一つの言葉で表現され、そこにある種の両義性と曖昧さがつきまとう。これは単なる言葉や表現の問題ではない。なぜなら、症例を通して見てきたように「母にすまない」という罪意識を患者がいかに「罪業感」と「懺悔心」に分けて体験するかは、とりもなおさず抑うつ的態勢をいかに通過し、母子分離を成し遂げるかという治療の中心テーマに他ならないからである。「母にすまない」という日本的な罪意識表現の両義性、曖昧さは諸家が指摘するように母子分離をめぐる日本人の葛藤やタブーと深く関係している。

(1)普遍性について

「母にすまない」罪意識の中には精神療法に普遍的な両義性やダイナミズムを見いだすことが可能で、それを単なる日本的特性と片づけるべきでない。力動的精神療法のターニング・ポイントでは、患者はしばしば烈しい依存・攻撃感情を治療者に向けてくる。治療者が患者を真の意味で理解し、共感的な態度を維持するとき、そうした依存・攻撃の嵐の後に重要な変化が訪れる。患者は治療者を振り回そうとする依存・攻撃パターンをみずから諦め、沈鬱な挫折感を味わう。その挫折体験は単なる失敗ではなく、治療上大切な変化を内包している。治療者が引き続き、患者を共感的に受け止めていると、次のような発言が現われてくる。《安心してオロオロしていいのね。今までは相手の人の揺ればかりが気になって、自分が動揺したくても動揺できなかった》。《先生は何もしてくれない。見守ってくれるだけ。でもこんなに思い切り自分を出してもいいなんて思わなかった。勝手に泣いても構わないんですね》。この種の《安心してオロオロする》体験は治療の重要な転機となる。そこで患者は治療者に気がねすることなく自分の気持ちを素直に感じ、表現することを学ぶ。患者の言う《安心してオロオロする》体験、《安心して動揺する》体験とは、まさに基本的な安定感、信頼感が治療の場に生まれたことを意味している。患者はこれをみずから意図して作り出したわけではない。逆に患者の意に反した挫折の体験を通してそれは生み出されてくる。治療者の理解や共感的態度だけでは治療の「場」に基本的信頼感や安定は生まれない。患者が治療場面で攻撃性や感情的動揺を表出し、それでもなお、治療者が安定した共感的態度を維持するとき、はじめて患者は基本的信頼感や安定感を「身をもって」体験し、それを我がものとすることができる。こうした信頼感や安定感は治療者が一方的に提供できるものでなく、また患者が一人で作り出せるものでもない。いわばそれは、治療者と患者の共同作業で生みだされる。患者の依存・攻撃的エネルギーは、治療者の安定した共感的態度と相まったとき、基本的信頼感・安定感を生み出す創造のエネルギーとなる。あたかも、それは我々が家を建てるとき、何度も大地を打ち固める土台造りの作業に似ている。

患者の依存・攻撃のエネルギーが創造的に働くか否かは、患者の病理的エネルギーの質や強さと治療者(治療環境といったほうが正確かも知れない)の安定度の相互関係で決まる。治療者の安定を助けるものとしては、精神療法のセッティングや治療者の専門知識、技法的な熟練がある。患者の依存・攻撃的エネルギーを治療にうまく利用できないとき、それは破壊的に作用し、患者は一層深い自己破壊的プロセスに落ち込んでいく。逆に、治療者がそうした攻撃性に振り回されず、安定した共感的態度を維持できるとき、患者は基本的信頼感・安定感を身をもって体験することができる。

こうして、治療の場に両価的・葛藤的な愛情に「汚染されない」前エディプス的父性が布置され、患者の自立が援助されるとき、母親をめぐる罪意識の両義性は治療的にダイナミックな意味合いを持ってくる。「罪業感」は依存・攻撃の病理と密接にかかわっており、そこには攻撃的エネルギー（恨み）が内在している。治療者がこの種の依存・攻撃に振り回されず、「生き残る」ことができたとき、「罪業感」の攻撃的エネルギーは、「すむ - あきらめる（あきらむ）」「懺悔心」を生み出す原動力となる。「罪業感」と「懺悔心」はまったく相反する現象であり、しかも一方は治療的に処理されるべき病理であり、他方は治療の目標である。精神病理学的に言えば、これら相反する二つの罪意識を「母にすまない」の一語で語るのは混乱以外の何ものでもない。しかし、治療力動的な視点からそれを見直すと き、単なる混乱や誤謬以上のものがそこには見えてくる。相反するこれら二つの罪意識は治療力動的には「罪業感」の攻撃的エネルギーが「懺悔心」を生み出すという関係にある。すなわち、相反する二つの罪意識は一つのダイナミックを形成し、両者は力動的に表裏の関係にある。それゆえ、「罪業感」と「懺悔心」を一つの現象としてとらえることは治療力動的には可能であり、ある意味では合理的な姿勢である。これと類似した原理をウィニコットの治療論、とりわけ治療者の「生き残り」の中に読み取ることができる。ウィニコット(26)によれば、治療者の「生き残り」とは治療者が死なずに生きていること（keeping alive)、復讐の質を欠くことから成り立っている。患者の攻撃性に治療者が生き残れたときにのみ、基本的かつ肯定的な変化が治療の中で生じ、その際、患者の攻撃性は外在性（externality）の質、あるいは対象恒常性（object constancy）を創り出す肯定的かつ創造的役割を果たすと言う。こうした「生き残り」こそ、重要な治療的変化を引き起こすのであって、「生き残り」プロセスの最中では解釈などの分析技法は治療的にマイナスに働きかねないとウィニコットは警告する。ウィニコットは「生き残り」理論で、従来現実原則に出会ったときの反応として仮定されていた攻撃性に創造的、肯定的価値を見いだしたのである。ウィニコットの「生き残り」と類似した発想をバリントの理論にも見いだすことができる。[27・28] バリントによれば基底欠損患者の治療では調和的相互浸透的渾然体あるいは一次愛の段階が重要とされ、それは一次対象の成立以前の一次物質（空気や水に譬えられる）から構成される世界である。治療者はそこで一次物質の特性としての破壊不能性を示しつつ、融合的な渾然体の中で患者と共に存在し続けることが大切であり、言語的解釈はそこではきわめてマイナスに作用しかねないと言う。そうした一次愛の環界は主体の破壊性、攻撃性を容認し、共に楽しみさえするといった記述も見られ、ウィニコットの「生き残り」の発想にきわめて近いものがある。[29]「母にすまない」罪意識を巡るダイナミック、すなわち、治療で取り除かれるべき「罪業感」の攻撃的エネルギーが、逆に治療目標である「懺悔心」を生み出すというパラドックスはウィニコットやバリントの理論にも通じる普遍性を有している。この種の治療的なダイナミズムを実際に産み出す「てこ」となるのが、日本的精神療法（森田療法、内観療法）における「型」や「行」の伝統を受け継いだ精緻な治療構造である。

(2)日本的特異性について

母親への罪意識に関連する日本的特異性とは、相反する二つの罪意識を矛盾と感じることなく、最初から一つのもの（ダイナミズム）としてとらえ、意識する点にある。こうしたダイナミックな視点は右で述べたようにかなり普遍的なものだが、西洋の場合、それは深い分析的治療を通して初めて直感されるのに対して、日本ではそれが文化的に許容され、日常的な意識として共有される点に大きな違いがある。山村賢明が提起した日本の母のコンセプションズにおいて、二つの母の系が分かちがたく混交し、撚り合わさって、一つの「日本の母の観念」を形成していたのもこうした事情が関連する。

母の罪意識をめぐる治療的なダイナミズムは無条件に生起するわけではない。治療の場に依存と自立を巡る葛藤に

「汚染されていない」前エディプス的父性が布置されたとき（ウィニコット流に言えば治療者が生き残れたとき）にのみそれは発現するのであって、それがうまくいかない場合には、罪意識の二重性はまったく違った効果を個人に及ぼす。「母にすまない」罪意識の両義性はそれが曖昧であるがゆえに、個人を強い依存のジレンマに陥れる可能性がある。つまり、「母にすまない」という罪意識には依存・攻撃の病理（＝罪業感）だけでなく、抑うつ的態勢や償いの機制（＝懺悔心）、さらには自立への契機も含まれるので、すべてを分離不安の病理にすぎないと捨て去ることもできず、かといってそれを旧来の伝統的母親観にのっとって単純に受け入れることもできない。罪意識の区別が曖昧で無意識的であればあるほど、それは個人にとって創造的なダイナミズムとして働くよりは、依存のジレンマあるいは呪縛としての力を持つようになる。大切なのは「母にすまない」という罪意識を丸ごと肯定するか否定するかではなく、その中身を見極め、区別する作業であり、そのときはじめて治療的なダイナミズムは動き出す。

「母子の一体感」について

母親への罪意識をめぐる二重性やダイナミズムは「母子の一体感」という曖昧な日本語表現にも関係してくる。筆者がなぜ、ここでそれを持ち出すかというと、日本的な母子関係理論や精神療法理論ではしばしば「母子の一体感」あるいは「母子の一体化」という表現が使われ、議論のポイントになるからである。「母子の一体感」をある人は否定的なニュアンスで語り、またある人はそれを肯定的なニュアンスで語る。これまでの筆者の議論からもわかるように、「母子の一体感」という表現は次のようなまったく異なった二つの現象を意味しうる。一つは母という対象（それは全体的対象ではなく、部分的な「よい母」対象である）にしがみつき、取り込み、相手を思うままに振り回そうとする一体化幻想であり、この場合の「一体感」はきわめて幻想的で病理的色彩が強く、抑うつ的態勢以前の分離不安に彩られた「罪業感」と関係する。もう一つの「一体感」は母なるイメージを帯びた保護空間への融合である。この場合、患者が融合するのは母という対象ではなく、対象を欠いた空間であり、対象との関係は逆に回避される。こうした空間への融合や一体感は母子分離や自立のプロセスと密接にかかわっており、抑うつ的態勢の通過や「懺悔心」と関係する。このように同じ「一体感」という表現でも両者の意味するところはまったく正反対であり、それゆえ「一体感」をめぐって相反する評価が下されるのもしごく当然である。母子分離という現象は単に母親から離れることではなく、そこには（空間への）融合という退行的な側面と対象からの分離や洞察といった現実適応的側面が同時に併存しており、このことが「母子の一体感」の問題を複雑にしている。さらに複雑なのは、この二つの「一体感」、すなわち「罪業感」に伴う病理的な一体化幻想と「懺悔心」に伴う空間への融合は力動的にはきわめて近しい関係にある。

「母子の一体感」を質的に区別するためにはなんらかの空間論を導入する必要があり、ウィニコット[30]が母子分離の理論化の中で「環境としての母」と「対象としての母」を区別したのもこうした事情からである。いずれにせよ、「母子の一体感」を質的に区別しないことには、「母にすまない」罪意識で陥ったのと同じジレンマに直面することになり、実際、日本の母子関係理論にはその種のジレンマがしばしば見受けられる。

筆者と同様、精神療法との兼ね合いで「すむ」「すまない」に言及した日本人として土居健郎がいる。しかし、彼の説明には基本的な誤謬が含まれている[31]。土居は「すまない」が甘えや依存などエディプスコンプレックス以前の感情葛藤と強い関連をもつとしながらも、結局「すまない」をやるべきことを済ましていないという意味の「済まない」で規定している[32]。筆者の知る限り、言語学的には「すむ」は「澄む＝住む」が語源であり、「済む」が語源であると論じた資料は見当たらない。言語学的な考察は別にしても、本書の第II部第二章で論じたような臨床的な知見からも「すむ」は「澄む＝住む」であることは明白である。「すまない」は土居が指摘するように「気が済まない」という形で強迫性の病理を表現しうるが、それは「すむ」が「澄む＝住む」[33・34・35・36]という重要な心性を意味するがゆえに、そうした安定した状態に心が至っていない、中途半端な状態にあることから転じて、やるべきことを「済ましていない」になったと考えるべきである。また「すまない」は謝罪の意味にも使われるが、これもまた同様に、みずからの心が「澄む＝住む」状態に至っておらず、汚れていると表現することが日本では最大の謝罪表現になったと考えるべきである。こうした理解のほうが言語学的にもまた臨床的にも土居の説明よりも整合的である。荒木[37]は言語学的、民族学的考察から「すまない」について筆者とまったく同じ結論に到達している。土居が「すむ」「すまない」という重要な鍵概念を取り違えたのは単に言葉の問題ではない。なぜなら、「すむ」「すまない」は臨床的には依存の病理とその処理方法をめぐる問題に深くかかわっているからである。「すむ」「すまない」に関する土居の誤解は、甘え理論そのものの混乱に関連することはすでに第II部第三章で論じた。

第二章　「清明心」と「素直」——社会的価値規範をめぐる無意識的二重拘束

筆者は本書の第II部で精神分析的精神療法の臨床経験をもとに、日本人の［依存／自立］を「しがみつき依存」「すむ - あきらめる（あきらむ）」「甘え」の三現象から整理した。西欧流の「個」と「対象」という切り口で日本人の［依存／自立］を理解しようとすると、まさに捉えどころがなく、河合も中空（均衡）構造論で同様なことを述べている[1]。彼は日本人の心理特性が明確な中心を持たない中空性であり、それを西欧流に概念化しようとすると、水に目鼻を書き入れるようなことになりかねないと警告する。明確な中心を持たない「対象」化の困難さや無思想性は、精神療法以外の社会論や比較文化論の領域でも繰り返し語られてきた。たとえば、自己否定（荒木[2]）、間人主義（浜口[3]）、人と人の間（木村[4]）、間柄を基本としたイエ社会論（村上[5]）など枚挙にいとまがない。それらに共通するのは、日本人の心性あるいは日本社会が「個人」より関係性を基本とし、対象化とは逆の方向を志向する点である。こうした傾向ゆえに、小集団への帰属と「個」の自立をめぐって日本人は深いジレンマに直面し、それは天皇にかかわる心理的葛藤にも投影される。本章では「すむ（澄む＝住む）」「清明心」「素直」を通してこれらの事柄を考察してみたい。

一　日本の文化・思想・宗教における「清明心」「素直」「すむ（澄む＝住む）」

「清明心」の系譜

筆者の提唱する「すむ‐あきらめる（あきらむ）」と関連する「清明心」の問題を理論的に取り上げた人として、湯浅泰雄が指摘するごとく[6]、まず和辻哲郎の名前が挙げられる。和辻は『日本倫理思想史』[7]の中で「清明心の道徳」に言及している。和辻は「清明心」の道徳が『古事記』にも表現されている基本的な道徳観念であるとして、『古事記』のアマテラスとスサノオの対決神話を取り上げる。天に上ってきたスサノオに対してアマテラスは「必ず善き心ならじ。我が国を奪はむと欲ふにこそあれ」と言って、武装して迎える。異心は無いとのスサノオの弁明に対し、アマテラスは「汝心之清明」を証明せよと迫る。二神は天安之河をはさんでウケヒを行ない、これに勝ったスサノオは「我心清明」と言う。『日本書紀』では、『古事記』にみえる善心・悪心の区別を「赤心‐黒心」「明心‐濁心」といった漢字であらわしている。ヨキ心は「キヨキ心」「ウルワシキ心」であり、アシキ心とは「キタナキ心」「クラキ心」である。湯浅によれば[6]、このように、道徳的善悪の区別が美醜の区別と結びつき、さらに美醜の区別が浄‐穢れの区別と同一視されているところに、清明心の観念の独特な性格があらわれていると言う。

右記二つの心の区別がどういった社会構造を反映しているかについて、和辻は次のように述べている[8]。アマテラスの支配する高天原は祭祀による宗教的団結にもとづいた精神共同体であり、また感情融合的な共同体である。こうした共同体において「私」の利益を追求するものは全体の統制にそむき、全体性の権威にそむく「キタナキ心」を持った者である。これに対してキヨキ心とは、「私心を没して全体に帰依する」心であり、そのとき人は「何の隠すところなく人々と融け合い、……明るい、きしみのない、透き徹った心境に住することができる」。つまり、清明心とは組織、集団に私心を滅して服従することを意味し、それは道徳観念として歴史の最も古い時期からすでに天皇崇拝と結びついていると和辻は指摘する。さらに氏はこの「清明心」の観念が中世の伊勢神道における「正直」観念の源流になっていること、それが『神皇正統記』などを通じて中世社会に広く影響を及ぼしたことにも言及している。(9) 和辻のこうした基本的枠組みを継承しつつ、中世・近世における「正直」「誠」の観念を考察したのが相良亨であること(10・11)はよく知られている。湯浅は清明心・正直・誠といった観念の系譜が、いずれも自己中心的な私利私欲を排し、心中に「一物をたくわへず、私の心なき」(北畠親房) 内面的心情の純粋さを理念とする点で一貫していること、日本人の集団帰属性重視の根本には、その種の心性があることをはじめて明確にしたのは和辻・相良両氏の功績であると述べている。その上で、湯浅は次のように自説を展開する。(6)

湯浅は和辻の清明心の分析について、《弥生時代以来の歴史的背景を無視して、統一国家の形成によって生まれた清明心の観念の上部構造にのみ注目している。……和辻が清明心を人間関係を支配する道徳意識の問題、つまり個全体の関係としてのみとらえ、この観念が元来神と人間の関係、つまり超越的なるものとのかかわりを母胎として生まれた宗教意識の産物であることに注意していない》と批判する。湯浅は律令的天皇観と清明心の結びつきを取り上げる前に、まず清明心という観念が生まれてきた歴史的母胎として、弥生時代以来徐々に発達してきた稲作農耕社会の習俗、特に人工灌漑施設の建設と維持に必要な地域共同体の習俗に注目する必要があると言う。和辻が、キタナキ心を全体性の権威にそむくことであると言った背景には、こうした古代農耕社会の習俗的規範が存在しており、またキヨキ心 - キタナキ心の対比の背景には、日本の古代人が「山河の荒ぶる神々」の住む自然を清浄な聖域としてとらえ、神は汚れを嫌うという神観念が習俗のなかに広く浸透していた点が重要だと言う。《アラミカミという天皇の観念が清明心に結びつけられているということは、神に対するような畏敬の心情をもって天皇に対さなくてはならない、という訓戒を意味する》《清明心の観念の歴史的背景には、政治神話や律令制が形成されるよりはるか前の『山河の荒ぶる神』に対する畏敬の心情が存在していた》《清明心の観念は、和辻のいうように政治神話の伝統が律令国家の天皇観に連続的に受けつがれたとみるべきものではなくて、逆に律令国家体制の成立が、統一的支配権力を確立する必要にもとづいて、古代神道の底辺のエートスと結びつきつつ、天皇を神に類比する新しい考え方を生んだもの》と論じている。湯浅は日本文化の伝統的パターンを決定したのは、仏教的表層と神道的底層の二重化という現象であり、神道的底層からの上昇力が強いことが日本の文化特性の一つであると述べている。[12] 底辺の神道的エートスと古代国家の頂点にある天皇がどういうふうに結びついていったかについて、氏はタイにおける「正法王」の観念や西欧諸国のキリスト教と王権との関係をくらべて考察している。[13] タイも西欧諸国も、《宗教制度（サンガあるいは教会）が国王権力の正当性を保証する社会的役割を果たすことができるのは、その宗教が民衆の救済要求に答える普遍的機関になっているからである。タイのような純然たる仏教国やキリスト教国では、現世と来世における救済を求める民衆の宗教的要求は必ず普遍的機関としてのサンガや教会に向かう。したがってサンガや教会は、王権を支持することによって、民衆の宗教的心情を王権に対する下からの支持に転換させる社会心理的装置としての機能を果たすのである》。ところが日本の古代国家における天皇と神道の関係にはタイやキリスト教国にみられた明確な思想的原則を見いだすことはできず、各地の神社の神々は、元来、それぞれの地域の信仰にとどまるものであって、仏教における「法」や「仏」あるいはキリスト教の「神」のような世界宗教的普遍性をもっていない。[13] アマテラス信仰ですら天皇家の私祭的性格の強いものであり、平安中期の宮廷貴族も十分に関知しておらず、いわんや民衆がそれに親しむことなどありえなかったと言う。[14] 湯浅によれば神と天皇の観念上の結びつきは、国家政治のレベルでは何の役割も果たしておらず、代わりに、《清明心の道徳にみられたような神と天皇の地位の漠然とした観念上の結びつきが、政治の底層にある日常生活レベルで、習俗的感受性に即して受け取られるようになっていった》。その結果、《日本の天皇権力は、世界宗教の理念によって正当性を保証された多くの他の民族国家の君主にくらべて、理念的には著しく弱体なものとなった。……したがってそれは、政治の通路を通さないで、国家以前の底層文化のエートスと徐々に結びついてゆく方向をたどった。……逆説的ではあるが、このことが逆に、中国や西欧諸国の場合にみられるような、明確な思想的原理によって方向づけられた君主制よりも強い、いわば「柔構造」ともいうべき持続力を天皇制に与える結果になった》《政治のあり方が無思想的であり、天皇に関するカリスマ的観念が政治以前の日常的習俗のレベルで受容されるならば、それは政治的状況や思想的状況の変動とは無関係に、権力のあり方をこえた非政治的権威として存続することができる》と考察している。(15)さらに湯浅は右記の事柄を理解していくためには、人間の心理を歴史心理学的に見ていく姿勢が大切であるとして、ユングやケレニーに言及する。しかし、それらは一般的な深層心理学や神話学の解釈に止まっており、具体的に日本人の心性とくに「清明心」の無意識的構造に触れていない。湯浅の「清明心」「神道」「天皇」「政治・国家」をめぐる論述は大変示唆に富むが、以下のような諸点が明らかでない。①湯浅は日本の文化特性の一つとして《神道的底層からの上昇力が強いこと》を上げている。彼の説明によって「清明心」が成立する歴史的・宗教的・社会的な理由は理解できるが、そうした神道的底層からの上昇力を支える心理的な意味合い、あるいは必然性が明らかでない。つまり言い方を変えれば、右記の歴史的・宗教的・社会的説明に整合する「清明心の深層心理学」が明らかにされていない。②湯浅も指摘するように、古代神道はキリスト教や仏教のような世界宗教と違い、普遍的人間性の『理念』を教義や思想体系として持っていない。古代神道は自然を人間の力を超えた超越的存在とみなし、「山河の荒ぶる神」を畏敬する心情をその根本に据えている。神道ではなんらかの教義や戒律を人々に課すのではなく、穢れを除く「祓い清め」が求められる。神の住む自然を清浄な場としてとらえる古代神道の習俗が、「清明心」として掬い取られ、天皇制に結びつけられたとすれば、「清明心」の普遍性や超越性が人間心理に即して理解されねばならない。古代神道や「清明心」が仏教、キリスト教のような普遍的な『理念』を持ち合わせていないにせよ、「清明心」の体験の中になんらかの人間存在の普遍性が隠されているはずである。もし「清明心」が単なる日本的な習俗レベルのものであるならば、幾多の社会体制の変化、思想的変化を越えて一千年以上の命脈を保ちうるだろうか。また湯浅も言うように、(13)日本各地の神社の神々は、元来それぞれの地域信仰にとどまるものである。そのようにばらばらな神々を統一し、民衆が天皇を下から支える社会心理的な装置が「清明心」であるならば、「清明心」に統一力を与える普遍性・超越性の本質が明らかにされねばならない。

「澄む＝住む」の文化論

日本人の清浄や清明心を比較文化論、民俗学の立場から論じた人として荒木博之の名が挙げられる。彼は清浄志向が日本文化のバックボーンであり、古来から現代に至るまでさまざまな形で日本の文化、思想、宗教、政治、生活全般を規定してきたことを多くの事例を引きつつ考察している。氏は『日本人の心情理論』の中でみずからの著書全体を要約して次のように述べている。以下にその記述を引用する。(16)

一、南島には「きよら」という美と清浄の両義を同時にもつ美称詞が古来存在していること。このことは南島にあっては美と清浄とが併立の概念としてではなく、まったく同一の概念としてとらえられていたことを示していること。さらに「きよら」は単なる清浄美を意味する語ではなく、もともと神にかかわるような至高の価値を指示する名辞であったこと。

一、日本の平安朝文学においても「きよら」は神なる至高の価値を指示する美称詞となっていたこと。この「きよら」は南島のそれと何らかの言語的親縁関係をもつ血脈をわかちあった語であろうこと。

一、日本人の月への特殊な態度は月の清浄さへの心的傾斜であること。「雪見」「月見」「花見」などの「見る」行為は「見る」ことによってその清らかさを感染的にとりこもうとするものであること。

一、「見る」ことの日本的意味は、『万葉集』に見られるごとく神なる清浄さをになう対象物を「見る」ことによって、その「清らかさ」を取りこみ再生することである。

一、こういった日本人の清浄志向の態度は、根源的に、日本の共同体と神のあり方と密接不離につながっていること。日本の共同体が聖なる森を中心とした神聖無比な小宇宙であること。そして日本の神はこのような閉鎖的共同体の存在論理そのものと考えることができること。神が共同体の存在論理そのものであるとするならば、日本の神は共同体論理の完全なる肯定、個の論理の完全なる否定の上に立ちあらわれるべきものであること。したがって共同体の成員にとっての価値とは「自己滅却」ということに論理的にならざるをえなくなること。

一、日本人にとって人間の基本的行為としての「住む」ことは「澄む」こととしてとらえられていた。「澄む」ことは必竟、汚れを浄化し心をひたすら鎮めることによって、共同体の絶対論理に帰依することを指すものであること。そして「澄む」意を内包しているスメ神、スメラミコトこそ、清浄の価値の頂点に立つ神の論理そのものを指示している語であること。

一、最後に『古事記』、宣命などにおいてくりかえし説かれている徳目の最たるもの「清く明く正しき心」は私心を滅却して大君に奉仕する意であり、日本人の清浄志向の意味をもっともよくつたえた語であること。

一、かくて日本人の清浄を最高とする「きよら」的言語事実も雪月花へのひとえな傾斜も、すべて、個を滅却して共同体の論理につく「清み明き心」とひとつづきのところにあるものとして理解すべきであること。

荒木は日本人の「清浄志向」が自己滅却の論理であると強調した上で、日本人の受け身性についても言及している。日本人の没主体性を言語的にはっきり映しているのが日本語の「自ら（みずから）」と「自ら（おのずから）」の使い方であると言う。「みずから」は「自己の主体性において」の意味であり、一方、「おのずから」は「自然発生的に」の意味である。この二つの違った内容が同一の漢字「自」によって表意されている事実は「みずから」が「おのずから」と、すなわち個人の主体的行為が、没主体性、自然発生性とまったく同義にとらえられていることをもっとも端的に示していると断じている。

荒木は「きよら」「清明心」「澄む」などの清浄志向の系譜が日本人の価値観や行動様式を決定的に規定しており、それが日本人の没個性的な共同体志向や自己滅却的な行動原理の基盤となり、天皇制につながると考える。清明心や澄むに関する荒木の考察は和辻や湯浅の考えと軌を一にするものであり、荒木はそれを言語、文学、民俗学の立場から論証したものといえる。

荒木の論述は説得力があるが、以下の諸点でさらなる検討が必要であると筆者は考える。

①『日本人の心情理論』は日本人の清浄志向について主に著した書物であり、西欧の「個」の概念の言及が少ない

のはある程度やむをえない。しかし、「清明心」や「澄む」といった日本人の清浄志向を自己滅却の論理、没個性、没主体性の論理と結論づけるのなら、比較の対象とされる西欧の「個」の概念への目配りは重要である。ところが著作には西欧の「個」についての言及は量的に少ないのみならず、内容的にも通り一遍といった印象がぬぐえない。日本人の清浄志向、自己滅却という結論を急ぐあまり、西欧の「個」の概念への慎重な目配りが欠けている。比較論証において、片方の問題への理解が浅かったり、バランスを欠くと、考察全体の詰めが甘くなり、そこに未整理な個人的先入観が入り込む恐れがある。荒木の著作では西欧の確固とした個人主義、契約主義が肯定的に論じられる一方で、日本の「清明心」「澄む」は共同体志向的な論理、自己滅却的論理としていたずらに否定的、拒否的論調で論じられる。「清明心」は歴史的に大変古く、しかも強固な日本人の倫理観・価値観の体系を形成しており、それゆえ、論述に際してはできるだけ価値判断に巻き込まれないよう注意しつつ、「清明心」や「澄む」の本質、あるいは構造を解明していく必要がある。

②日本人にとって「澄む」は重要な観念であり、それは言語的に「住む」と同義であると荒木は指摘する。一方、西欧では「住む」は「生きる」「存在する」こととととらえられている点を英語、ドイツ語、フランス語その他の印欧諸国語の例で例証している。(17) しかし荒木が日本の清明心や「澄む＝住む」と比較するなら、氏自身の著作の文脈からしても、また文化的歴史的な影響力からしても、西欧における「個」の概念と歴史が取り上げられるべきではなかろうか（この点について筆者は次項で詳しく取り上げる）。

③荒木の著作では清明心や「澄む＝住む」がもっぱら日本的特性として論じられており、その普遍性が等閑に付されている。このため、逆にその個別性への理解が深まらない印象を受ける。本書の第II部第二章で言及したように、西欧人の治療者と患者が西欧流の精神分析を行なった際にも、「下方への沈下」の体験は根源的なものとして現われてくる。バリントはそれをみずからの精神療法理論に組み込んでいる。「澄む＝住む」体験を普遍的な視点から見直し、そこから清明心の問題を解き明かす必要がある。

「素直」について

精神療法の領域で「澄む」や「清明心」の系譜を最初に取り上げた人として村瀬孝雄の名が挙げられる。彼は三〇年に及ぶ内観療法の研究から、「素直」という日本語を鍵に内観の治療論と日本文化の特質を解明しようとした。しかし、彼自身が述べているように[18]《内観によって起こる総体的な過程のなかにこの「概念」を十分位置づけるには至っていない》。彼はその理由として「素直」が現象の記述概念的な面を持ちながら本質的に価値的な色彩の濃い言葉であり、しかも日本語の特性としていくつかの異なる次元にまたがった多面的な意味を内包しているためと説明する。彼に従えば、「素直の構造」は以下のようになる。[19・20]

「素直」は「素（す）」と「直（なお）」から成り立ち、両方とも神道に深く関わる語で、「素（す）」は染めていない白絹に由来する。また「直（なお）」も神道の「直き心」に通じ、正直にも似た、ありのままの手を加えない心の在り方と結びついている。すなわち、「素直」の基本属性は「手を加えないこと」「そのままにしておく」不作為性にある。村瀬は「素直」をいくつかの局面あるいは水準に分けている。その一つは主体性をともなった素直とそうでない素直の二分法であり、「すべてを素直に受け入れる」場合の素直は主体的な、ある態度の形容であり、「こだわりなく」「そのまま」を意味する。一方、「わが子が〈素直〉になった」という場合の素直には主体性の配慮は含まれておらず、前者の素直と質が違うことを指摘する。[21] また彼は「素直」を対人関係領域の「素直」と個人内面の領域の「素直」とに分け、前者が①柔順（従順）（obedient もしくは docile）、扱いやすい、御しやすい、②自己主張的あるいは攻撃的とは反対の、受容的傾向、③自律的と反対の、どちらかというと受け身的で依存的な傾向、④いわゆるエゴイズムとか自己中心的傾向が少なく、そのために周囲とも調和しやすい、⑤隠し立てをせずに自分をあけ広げに（candid）見せ、自分自身に対して忠実である、⑥抵抗とか対抗もしくは対立あるいは敵対といった傾向を免れている。を意味し、一方、個人内面の領域の「素直」は①円滑、力まずに柔らかく（relaxed）、柔軟に、②穏やかに、柔らかく、優しく、マイルドに、③葛藤や争いや禁圧あるいはフラストレーション（不満）などを免れている、④先入見あるいは偏見や歪曲がない、⑤喜びそして感謝と調和している、ことと説明する。[20]

さらに村瀬は「素直」を発達論的に「原初的な『素直』」と「社会化された『素直』」の二つに分け、前者の素直は乳児の母親への信頼的態度に典型的に現われ、これがバリントの「良性の退行」現象と類似し、世界への信頼を再確認する上で決定的に重要であると述べている。一方、後者の素直は幼児が社会化されていくのと同じ道をたどって変容し、次第にくっきりとした責任感および共感力の増大を伴うとしている。彼は日本文化を「素直文化」と規定し、「素直」が「原初的な『素直』」から「社会化された『素直』」へ、さらに次元の高い「普遍的な素直」へと進化し、「普遍的素直」では通常の「社会化された『素直』」と比べて元の「原初的『素直』」の特質をよりくっきりと含んでいるとも述べている。[20]

村瀬の素直論で最も注目すべきは「素直」という同じ日本語で表現されていても、主体性を伴う個人内面の態度の『素直』がある一方で、主体性の乏しい単なる受け身的な対人関係領域の『素直』が存在することを区別した点である。彼はまた『素直』が森田療法の「純な心」や「あるがまま」、さらにはジェンドリンの体験過程とも共通する点を指摘し、具体的な事例をもとにそれを的確に描写した。[21] 我々日本人にとって村瀬が描写する「素直」はまさに体感的に理解できるところだが、彼の素直論には次のような問題点が残されている。その第一は個人内面の領域の「素直」と対人関係領域の「素直」が現象的にどう違うのか、また両者はどのような関係にあるのかが整理されていない。このため村瀬の「素直」論は他の精神療法理論との関係がはっきりせず、「素直」が普遍的な人間の原理に根差していると強調されながらも、もっぱら日本文化、特に神道との関連に注意が向けられている。このため、「素直」のどこが普遍的で、どこが文化個別性なのかが曖昧である。

個人内面の領域における「素直」は、本書の第II部第二章で筆者が提唱した「すむ - あきらめる（あきらむ）」と大変類似する。村瀬は晩年に「素直」と共に内観の「清々しさ」の体験を強調しており、それはまさに清明心や澄むと一連の系譜をなしている。村瀬の素直論は和辻、湯浅、荒木が社会・文化・宗教・哲学のレベルで論じた「清明心」

を臨床心理・文化の次元から論じたものといえる。村瀬が指摘するごとく、個人の内的態度としての「素直」と社会規範としての対人関係の「素直」が同じ一つの語（素直）で括られる点に最大の問題が潜んでいる。それはまさに「清明心」が宗教的な超越体験を含みつつ、同時に天皇という社会装置を介して政治統治の原理として使われる事情とオーバーラップする。そもそも「素直」は「清明心」という社会統治の価値規範を、より身近な人間関係のレベルに投影したものだからである。

二　西洋における「個」の概念と「液体の中の沈澱」（ヒュポスタシス＝ペルソナ）
——キリスト教教理の歴史

坂口ふみはローマ帝国末期、ビザンツ初期のキリスト教教義論争史を精緻に分析し、そこから西洋思想のバックボーンである〈個〉の概念が形成される様を見事に描き出した。坂口の著作——『〈個〉の誕生、キリスト教教理をつくった人びと』[22]——について、中沢新一は書評の中で西洋思想史についてここまで根源的に語れる日本人が出てきたことへの賞賛を寄せている。筆者も同感であり、坂口の著作では西洋の学問や思想史が大きな眺望のもとに捉えられ、骨太な考察が展開されている。門外漢である筆者にも、これまでのステレオタイプな西洋理解を超えた本質を垣間見させてくれた。坂口の著作から西洋の「個」の誕生の歴史と内実を知るとき、外から見ていたのとは違い、日本の「清明心」と大変似た状況が含まれているのに気づくようになった。以下、坂口の著作にそって西洋の「個」の概念を見てみよう。

「個」ヒュポスタシス＝ペルソナの成立における歴史的、社会的背景

我々がキリスト教教義と聞くと、それはキリスト教あるいはキリスト教会内部の限局された事柄、特殊な世界の思

弁的な出来事とイメージしてしまう。坂口はそれに関連して次のように述べている。《教義論争というのは、キリスト教が事実上ローマ帝国の国教になりはじめた初期ビザンツの時代に、教義の統一の必要がさしせまったものとなり、帝国と教会の権威において、三位一体論とキリスト論を二つの柱とする基本的教義が全教会・全帝国に布告されたことをめぐる論争のことである。したがってこれは典型的に体制的な出来事である》[23]。これを思想、宗教的観点から見れば、《『福音のギリシャ化』であり、福音の汚染である。……これは個人の心の問題であるべき信仰を、教会と帝国という、巨大な機構の問題に化してしまっている》[23]。キリスト教教義の問題は西洋思想史の鬼子のようなものとして、カトリック教義史以外の一般の西洋の思想史や哲学史では疎外されてきた。《それはこれが、一方に福音・信仰・宗教と、他方に理性・哲学という、二つの思想範疇のどちらにもはいりきらなかったから》[24]であり、《近代的な知の理想を奉じる人びとからも、近代的な信仰を奉じる人びとからも、この議論はほとんど自分たちの歴史の恥部のように否定され、無視され、『教義史』という、たいへんローカルな、教会内部の特殊な出来事の歴史のうちに閉じこめられてきている。……それらはギリシャ的な、自立する理性の信奉者にも、純粋な福音の信奉者にも、いかがわしい政治的妥協の産物のように見えた。『教義』とはまさにその結びつきがたい二者をむりやり結びつけた、どちらの陣営にとっても恥ずべきもののように思われたからだ。どの『西洋哲学史』も、この出来事のまわりは大きく迂回して避けるのがつねだった。西洋の理性の歴史における、それはいわば汚点、思い出したくもない過去のトラウマのようなものだった。これはしかし、私たちのようなニュートラルな部外者にとっては迷惑至極なことである。部外者は、その歴史の正しい姿を伝えられないことになる》[25]。四～六世紀にかけての教義論争を通して、西洋のバックボーンといえる「個」の概念――純粋な個としての個、かけがえのない、一回限りの個の尊厳――がヒュポスタシス＝ペルソナとして思想的・概念的に確立してきたのである。坂口は著作の中で、このローマ末期・ビザンツ初期の教義論争がヨーロッパの基礎を思想的にも政治的にも形作ったこと、また教義をめぐる論争を通して西欧と東欧という二つのヨーロッパの基盤が形成された点を詳細に論じている[26]。古代の世界においては、政治と宗教の一体性は一般的な傾向だが、

〈個〉の概念が四～六世紀のローマ末期・ビザンツ初期の宗教・政治・社会・哲学の分かちがたい教義論争の中から生まれてきた経緯は、日本における「清明心」の成立過程とよく似ている。「清明心」は成立の当初から天皇制という政治統治の論理と切り離せず、それを思想的に正面から扱うのを躊躇する向きが日本にもあり、「清明心」は明治から第二次世界大戦にかけての国家神道の苦い思いを背負っている。

しかし、逆に言えば西洋の「個」の概念も、日本の「清明心」も、政治、宗教、思想がないまぜになった『猥雑さ』の中から生み出されてきた装置だからこそ、一千年以上の時代を超えて人々に多くの影響力を持ち続けたともいえる。思想的、宗教的にもっとすっきり割り切れるようなものであったならば、逆にこのような野太い生命力を保つことはできなかったであろう。こうした『猥雑さ』ゆえに、「個」の概念も「清明心」も何かうさんくさいものとして思想的に扱われやすいところを持っている。

「個」ヒュポスタシス＝ペルソナの哲学的宗教的内容

キリスト教義論争のすべての争いは「イエス・キリストとはなにものか」というただ一つの問いをめぐってなされている。[27] これは父・子・聖霊という異なる三つの位格がどうして一つのものでありうるのかという三位一体の議論においても、[28] また全く神と同一実体であるキリストと、その人間性との関係は理論的にどう説明されるのか？[29] というキリスト論にも通底する問題意識である。

キリスト教の悲劇とも、あるいはキリスト教思想、文化が長く続いた活力源ともいえる一種の緊張関係がローマ末期・ビザンツ初期のキリスト教には読み取れる。[27] それはキリスト教が本来、隣人への愛、神への愛を基本にし、あらゆるカテゴリーを否定し、既成の価値・制度・文化の否定を眼目とする宗教であったにもかかわらず、皮肉なことに高度に発達した哲学と爛熟した芸術・文化・法律・諸学をもった古代末期のローマ帝国の国教になってしまったことである。[27] この結果、学問と文化を否定するキリスト教は、自己を主張するために一つの精密な思想体系を形成しなければならず、あらゆる諸学と制度を自分のうちに包摂しなければならないという皮肉な事態を招いてしまった[27]。思想的にこの時期のキリスト教教理を見るならば、《静的・共通的・制度的等々の形容が冠されるもの、つまり『普遍』や『本質』や『形相』などに対して、『純粋に力動的なもの』『透明な存在のはたらきそのもの』をぶつけてゆく姿勢であり、……これはいわばギリシャとイスラエルの対決の図式とも言えるだろう。言いふるされたことだが、ヨーロッパはやはりこの二文化の対決と統合に多くを負っている[30]》。さらに坂口はそれを《概念を越えるものを基礎とする壮麗な概念体系[27]》、《カテゴリーと超カテゴリーの緊張関係[27]》とも述べている。

こうした矛盾と緊張関係を孕みながら、キリスト教は三位一体を概念化していくわけだが、そこで生み出されてきたのが「ヒュポスタシス＝ペルソナ」であり、西洋的な「個」の概念である。三位一体の教義論争で問題になるのはいくつかの似かよった概念の異同である[31]。その中心はピュシス、ウシア、ヒュポスタシスなどのギリシャ語由来の諸概念であり[31]、紀元三世紀ころには、それらは区別を見せながらも、現実的には切り離しがたく密接に結びついていた[32]。ウシアはもっとも哲学的・抽象的性格が強い語であり、本質、種形相、実体、個存在などの意味を持ち、特にアリストテレスで発展・明確化された概念とされる。ヒュポスタシスは比較的新しいヘレニズム・ギリシャ語で、アリストテレスがヒュポケイメノン（ὑποκείμενον 下に横たわるもの）と呼んだ基体の意から派生しており[33]、その意味合いは[34]、存在のアクチュアリティー、実存、といったニュアンスをもち、動的なはたらき、流動のうちのいっときの留まり、という性格をもつ。ネオプラトニズムで重用され、特に第二原理ヌース（知性）と親近性をもつ。ピュシスはもっとも古いギリシャ語で、自然存在、本性、生むもの、生まれたもの等のニュアンスをもつ。本性であるかぎり、本質であるウシアとほとんど等しい意味をもつが、生み、生まれるという動的・生命的イメージ、また自然界という具体的なイメージをもっている点がウシアと異なる。三二五年に皇帝コンスタンチヌスが招集したニカイア公会議以降、キリスト教神学は次第に神のウシア・ピュシスと区別してヒュポスタシスという語を用いるようになり、三位一体論は一実体（または一本質・一本性）で三位格（ヒュポスタシス）と表現されていく[35]。つまり、ヒュポスタシスは、実体・本質と区別された神の位格（父・子・聖霊）を表わし、この「位格」が西方のラテン語ではペルソナと呼ばれるもので、ヒュポスタシスはまさに神のペルソナ的な、いわば人格的（正しくは位格的）な面を示す言葉となっていった。[35] つまり、キリスト教教義史的には、すぐれてヒュポスタシス（位格）であったのは、第二の位格「キリスト」であり、そこには理性的なものがすぐれた意味で現実存在性をもつというプラトニズム系の思想が引き継がれており、[36] 知性（ヌース）がもっともすぐれてヒュポスタシス的であるとされている。しかしヒュポスタシスはヌースに属するといっても知的活動そのものというより、その活動の現実存在性を言い表わしているとされる。[37] ヒュポスタシスは ὑπό（下に）＋ἵστημι（立つ）という動詞から生じた名詞であり、[38] この意味でラテン語の substantia（「下に立つもの」、英語の substance の語源、日本語では普通実体と訳されることが多い）が直訳であり適訳であると坂口は言う。[38]

　ヒュポスタシスの意味は行為の名としては、①支えること、抵抗すること。物の名前としては、②液体の中の沈澱物、濃いスープ、膿、時の持続、存在を得ること、起源などの意味。この系統の意味は、すべて流動的なものが固化するという感じのものであると坂口は指摘する。③（神殿などの）基礎、言語的に「主題（subject-matter）」、プラン、目的、企画、④哲学的には実体、現実存在、現実性、本質、⑤その他、富・財産の意味もある。上記の語義の中でももっとも早期の意味は②の液体の中の沈澱であり、沈澱とは流動的な液体が固体化したものを言う。「存在を得る」というヒュポスタシスの哲学的な意味合いにも、非存在から存在が現われるという動的変化のイメージがあり、液体から沈澱が生ずるときのイメージを共有している。[38] ヒュポスタシスがウシア、ピュシスなどとはっきり区別され、独自の意味を担うのは西暦四五一年のカルケドン宗教会議以後の激しいキリスト論論争を通してであった。[39] ヒュポスタシス＝ペルソナがはっきりとアイデンティティーを確立するのは西暦五五三年の第二コンスタンチノポリス公会議前後であり、[40] この概念の出現がキリスト教の理論的説明を可能とし、[39] のちのヨーロッパ思想の胚種ともなる。[40] この概念が生まれるのに二百数十年の時間を必要とし、その間のプロセスは単なる思弁的論争ではなく、多くの人々の政治的・社会的運命が関わった血なまぐさい論争と政争であったことを坂口は生き生きと描写している。[40]

これほどまでに重要なギリシャ語、ヒュポスタシスがラテン語化せず、それればかりか近代西洋諸国からまったく姿を消してしまったのはなぜか。[41]そもそも西洋近代の哲学的な諸概念、抽象的な基本概念の多くがギリシャ語起源であり、ラテン語を経てフランス語、英語、ドイツ語などの近代西ヨーロッパ語に入ってきた。西ヨーロッパ哲学を翻訳して哲学用語を造った明治以来の日本の思想界にも、この言葉は入ってこなかった。[41]実際、筆者の調べた限りでは日本で刊行されている哲学・思想の事典類に「ヒュポスタシス」という項目は見当たらない。

キリスト教思想圏である西洋において、ヒュポスタシスという重要な概念が「迷子」になったのは、ヒュポスタシスがラテン語ではペルソナ（persona）と訳されたからであると言う。persona は近代ヨーロッパ語の person, Person, personne となり、それが西洋思想の中核語の一つであることは誰しも知るところである。四世紀から六世紀にいたる教義論争の中で、ヒュポスタシスとはまったく異なった意味のペルソナがその訳語として当てられ、西洋は単なるギリシャ的「個体存在（individuum）」とは違う豊かな内容をもった「個」ヒュポスタシス＝ペルソナを作り上げていった。[42]しかし、西洋の中世から近代に至る歴史の中で、ペルソナは次第に単なる人間論の述語としての意味しかもたなくなっていった。西洋はこの豊穣な概念を失うことで多くのものを失ったのではないかと坂口は述べている。[42]

矛盾を内に含んだ概念、ダイナミズムを生み出す「個」ヒュポスタシス＝ペルソナ

ヒュポスタシスの正当なラテン語訳はスブスタンチア（substantia）またはスブシステンチア（subsistentia）である。[43]しかし、二百年の教義論争を経て、ペルソナというラテン語が当てられるようになった歴史的経緯はすでに前項で言及した。三位一体のうち「位格」を表わす語には、もともと同義的概念であった四つの語、ヒュポスタシス、プロポーゾン（以上はギリシャ語）、スブシステンチア（スブスタンチア）、ペルソナ（以上ラテン語）があった。ところが、アリストテレスの影響を引き継いだ、ラテンの作家がウシアを substantia（スブスタンチア）と訳したことから、スブスタンチアという語に形相（本質）と個的存在の二義があることになってしまった。キリスト教の三位一体論で

は一本質と三位格は明確に区別することが要求されるので位格の表現としてスブスタンチアが使えなくなってしまった。一方、ペルソナに本来対応するギリシャ語プロポーゾンはカルケドン公会議で異端として排斥された人々が好んで使っていた語であったため使うことができなかった。この結果、ヒュポスタシスとペルソナが生き残りヒュポスタシス＝ペルソナという対角線的な等置が訳語として成立してきたと坂口は指摘する。(44)

ペルソナは西洋思想史の中で重要な位置を占めつづける概念であり、原義は「仮面」である。紀元前二百年前後にはすでにペルソナの語は、(1)劇場の仮面、(2)劇での人物、(3)（たぶん）役割、(4)（たぶん）文法での人称、などの意味をすでにもっていたと言う。その後キケロによってこの語は一挙に広められ、そこでペルソナは、(1)法律の主体および対象としての個人、(2)社会的役割、(3)集団的人格（法人など、いわゆるコーポレート・アイデンティティー）、(4)尊厳を欠くとか持つとかする個人、(5)法的に、物と区別された人間、(6)個人の人格や具体的性質、(7)哲学的に、人間本性、一般的に理性を持つ者として、またはまったく個人としての人間、という意味で使われるようになった。(45)

「沈澱」「基礎」が「仮面」と訳される奇異な結果が起きたのはすでに述べた思想的、教会政治によるものだった。ただヒュポスタシスとペルソナが結びつけられたのは両者が「個存在」という共通項・媒介項を持っていたからである。(46) 結びつけられた両概念には、いずれも個存在性と流動性・関係性という一見矛盾した二要素が密接に共存している。ヒュポスタシスは流動きわみない、一者からの存在の流出のうちの束の間の留まりとしての純粋存在性であった。宇宙的流動と因果関係の網なしにはヒュポスタシスは存在しえない。一方ペルソナは劇場という演劇的「場」のうちの一要素であり、そこから転じて法体系のうちでの要素、社会的関係のうちで役割をもつ個人であった。(46) いずれの場合も、これらの概念の指し示すものは、一面では包括的な場のむすぼれのようなものであり、しかし他方、「場」へ向かい「場」を形成する原点としてのアクチュアリティーをもっている。その意味では、「場」をうちに含んでいるともいえる。両概念がまわりにひろげる関連の場は異質なものであり、この両者がヒュポスタシス＝ペルソナとして等置されるとき、統合された概念のもつ「場」は宇宙的かつ人間的、自然的かつ法的・社会的、非人間的かつ日常人生的なものが重なり合い、混じり合い、対位法的にかかわりあう不思議な場となった[47]。

三　日本の「清明心－すむ（澄む＝住む）」と西洋の「個」ヒュポスタシス＝ペルソナの比較

「清明心－すむ（澄む＝住む）」と「個」における〈宗教的・形而上学的存在論〉と〈社会的役割存在〉の接合

日本の「清明心」は湯浅によれば[6]、政治神話の伝統が律令国家の天皇観に連続的に受け継がれたのではなく、逆に律令国家体制の成立が統一的支配権力を確立する必要にもとづいて、古代神道の底辺のエートスと結びつきつつ天皇を神に類比する新しい考え方を生んだとされる。清明心の背景には、政治神話や律令制が形成されるよりはるか以前の「山河の荒ぶる神々」に対する神道的な畏敬の心情や神々の住む自然を清浄な聖域としてとらえる古代習俗が存在する。天皇の観念が清明心と密接に結びついていることは天皇（スメラミコト）の呼称自体が「澄む」に由来すること（西郷信綱[48]）からも窺える。清明心が「澄む＝住む」という根源的な存在論的体験を内包している点はすでに述べた通りである。

一方、「清明心」の観念が生まれてきた歴史的背景として、弥生時代以来徐々に発達してきた稲作農耕社会の習俗、特に人工灌漑施設の建設と維持に必要な地域共同体の習俗がある。そこでは地域共同体における農業生産活動の円滑な維持・運営を阻害する「私」的行動や「私心」は全体性の権威にそむくキタナキ心であり、共同体の要請にそった私心のない役割行動がキヨキ心として求められた。「清明心」は「人であり神である」天皇という矛盾した存在を説明する巧妙な社会装置であり、そこに右に述べた政治的統治・共同体運営の機能と古代神道的な自然への畏敬の念が受け継がれ、超越的宗教的な属性も含まれていった。

こうした事情は西洋の「個」ヒュポスタシス＝ペルソナの成立とまさに同じである。「個」の概念は帝政ローマの政治的状況とキリスト教会の関係というきわめて体制的な要請の中で生み出されてきた。さらに、ヒュポスタシス＝

ペルソナはあくまで「人であり神である」キリストという矛盾した存在を概念化するために生み出されてきた点も清明心と共通する。ヒュポスタシス＝ペルソナは西方のラテンから入ったペルソナが社会的役割存在としての個、社会的統治、倫理の側面を意味する一方、ギリシャ語由来のヒュポスタシスが超越的な存在論的側面を含意している。

つまり「清明心」も「個」も〈宗教的・形而上学的存在論〉と〈社会的役割存在〉という二つの要素の接合・混交によって成立した概念、あるいは社会装置である。両者は宗教的超越性や根源的な存在論をうちに含みつつ、体制的な統治論理や政治が接ぎ木された折衷性、『猥雑さ』に特徴がある。逆にいえば宗教・哲学・政治・社会という雑多な原理を結びつけた『猥雑さ』ゆえに、一千年以上の歴史を生き残り、文化装置として集団・個人を貫き文化的に多大な影響力を持ち続けてきたと言える。

「清明心」と「個」の共通項——「液体の中の沈澱」

日本の清明心は「澄む＝住む」という「液体の中の沈澱」が本質をなすこと、また西洋の「個」ヒュポスタシス＝ペルソナもヒュポスタシスという「液体の中の沈澱」が本来の出発点であることはすでに指摘した通りである。一千年以上も昔、しかもギリシャと日本という文化・習俗のまったく異なった二つの文化圏で「液体の中の沈澱」が重要な基本概念として位置づけられていたこと、それが西洋文化と日本文化のバックボーンとして一千年以上の時を越えて生き続け、影響力を持ち続けてきた点に驚きを禁じえない。

「液体の中の沈澱」は坂口も指摘するように、人間の存在論の基本部分をなす出来事である。ユング流に言うならば、それは西洋や日本という文化の違いを超えた元型的イメージである。それゆえ、あれほどの生命力をもって「清明心」も「個」も生き続けてきたのである。「液体の中の沈澱」とは、濁った泥水をそのままにしておくと、沈澱という自然の働きによって下の泥の層（固体）と透明な「空」である上澄み（空間的イメージ）の二層に分かれる出来事である。つまり泥水という「液体」が泥の層（固体）と透明な「気体」とに分かたれる位相転換（液体→固体・気体）

を意味する。興味深いことに、ギリシャ語のヒュポスタシスから由来するフランス語イポスターズ（hypostase）を哲学者レヴィナスはみずからの思想のキーワードとして使い、それは位相転換、実詞化と邦訳され、そこには「液体の中に固体が現われてくる」イメージが生きていると坂口は指摘する。[49]ギリシャ語のヒュポスタシスは存在のアクチュアリティー、実存、といったニュアンスをもち、動的なはたらき、流動のうちのいっときの留まり、という性格をもち、ネオプラトニズムではヌース（知性）と親近性を持つとされている。ヒュポスタシスが哲学的には「存在を得る」の意味で使われるのも液体の中から固体が出現してくる沈澱のイメージによっている。

これら思想的・哲学的に語られた事柄は、本書の第II部第二章で筆者が精神療法の臨床を通して明らかにした「澄む＝住む」体験にそのままオーバーラップしてくる。バリント[50]はフィロバティズムが生じる際に、患者はしばしば「沈んでゆく」（sinking）、「溶け込んでゆく」（merging into）、「沈みくだっていく」（submerging into）、「沈下する」（versinken）と表現し、《とうとう、自分は自分自身に手が届いた》《私は自分自身になれたのだ》と己の実在を見いだすと言うが、それはまさに、ギリシャ的なヒュポスタシス「液体の中の沈澱」の臨床的表現に他ならない。さらにバリント[51]はそれに関連して対象成立以前の物質を指す言葉として、substance（物質）や substrate（基質）を「下に置かれた」意として取り上げ、subject（主体）、understand（下に立つことから、理解の意）にも言及している点は、バリントがヒュポスタシスのラテン語訳スブスタンチア（substantia）の思想系譜を引き継いでいることを示している。

「液体の中の沈澱」をユング派の元型的イメージで語れば、天地創造の神話となるだろう。症例cが沖縄での「澄む＝住む」体験に際して、海岸で天地の分かたれをヌミノースな感慨をもって実感するさまは印象的であり、沖縄旅行の最後に地元のお宮をお参りして、みずからの「死と再生」の区切りとしたのも象徴的である。

「液体の中の沈澱」の西洋と日本のとらえ方の相違

西洋と日本における「液体の中の沈澱」のとらえ方の違いは、すでに第II部第二章で「澄む＝住む」とフィロバティズムの比較の中で言及した。ここではそれを踏まえて、さらに思想的な観点からもう一度その違い見直してみたい。

西洋ではヒュポスタシス＝ペルソナという形で「液体の中の沈澱」が「個」の概念として文化的・思想的に掬い取られてきた。ヒュポスタシスの原義は本来「液体の中の沈澱」だが、西洋人は沈澱という出来事を捉えどころのない流動する液体から、沈澱物（固体）・基体が現われることと理解した。ヒュポスタシスの語義の多くは、坂口によれば「流動的なものが固化するという感じのもの」であり、基礎、（言語学的な）主題（subject-matter）、実体、現実存在、現実性といった存在のリアリティーを示す内容となっている。これは日本の「すむ」で言えば、沈澱の定着的属性――「住む、棲む」の側面である。

一方、日本人は「液体の中の沈澱」を「澄む＝住む」として文化的・思想的に掬い取ってきた。なかでも上澄みが澄んで透明になるという属性に力点が置かれる。これは「液体の中の沈澱」の空間的属性、あるいは「非存在」の側面の強調といえよう。この空性が共同体志向の行動原理と結びつき、「私心」の無さとして清明心の美意識・倫理観・社会的装置を形成し、天皇という象徴に結実していく様子は和辻[7]、相良[11]、湯浅[6]、荒木[2]の各氏が論じている。ここで忘れてならないのは「液体の中の沈澱」「すむ」の奥深い両義性である。「液体の中の沈澱」は西洋が強調する存在・実在のリアリティーだけでなく、また日本が強調する空性・非存在だけでもない。それは捉えどころのないドロドロした液体から存在・実在のリアリティーと空性・非存在が同時に現出するという大変両義的な出来事である。存在と非存在はゲシュタルト心理学で言う「地」と「図」のように同時に析出してくる。両者の不可分性を「液体の中の沈澱」「すむ」は端的に表わしており、「自分（おのずからの分かたれ）」という日本語は、まさにこうした実在の奥深い両義性を含意している。バリントが精神療法において「洞察」と「下方への沈下」が同時に観察されるのを示したことは、真の洞察には「実感」のリアリティーと透明な空性の双方がともに必要なことを暗示している。それに関連して、バリントは次のように述べている。精神分析治療の二大因子が解釈と対象関係であるとした上で、洞察（insight）は的を射た言語的解釈の結果生まれ、洞察が生じるにはそれにふさわしい対象関係が必要となる。その種の対象関係をバリントは一種の「感じ（feeling）」であると表現している。彼によれば洞察とは見る（seeing）や、立っている（standing）という言葉と密接にかかわる出来事であり、視覚と対応したフィロバティズム的活動に関連する。一方、「感じ feeling」のほうは触覚と対応したオクノフィリア的活動に関連すると言う(52)。

西洋ではヒュポスタシス＝ペルソナを「個」として明確化し、概念化するために二百年を越える論争の歴史を重ねてきた。こうした執拗ともいえる概念化の性向は「個」の概念に限ったことでなく、ギリシャ精神を引き継いだ西洋の基本特性の一つである。概念は「大地」から離れることで、伝達可能性と普遍性を獲得する。西洋世界は「液体の中の沈澱」に関して次のような基本姿勢をとった。それは「液体の中の沈澱」を沈澱物（固体）・現存在性という存在論的側面から捉え、一方それを纏め上げて後世に伝える方法論として、概念化というギリシャ的伝統を使う。概念は固体よりは気体的属性に近

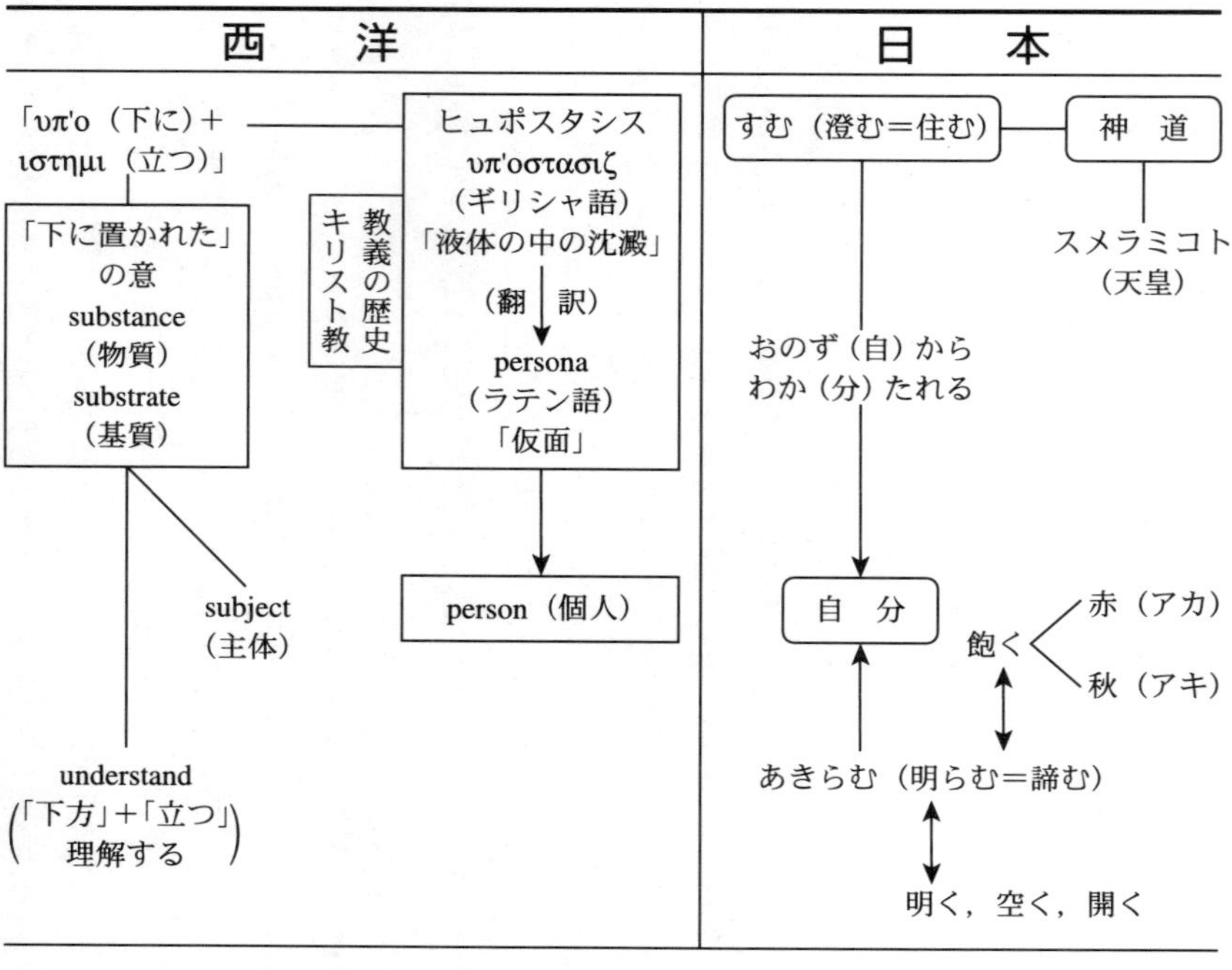

図５「液体の中の沈澱」にまつわる日本的心性と西洋的心性

く、「液体の中の沈澱」でいえば上澄みの「空」の属性に近い。

これと正反対なことが日本の清明心で起きている。日本では「液体の中の沈澱」を上澄みの空性・非存在の側面から掬い取った。清明心から正直、誠、素直へとつらなる系譜はそれを端的に表わしている。一方、この始原の出来事を扱う具体的な方法論として、日本は概念化・言語化ではなく、肉体に近縁な「型」、身体を使ったスキルを歴史的に発展させてきた。「液体の中の沈澱」でいえば、沈澱物（固体・土）にそれは近しい。「型」あるいは身体的スキルは伝達性に乏しいが、より具体的で直接的に超越・流動を現出させる通路を我々に提供してくれる。「液体の中の沈澱」という始原の出来事に関して、西洋と日本では本質理解と方法論とがちょうど正反対の組み合わせになっていることがわかる。変転流動する世界に対処する方法論として、西洋は主に言語を媒介とした概念（宣言的知識）の精緻化を選び取り、日本は肉体に近縁なHow toの「スキル」（手続き的知識）の精緻化を文化的に発展させてきた。右記二種類の知識の有り様は大脳という生物学レベルでも異なる役割分担があることがわかっている[53]。両者は別々に分離して働くわけではないが、比重のかけ方の違いが双方の文化の基本姿勢の違いを反映している。

作為と不作為の問題

「液体の中の沈澱」という同じ出来事から出発したにもかかわらず、「清明心」と「個」の間には大きな距離が生まれてしまった。それは作為と不作為の価値判断にも影を落としている。西洋では世界や物事を言語的に解釈し、人間の能力を使って能動的にそれを変えていく作為の側面に価値が置かれる。「そのままにしておくこと」「自然の流れに任せておくこと」は西洋人にとっては己の無能さを意味しかねず忌避されやすい。一方、日本では文化的・社会的に「おのずと物事が生じる」という自然な成り行きや不作為性に最高の価値が与えられる。荒木[54]が指摘するように、日本では文化的にも言語的にも「する」ではなく、「……なる」という受け身性に特徴があり、下手をするとそれは荒木[2]や河合[1]が指摘するごとく、無責任体制を引き起こすことにもなる。しかし、その種の自然な成り行きや不作為性を単なる日本的特性や没個性の産物と片づけるべきではない。本書の第II部第二章で、ウィニコットやバリントを例に、臨床に即して見てきたように、実存的・存在論的レベルの転換点では西洋人にとっても自然な成り行きや手を加えず待つことは根源的な意味合いがある。「液体の中の沈澱」では、存在と非存在が同時に析出し両者はゲシュタルト心理学の「図」と「地」の関係にある。同じことが作為と不作為の関係にも言える。作為と不作為は別々なものとして切り離して論じられない。[作為/不作為]にまつわる価値観の違いは「液体の中の沈澱」のどこに着目し、何を本質と考えるかで違いが生じる。日本では「液体の中の沈澱」を動的側面に力点を置いて理解する。つまり、濁り水を「そのままにしておく」と内発的な力によって、自然と下方への沈澱が起き、分離が生じる。そうした沈澱の動きが起きている最中は下手に手出しをすると内発性や動きが阻害される。しかし、物事を自然に生起させる具体的方法論については、日本文化は大変な「作為」を築き上げてきた点を忘れるべきでない。日本では伝統的に「おのずと」物事が生じる『風情』が重視される。千利休は花は野に在るようにと、その自然さを重視した。では、野に咲いている花をそのまま切り取って花瓶に挿し、茶室に置けば、それで「野にある」風情が生まれるかと言えばそうではない。その背後には、自然に見せる大変な技巧・テクニックが存在するのである。日本文化に関連するあるシンポジウムにおいて、ドナルド・キーン(55)は作為をあれほど嫌う日本人が短歌や連歌になぜあれほど多くの決まり事を作ったのかと素朴な疑問を投げかけている。これは文学に限らず、能や弓道でも同じで、そこでは意図的な作為やわざとらしさ・技巧は最も忌避される。西洋の哲学者オイゲン・ヘリゲルと彼の弓の師匠、阿波研造の弓道修行のやり取りに見てとれるように(56)、日本文化は実存的経験の不作為性に最高の価値を与える一方で、それを実際に現出させる方法論では意志的な努力や工夫・技巧が大切な位置を占めている。これを「液体の中の沈澱」になぞらえて言うならば、日本人は沈澱を「おのずと内発的に生じる動的で不作為な出来事」として捉え、一方、それを現出させるための方法論(型)では綿密かつ意志的な訓練・努力を投入する。

これに対して、西洋では「液体の中の沈澱」の存在論的側面が重視される。坂口が「個」ヒュポスタシス=ペルソナで明らかにしたように、「個」の概念はギリシャ的精神とイスラエル的精神の攻めぎ合い中から生まれてきた。ギリシャ精神の特徴は坂口が言うように[57]、豊かだが不定形な生と世界のうちに《かっきりとした概念性、規定性、そしてそれらを結びつける明晰な論理の法則》を見いだしていく姿勢であり、ギリシャ的知は《流動する現実のうちに真実を捉え、明瞭に固定することを求め、秩序は人びとの間の争いや非効率な動きを、統一と安全と生産へと形づくる》。「液体の中の沈澱」というきわめて動的で不定形な出来事の中に一定の法則と存在性を見いだし、言葉や概念として纏め上げる点に最高の価値が与えられる。

では西洋はすべて作為から成り立っているのかと言えばそうではない。精神分析という、いわば操作的な概念体系においても具体的に臨床を掘り下げていくと、そこにはバリントやウィニコットが示したように、作為や固定化とは違った現象に突き当たってくる。これは精神療法という狭い領域に限られた問題ではない。近年の大きな学問潮流として「複雑系[58]」というものがあるが、複雑なシステムを生きたまま扱おうとすると、経済の世界でも、生物や環境の領域においても、今までのような西洋流の単純な概念化や作為で物事が割り切れず、そこに生きた自然の流動性やダイナミズムが不可避に混入してくることが明らかになってきた。

西洋と日本では作為と不作為のどちらが「図」でどちらが「地」であるかの違いはあるが、両者は不可分に結びついて作用することを忘れるべきでない。物事の本質を流動するダイナミックとして捉え、それを実現するための通路として「型」を使い、「型」を通して思考していくのが日本であり、一方、西洋は物事の本質を法則性から理解して、概念を介して物事を捉え、その中で世界のダイナミックなありようを摑み取っていこうとする。両者の思考パターンの違いは、精神療法という臨床の学にも、そのまま反映されている。西洋精神の申し子ともいえる精神分析と日本的な精神療法（森田療法、内観療法）を比較すると、両者の基本的な発想の違いを読み取ることができる（第Ⅳ部の各章を参照）。

「清明心」と「個」に潜む危機――雑居性と固化

日本では物事の流動性や不作為性、空性、相互依存性を本質（図）と捉えるので、それを実現させる通路（地）――型――の実在性や意識性、作為性は背後で軽視されやすい。逆に西洋ではかっちりとした法則性や実在性を本質（図）と捉えるので、その根底にある物事のダイナミズムや流動性、相互依存性がめだたない「地」として忘れがちになる。

西洋では四世紀から六世紀にかけての教義論争を通して形成された「個」の概念はその後一層明確となり、また教会の社会的支配も決定的となっていく。坂口によれば「個」ヒュポスタシス＝ペルソナの概念はその後の中世で明確化され、ペルソナの固定的・硬化・抑圧的側面が際立つようになり、(59)人間の孤立と閉鎖の危険が出てきた。しかし、中世では神の存在や西洋中世が大幅に取り入れたアリストテリズムによってその弊害は緩和されていたという。さらに坂口は、(60)近代のニイチェやベルグソン、マルクス、フロイトが描いたものはヒュポスタシス＝ペルソナが本来内包していた動的で変化する人間、社会、歴史のダイナミズムであるとして西洋の思想潮流全体を俯瞰している。フロイトが創始した精神分析は当初、ユダヤ人の弟子がほとんどで、ユダヤ人の学問サークルのような様相を呈していた。しかもそこで扱われたのは理性的な西洋の人間観を根底から揺さぶる無意識的衝動や性のリビドーであった。これはまさにギリシャ的精神に大きな揺さぶりをかけるユダヤのインパクトであり、「個」ヒュポスタシス＝ペルソナの歴史の再現に他ならない。臨床科学としての精神分析の最大の特徴は、（治療的）人間関係という流動的で捉えどころのないものを「転移」という概念で捉えた点にある。ユングがフロイトに一九〇七年に初めて会ったとき、フロイトはユングに「転移について、どう考えますか」と尋ねた。ユングはすぐに「それは治療におけるαでありωである」と答え、フロイトは「あなたは、まさに理解している」と述べユングを賞賛した話はよく知られている。(61・62)流動変転する生きた対人関係のありようを概念を通して把握するという基本姿勢は、まさに「個」の概念化で見られた努力に通底する。

日本ではこれと正反対の危険が起きる。つまり、流動する世界のダイナミズムを実際に現出させる具体的な方法論――「型」――が失われ、体験から超越性が失われてしまうと、箍が外れたように雑然とした間柄や関係性の無原則さが生まれる。神道は一神教的な人格イメージを伴わず、明確な教理もない自然宗教であるので、そこから超越性が失われると、流動性・多様性を纏め上げる具体的投錨点が喪失してしまい、一挙に関係の雑居性が出現するか、あるいは安価な「神の代用物」が氾濫する。益田勝美(63)は古代から中世、現代に至る日本の神道遺跡の研究から、そこに日本人が超越的体験を敬いつつも遠ざける「あとすざりして祀る」という性格を見いだしている。日本文化の歴史はこうした性向に抗して、超越性をいかに取り戻して再体験するかの歴史であるとも言える。これは宗教・芸能に限らず、内観療法などの精神療法にも当てはまる。日本の精神療法の治療理論や治療概念は後の章で詳しく言及するように、大変直感的な「力動性」に満ちている。具体的な治療構造に関する生きた目配りや工夫が欠けるとき、その種のダイナミックな現象把握は一挙に自己矛盾や呪縛、混沌に堕してしまう。

四　「液体の中の沈澱」の深層心理――「一人でいること」の両義性――
「清明心」と「個」の包括性を可能たらしめるもの

「液体の中の沈澱」の形而上学的両義性を心理的に反映するものは一体何だろう。すでに第II部第二章で論じたように、精神療法の重要な局面では、どろどろした病的相互依存（オクノフィリア）から「一人でいる」体験（フィロバティズム）へと『位相転換』（精神分析用語で言えば抑うつ的態勢の通過）が起きる。患者のありようが依存から自立へと大きく転換する際には、「下方への沈下」を伴う一連の体験が西洋の患者にも日本の患者にも共通して観察される。真の自己の発見、あるいは洞察といった精神療法上の出来事は「液体の中の沈澱」の臨床的表現に他ならない。こうした始原の体験を通して患者は心理的に「一人でいること」が可能になる。精神療法は患者の自立を支援する臨床技法の一つだが、そのめざすところは患者が「一人でいられる」ようになることだと言って過言でない。

「一人でいる」体験の心理的両義性

坂口は西洋の「個」がヒュポスタシス＝ペルソナとして、個存在性と流動性・関係性という矛盾した二要素を包含することを指摘した。これは「一人でいる」という心理現象にもそのまま当てはまる。「一人でいる」ことと、他者との関係性は別々なものとして切り離せない。「一人いる」体験は思いのほか複雑で、「関係性」がそこに内包されている。まず注意せねばならないのは、「一人でいること」と「独りぼっち」を混同しないことである。精神科医や心理臨床家なら、「独りぼっち」の孤独の奥には「しがみつき依存」の欲求が潜み、渦巻いているのを知っている。孤独な病者と一対一の治療関係が成立すると、一転して激しい依存・攻撃が表に露呈してくる。湯浅修一[64]らは精神分裂病者が示す病的依存を「一心同体」の恐怖と表現する。境界性人格障害では、この種の孤立と依存・攻撃が治療の中でめまぐるしく変転する。「しがみつきの依存・攻撃」と「独りぼっち」は二つの出来事というよりは、一つの事柄の表われ方の違いと考えたほうが理解しやすい。つまり、外的事情で誰か特定の人にしがみつけないとき、患者は身を硬くして「孤独」の殻に閉じこもる。しかし、患者の内面では種々の幻想が渦巻き、しがみつく相手が外に見つかると、その幻想は依存・攻撃の中に花開く。他者との関係が切れた「孤立」と距離感の無い「一心同体」や膚接的依存は表裏の関係にある。その類の依存は自他の分離や心理的距離を許容しない「純粋な関係」とも言えるし、「関係の戯画」とも言える。重要なのはその関係性の中身であり、「一人」の中身である。

「一人でいる」体験にも、中身こそ違うが「独りぼっち」と同じ事情が認められる。「一人でいる」人を外からみると他者との関係性がないので、「独りぼっち」と同じように見える。しかし、「一人でいる」人の心理状況は独りぼっちとはまるで違う。「一人でいる」体験の複雑さを臨床面から明らかにしたのは、精神分析対象関係論学派のウィニコットやバリントである。ウィニコットは「一人でいられる能力」を重視し[65]、育児の過程や精神療法で観察される

「一人」の体験を「一人でいられる能力」「移行現象」「潜在空間」などの概念で描写した。「一人でいられる能力」は一人ぼっちでいることではなく、《誰か他の人と一緒にいて、しかも一人であるという体験》[66]を基礎にして生まれる。また母子分離は単に母親から離れることではなく、母親がそばにいて、なおかつ「一人でいる」ことであって、患者（幼児）は母親に《結びつけられ、しかも分離されている》[67]。ウィニコットはいみじくも《分離は単なる分離ではなく結合の一形式である》[68]と述べている。結びつけられ、しかも離れている両義性の象徴が「移行対象」である。移行対象とは幼児が母親から自立する際に、愛着を示すぬいぐるみや毛布などを指している。一人でいるとき大切なのは、母親や治療者との象徴的な「つながり」であって、直接の『関係』ではない。『関係』は逆に一人でいることを阻害する恐れすらある。ウィニコットが母親を「対象としての母」と「環境としての母」に分けたのも[69]、こうした事情を物語っている。ウィニコットと同様、バリントも精神療法で患者が「一人になること」の重要性を述べている。患者が真の自己を発見し、自立へと大きく転回する治療局面では、治療者は一個の対象として振る舞うことを拒否され、患者は《治療者はうるさすぎる、くたばってしまえ》《話さないでくれ、静かにしていてくれ》としばしば述べると言う[70]。彼によれば患者は治療者が共に居ることを示すかすかなサイン（椅子をきしらせる音とか治療者の呼吸音など）を望み[70]、助言や解釈あるいは直接的な人間関係を侵入的・阻害的と受け取り、治療者も共に「友好的広がり」の中に完璧に溶け込んでほしいと願う[71]。

右記のような臨床的観察は「一人でいる」ことの本質を見事に表わしている。人間が真に「一人になる」ためには、己を受け入れ、理解してくれる他者とのつながりや絆が決定的に重要である。こうした他者との絆を単なる「人間関係」に還元することはできない。なぜなら、筆者が本書第II部第二章で示した、一人でいる「すむ‐あきらめる（あきらむ）」体験では、いかに近しく信頼している人であっても、関係性自体が邪魔になり、患者は関係を避けて引きこもろうとする。大切なのは一個の「対象」としての母親や治療者でなく、環境としてのそれであり、アプリオリな「信頼の絆」が問題の鍵を握っている。

「独りぼっち」にしても「一人でいる」にしても、大切なのは他者との「かかわり」のありようである。「一人」の側面と他者との「かかわり」の様相を別々に論じることはできない。「一人」のありようは、他者とのかかわりを反映したものであり、逆もまたしかりである。こうした「一人」の側面と他者との「かかわり」の不可分性こそヒュポスタシス＝ペルソナの個存在性と関係性の両義性に通じる心的原理である。西洋における「個」の強調も日本における「間柄」の強調もこうした原点から整理されなければならない。

「一人でいる」体験に不可欠な『超越的他者存在』

「一人でいる」体験には他者との絆が不可欠だが、その場合の他者とは一体どのようなものだろうか。少なくともそれは目の前の一個の「対象」としての個人ではない。ウィニコットは「潜在空間」の中で幼児や患者は一人で居れるようになり、遊ぶことが可能となり、分離が達成されるが、同時に彼らは絶対依存に近い状態にあると言う。[72] この点について、バリントはフィロバティズムの「退行と現実適応の二側面」という表現で両者の不可分性を描写している。[73] フィロバティズムはオクノフィリアと違い抑うつ的態勢を通過しており、一見非常に発達した態度に見えるが、実はそこにはオクノフィリアよりさらに原始的で無構造な調和的相互浸透的渾然体につながる要素が含まれている。つまりフィロバティズムの世界は二つの態度の混合状態から成立している。一つは外界への厳密な適応を可能たらしめる個人的スキル（技量）の獲得であり、それには絶えざる努力、注意、自己批判を必要とし、注意深く「見る」ことや「立つ」ことが関係している。もう一つは「友好的広がり」が自分を安全に包んでくれるとの幻想に身を委ねる退行的側面で、そこでは世界は《腕に嬰児をしっかりと抱える愛情深い母親》に変貌している。[73] フィロバティズムはこれら二つの要素の微妙なバランスの上に成り立ち、現実適応の高度なスキルゆえに、最原始的な調和的相互浸透的渾然体への退行を幻想の中だけでなく、現実の中でも実現させることができるとバリントは述べている。[74] この種の治療局面では治療者は一個の対象というより、一次物質（土や水や火など）の性質を帯び、破壊不能性や存在自体が重要な意味を持ってくる。[75]

内観療法においても心的転回が起き、患者が自立への一歩を踏み出す際には、実際の母親というより、「母なるもの」「聖なる母」が重要な意味を帯びてくることを村瀬は指摘している。[76] こうした個人としての母親を越えた「母なるもの」をユング学派ではグレート・マザー（太母）の元型と呼んでいる。[77] 母親は実際の子育ての過程で、グレート・マザー的側面と一個の個人としての母親の二面を担わされることになる。土居の「素直な甘え」「乳幼児の甘え」をめぐる混乱も実はこの超越的な母イメージ・機能と対人関係を伴う一個の対象としての母を区別しないところから起きている（ただし、実際の幼児では二つの母親は明確に区別されず、渾然としている点は対象関係論学派が言う通りであろう）。

対象関係論学派が言う母親機能だけではない。伝統的な精神分析学派においては、子供が育っていく過程で父親のほうも単に個人として機能するばかりでなく、家族が属する社会一般の価値観や倫理規範を背負った超越的な「父なるもの」として機能することが知られている。子育てを通して、そうした倫理規範・価値規範は「超自我」として人間の中に組み込まれていく。

精神療法で大切な「一人でいる」体験では、母なるものの機能、父なるものの機能が重要であり、それらはいずれも個人としての父母を超越している点に大きな特徴がある。宗教や哲学ならいざ知らず、精神療法でなぜ「超越性」が必要なのだろうか。それは精神療法の本質と深くかかわっている。我々が手を怪我して外科医を訪れるのと、神経症の人が治療を求めて精神分析医のもとを訪れるのでは決定的に違う点がある。前者の場合、患者は「手の怪我を治して欲しい」と望み、外科医も専門家として手の怪我を治すよう援助する。そこには患者と治療者の間で、治すのは「手の怪我」であって、手の怪我を治してほしいという患者の要求は自明なものとして共有される。神経症、たとえば対人恐怖症の人が精神療法家のところを訪れる際にも、やはり患者は手の怪我と同様、「私は対人恐怖という症状を治してほしい」と希望する。しかし、治療者は対人恐怖という症状自体に真の問題があるのではなく、患者自身の

「私」のありように問題の根はあると考える。実際、精神療法を通して患者が己の生き方や在り方を見直し、「私」を再構成していく過程で神経症症状はおのずと治っていく。なぜなら、神経症症状自体が患者の歪んだ自己防衛の産物だからであり、「私」の再構成によってその必要性がなくなれば、症状は根が枯れるように消失する。行動療法は別にして、洞察志向的な精神療法は右記のような基本的枠組みを共有している。いかに神経症的とはいえ、患者にとって「私」は外部の世界を認識し、理解し、解釈し、感情的反応を規定する基盤である。精神療法では治療者・患者間に右記のような本質的なズレが含まれており、患者は一方で（症状は）治りたいが、（「私」を見つめ直すという意味では）治りたくないとのジレンマを抱えている。つまり患者サイドから見れば、精神療法の過程とは、これまで世界の見方を規定してきた「私」という基盤を問い直し「超越」していくプロセスに他ならない。精神療法で超越性が必要なのは精神療法が似非宗教や哲学だからではなく、右記のような実際の必要性に基づいている。精神療法における超越性の必要性と危険性を経験豊かな臨床家は熟知している。バリントが一次物質の機能が必要な治療局面では、それを治療者「個人」が担うより治療の「場」が担う方が適切であると指摘するのもこうした意味合いからである。[78]

〈「私」を越えた根源的なもの〉という超越性はフッサールを持ち出すまでもなく哲学の重要なテーマであり、また宗教体験の核心をなす部分である。そもそも「私がある」、あるいは「私がいる」という根源的な存在論には「私」を越えた超越的他者存在が抜き難く含まれている。根源的な他者との象徴的な「つながり」や「絆」が、「一人でいる」存在の基底を支えており、この際の他者は「私」と同じ次元の個人や「関係する」対象ではありえない。我々が当たり前のものとして何の配慮もなく空気を吸って意識活動をするように、またアプリオリで自明なものとして大地の上を歩き横たわるように、私を「超越」しているものだけが私を支えられる。私たちは空気や大地と関係しているのではない。自明なものとしてそれらを利用するのである。『関係』とは、そもそも右記のような根源的な存在論の後に出てくる属性である。バリントが重症患者の基本病理を無意識的葛藤ではなく、「基底欠損」[79]と命名したのもこうした事情を物語っている。この種の存在論レベルの超越性が失われると、人間は関係性の中で自分の「尾」をいつまでも追いかけてぐるぐる回る悪循環を繰り返すか、あるいは、みずからの椅子を座ったまま手で持ち上げようとする自己矛盾に陥る。

この種の超越的他者存在は日本では人格的イメージではなく、神道の国らしく「自然」で表象されることが多い。河合がユング派の根源的な「自己」を日本人は自然に投影することが多い[80]と述べているのはまさにこれである。他方、西洋ではこの種の超越的他者存在として、神なるキリストがイメージされるのは想像に難くない。

超越的他者存在——宗教・実存的な存在論と政治倫理的な役割存在をつなぐもの

「一人でいる」「私がある」という基本的な心的体験の中に超越的他者存在がアプリオリに組み込まれている点は大変重要である。なぜなら、こうした超越的な他者存在は政治的・道徳的な超越者、あるいは統治者として容易に投影され、また機能するからである。特に日本においては、西洋と比べて神と世俗の間の緊張関係は著しく弱く、中村元[81]によれば、日本では古来から、すべて空間的位階的に上に位置しているものを「カミ」と呼び、人間と区別された神の観念ははっきりと成立していなかったと言う。日本人にとっては、社会体制を超えた宗教的存在である神や仏も「カミ」であり、同時に社会体制内の政治的な上位者も「おカミ」なのである。日本の社会では宗教的機能と政治的世俗的機能が未分化・ルーズに結びついており、この曖昧な象徴的存在が「天皇」である。

この種の宗教・実存レベルの超越的他者を政治や国家が意図的に歪曲して上から利用すると考えるのは早計である。湯浅が「清明心」の道徳で指摘したように[6]、そうした社会装置は上から単純に作り上げたり操作できるものでなく、下から希求する上昇力が必要となる。それがあるからこそ、社会装置としてそれは持続的安定的に機能するのである。本書は「清明心」という社会装置を下から支える心理的・実存的な原理を「液体の中の沈澱」「一人でいる」という根源的な出来事を通して見てきた。それは、西洋の「個」ヒュポスタシス＝ペルソナ、個の論理、キリスト教社会共同体にも通じる普遍的なテーマを内包していた。超越的他者存在が社会装置としてうまく働けば、それは実存的・宗教的レベルで機能するだけでなく、社会集団や国家が安定的に機能するのを助け、集団構成員は日々の糧を手に入れ政治的・経済的な安定を享受することができる。つまり「清明心」や「個」はいずれも「一人でいる」という実存的・深層心理的な存在論を介して個人の内的体験を貫いているだけでなく、集団的な役割存在・行動規範をも規定し、政治的経済的なつながりを人々に保証する装置となっている。こうした心理・宗教・社会・政治・文化の広範な結びつきを可能にし、個人、集団をあまねく貫く奥深さがあるからこそ、「個」や「清明心」は千年を越えて息づいてきたのである。

五 「素直」——錯綜した価値規範

「個」や「清明心」をめぐる多義性が理解されるとき、村瀬が探求した「素直」の本質もまた明らかになる。村瀬は「素直」の多義性を日本的特性と形容したが、[82]これは必ずしも当たっていないことが、これまでの議論からわかるであろう。「清明心」は西洋の「個」の場合と同様、宗教・実存レベルの出来事と政治・倫理レベルの出来事を同時に包摂する多義性に最大の特徴がある。こうした多義性や包摂性は「一人でいる」という普遍的存在論、あるいは「液体の中の沈澱」という元型的な深層心理に根があり、それを単に日本的な個別的事象と捉えるのは間違いである。「清明心」や天皇をめぐるこれまでの多くの議論や日本人論が同じパターンの繰り返しに堕していたのも、右記の普遍的視点が欠けていたため、物事を俯瞰的に眺望することができなかったからである。

「清明心」の多義性や呪縛を政治や国家のレベルから、日常生活レベルの社会的小集団へと投影したのが「素直」である。筆者は村瀬が「素直」を個人の内的態度としての「素直」と対人関係としての「素直」に分けて考えた点を受け、素直を「偽りの『素直』」、「個人の内的態度としての『素直』」、「社会化された『素直』」の三つに区別するのが妥当ではないかと考える。「偽りの『素直』」とは内的不適応を来している人に見られる『素直』であり、それは見捨てられ不安やしがみつき依存とかかわる「従順さ」にすぎない。一方、「個人の内的態度としての『素直』」は主体の内的態度としてのとらわれのなさやオープンさを意味し、これは筆者が「すむ‐あきらめる（あきらむ）」で明らかにした存在論的な普遍原理に根を持っている。最後の「社会化された『素直』」は、治療の終結期に現われる『素直』さである。患者は「個人の内的態度としての『素直』」さが身に付いてはじめて「社会化された『素直』」、すなわち他者に対して肩肘を張らず対人関係でゆとりをもってオープンでいられるようになる。これら三つの「素直」は現象として区別できるが、実際の体験としては別個なものとして切り離すことがむずかしい。特に「個人の内的態度としての『素直』」と「社会化された『素直』」は日本の社会では不可分に結びついており、しかもこの包摂性そのものは日本的というより、西欧の「個・キリスト教社会」にも通底する普遍性があるのは言うまでもない。「素直」は日本人の心の内奥の叫びであり、村瀬が指摘するように、また筆者が本書で「すむ‐あきらめる（あきらむ）」で明らかにしたように、「個人の内的態度としての『素直』」は普遍的性質がきわめて強い。これゆえに、「素直」は日本人を小集団へと結びつける強力な心的拘束力を発揮する。「素直」は日本人が主体的に生きる礎ともなるし、反対に強力な無意識的呪縛ともなる。精神分析の領域における代表的な二つの論考――阿闍世理論と甘え理論――は、これら三つの「素直」をめぐる混乱として位置づけることも可能である。古沢・小此木の阿闍世理論は母親との分離や融合、自立をめぐり、「個人の内的態度としての『素直』」と「偽りの『素直』」の間のジレンマとして理解できる。一方、土居の甘え理論は「素直な甘え」の矛盾に見て取れるように、主に「個人の内的態度としての『素直』」と「社会化された『素直』」をめぐる混乱として理解することができる。阿闍世理論にしても、甘え理論にしても、どちらも「個人の内的態度としての『素直』」の位置づけや理解が共通のネックとなっている。

西洋の「個」にしても、日本の「清明心」「素直」にしても、それらの社会装置が安定的に機能することで人間に大きなメリットをもたらしたが、反面では大きな災いももたらした。坂口が指摘するように、「個」の概念や文化伝統は中世の教会支配を生み、魔女狩りやヒトラーを生み出す培地ともなった。「清明心」に関して言えば、日本人は深い心的外傷を負っている。しかし、大切なのはみずからの足元を見つめ直す作業であり、「清明心」を捨ててどこかに逃げ出したり、単純に「個」の原理へと宗旨代えするわけにはいかないのである。なぜなら、両者は同じ根を持ち、功罪を共有し、人間の実存の奥深くにまで根を張っているからである。「清明心」を声高に忌避しても、逆にそれを民族の遺産として賞賛しても、「清明心」の呪縛から逃れることはできない。「清明心」や「素直」は人間の存在論的原理を掬い取ったものであり、それゆえ、単純に全否定できない構造になっている。全否定は全肯定と同じ罠にはまるにすぎない。

Ⅳ　［依存／自立］のダイナミズムを発動化させる原理——「型」

第一章　「型」に関する諸家の議論

本書の第II部の各章で、筆者は日本人の［依存／自立］をめぐり「しがみつき依存」「すむ－あきらめる（あきらむ）」「甘え」の三現象を比較検証した。さらに第III部の第二章では「すむ」「素直」が清明心という日本文化の核心と深くかかわり、それは西洋の「個」の概念にも通じる始原の出来事――液体の中の沈澱――に根を持つことを明らかにした。これまでの考察でわかったのは、西洋的な「個」と「対象」という切り口で日本的な［依存／自立］を見ていくと、どこまで行っても摑みどころがないという点であった。日本人の心性や日本社会は「個」より関係性を基本とし、対象化とは逆の方向を志向する。こうした「空性」「不作為性」は「清明心」の基本属性であることはすでに繰り返し論じた。「清明心」と対をなすのが厳密な実践原理としての「型」の文化・伝統である。「清明心」にしても「型」にしても日本文化の重要な鍵概念とされながら、これまで、それらは統合的・理論的に論じられることがなかった。両者は表裏一体の関係にあり、「清明心」と「型」の本質不可分な関係が理解できたとき、はじめて日本文化の全体像はおぼろげながら見えてくる。本章では日本で創始された森田療法と内観療法の具体的な治療構造・技法を西洋精神の申し子ともいえる精神分析と比較検証することで「型」の本質を明らかにしてみたい。

森田療法、内観療法の具体的な検討に入る前に、清明心の場合と同様、「型」に関する諸家の意見や思想的な背景を概観してみたい。

「型」という日本文化の様式が完成されたのは室町時代と一般に言われており、室町時代には連歌、俳諧、能、狂言、生花、茶の湯など、現在に伝わる日本文化・芸能の源流が花開いたことはよく知られている。この時代に相前後して、宗教思想的にも大きな変革が現われている。法然、親鸞、日蓮、道元、一遍という鎌倉新仏教の宗教家をはじめとして多くの大思想家が相次いで現われ、思想的にも日本文化の特質が決定づけられた時代であった。法然、道元をはじめとした鎌倉新仏教の始祖たちは一遍を除き、いずれも比叡山で天台教学を正式に学び、天台教学への疑問やアンチテーゼからみずからの思想宗教を切り開いていった。彼らの背後にはさらに天台法華宗の最澄、真言密教の空海が控えている。空海、最澄、そして法然、親鸞、日蓮、道元、一遍と続き、連歌や茶の湯、生け花など伝統文化・芸能へと引き継がれた文化特質を理解することが「型」の本質を知る上で重要だが、こうした日本文化・思想を通覧することはとうてい筆者の力量を越えている。ここでは栗田勇の著作――『最澄と天台本覚思想――日本精神史序説』[1]――に依拠しながら日本の宗教・思想、文化伝統の本質を概観してみたい。栗田の著作をここで取り上げる理由は、第一に、氏には最澄、道元、一遍、良寛、千利休などについての綿密で優れた著作があり、社会的にも一定の評価を得ている。大きな歴史的眺望のもとに栗田は日本の文化・芸能、宗教・思想の本質にかかわる発言を行なっており、「型」の文化伝統が生まれた思想的背景を知る上で参考になる。第二に、前述の栗田の著作は氏の膨大な思索や著作のエッセンスとも言えるものであり、内容的にも日本精神史に通底するものは一体何かという問題意識から出発しており、本書のテーマと重なる部分が多いからである。

栗田は《明治いらい、日本人論、日本精神史について、じつに数多くの提案が行われてきたが、どうも日本文化は各論は成りたつが、はたして、それに一貫するものがあるのかどうかについては大いに疑問視される》[2]と述べ、栗田は現代まで続いている宗門宗派、禅、念仏、法華、そして天台密教がことごとく比叡山から発していること、さらに神道においても、古代からの民間信仰を体系化した吉田兼倶が唯一神道を組織化するにあたって天台本覚思想を援用している点、修験道の基礎概念にも天台本覚思想が援用されていることなどを勘案して日本精神史に通底する共通項は天台本覚思想ではないかと結論する。[3]氏によれば《本覚の源流は、もともと、中国においては、禅と華厳の統合であり、天台もまたこれに加わり、さらに、真言密教によって深化されていった》、《日本に入ってからの系譜でみれば、華厳、法華から、天台が生まれ、天台宗は、やがて、空海の真言密教を吸収して、さらに鎌倉諸宗に分かれていった[4]》。歴史的には《本覚思想が、天台仏教の本流として、日本で意識されはじめたのは、少なくとも、平安末から、鎌倉時代であり、ひろく流布したのは、ほとんど南北朝から室町時代にかけてである[5]》。栗田は『仁王般若経』から本覚を次のように説明する。《衆生の心体も、本来おのずからにして清浄であって、修行によって成るものではなく、はじめから有していた徳性であるから、本覚という》《しかし、この本覚が、無明煩悩におおわれかくれている。そのために修行をするのを始覚としているが、覚というものが人間の本質であるとすれば、訓練の結果得られた始覚といっても、もともとあった本覚と異なるものではないという結果になる[6]》。こうした凡聖不二、生仏一如の絶対的一元論的発想が本覚思想の根本であり、栗田は『大乗起信論』を援用して次のように述べている。《覚、不覚は人格的に見られ、意識的に考えられるけれども、その内容を本質的に考察するときは、人法理知超越の絶対的存在、普遍的存在である……、したがって、本覚という語の内容は『真如』、絶対的真理そのものとなっている。ただし、もともと、真如という概念は、はじめから、いわば、スタティックで普遍的に、真如門＝永遠相として扱われているのに対して、覚は、いわゆる生滅門におけるタームであって実践的な意義をもっている。したがって、『起信論』においては、絶対的な真理＝真如に対して、本覚は、はじめから同一なのではなく、真如に至る現実的構造を示している。……本覚からみれば、凡聖不二、生仏一如、すなわち、凡人と聖、衆生と仏とが本質的に、『覚』という場において、相即、つまり不二であるということになっていく。だから本覚論とは同時に相即論なのである[7]》。《真如の世界が、いわば理想的なスタティックな世界だとすれば、生滅門とは言いかえれば、生成流転する現実のなかで、なお不変の相の追求を問題としているのである。このいわば、内的真実を生きている現実において実現しようとする強い実践的志向が、華厳哲学によって、強められたことは指摘されているとおりである。だがまた一方、理想と現実との二元論を、いっきょに止揚する、身心の操作は、やはり密教の刺激によって、いっそう明確化されて》いったとされる[8]。静的で普遍的本質である「真如」と同一でありながら、動的・人間的なイメージが喚起される「本覚」の相即的関係から父・子・聖霊が三つの位格（ヒュポスタシス）でありながら、なおかつ一つの実体（本質、ウシア）であるというキリスト教の三位一体論を連想するのは筆者だけであろうか。

さらに栗田は言う《本覚論に含まれている相即不二の論はやはりなんといっても、越えがたい論理的矛盾を含んでいる。……ではこの相即不二という矛盾論を止揚するにさいして、日本人は、どのような特質をとり入れたのであろうか。それは、思うに、行為の実現、つまり、本覚論に含まれる実践的契機の再確認》である。[9] 氏は最澄の思想自体がきわめて肉体的行動的、かつ現実的有効性を大きな特質としており、[10]《行は、天台の教義の外側にあるものではなく、行は天台のうちに必須のものとして内包されている。行とはいわば行動による論理の身体化》[11]であると述べ、今日の比叡山千日回峰行へとつながる、最澄の一二年の籠山修行という精緻で厳格な実践行の持つ意味を明らかにしている。[12] 鎌倉新仏教はいずれも、本覚思想との対決を経て自己形成したことは一般によく知られている。たとえば道元はもともと凡聖不二、生仏一如であるならば、なぜ人は修行をする必要があるのかという天台本覚思想への根本的な疑問から比叡山を降り、天台本覚思想の批判者として道元禅を確立した。しかし、栗田によれば、道元の『正法眼蔵』を宗派宗教から離れて、精神史の立場から見直すと、それは《逆にもっとも優れた本覚思想の徹底的解明と超克》になっており、道元の只管打坐、修証一如は本覚思想の結晶化に他ならないと言う。[13] 法然、親鸞、一遍という念仏の思想系譜や日蓮の法華信仰も実は個性に彩られた本覚思想の実現であると氏は述べている。

日本文化において、かくも重要な本覚思想を思想的に扱おうとすると、そこに大きな問題が起きてくる。それは本覚思想が凡聖不二、生仏一如という絶対的論理矛盾を「行」という身心の操作によって、絶対的一元論的に止揚し、超越しようとするので、師から弟子に、体験から体験によってのみ、真理は伝えられると解され、「面授・口伝」に大きく依拠する結果をもたらす。実際、栗田によれば、日本における天台本覚論の代表的著作とみなされるものはほんとんど、「秘密口伝」「切り紙伝授」と言われるもので、一人一人が師から、秘密の奥義として口から口へと直伝され、いわば覚え書きのメモとして残されたものが一一世紀中期から一二世紀中期にかけて編集され、文献化されたと言う。(14)その後も口伝は続けられ、覚え書きは書き換えられ、付け加えられて次々と変化し多種多様の文献や教説が生まれるので、とうてい研究論証の文献批判には耐えられないと栗田は言う。(14)

鎌倉新仏教の始祖たちは天台本覚思想への真剣な対決を通して、それぞれの個性から宗派を開き、本覚思想はそれらの共通部分として、また思想の周辺部に生き続けたが、(15)日本の本覚思想の伝達と成熟と展開がもっぱら秘伝、面授によって行なわれたために、本覚論の成熟は必然的に文献文書としては、きわめて不明確な結果をもたらすこととなった。(16)本覚論が絶対的な論理矛盾を「行」の実践を通して超越するという一元論的構造をもっているために、それは思想的には下手をすると、無構造あるいは退廃の危険を大いに孕んでいる。栗田自身、宝地房証真、田村芳朗の説を引用して、天台本覚思想が学問的には堕落・退廃の思想とみなされている点に言及し、《日本仏教思想史の正統のなかに、この『本覚論』をどう位置づけるかは至難のわざであろう》と述べている。(17)さらに栗田は《素直に本覚思想の流れをたどるなら、日本人の本来の宗教的思想は組織宗教教団の形成と確立に従って発展したということはむつかしい。……日本人の宗教的な基盤は、本覚思想を発展深化させることによって、むしろ芸術的表現、美学的認識、いわゆる生活芸術、あるいは生活の芸術化として、ほんすじの途を切り開いたと言わなければならない。くだいて言えば、教団宗教より芸術・芸道という形に深い精神的形成を遂げたということなのである。それが事実の語るところだ。ここで逆に言えば、日本人の芸術・芸道は、世界でも稀な一種独特の宗教的心境を目指すことになったことになる。個として人間的な表現を意図する近代的西欧美学と異なり、むしろ、人間や事物の向こう側に、いわば目にみえぬ、表現不可能な超越的な世界に到達し、それを現世のものとして体験に同化しようとする芸道は、ほとんど宗教における信仰の実践にきわめて似た、個人をつきぬける神秘的でトータルな作業となってくる》(18)と論じている。つまり氏によれば本覚思想が日本の伝統芸道に影響を与えたのではなく、逆に本覚的発想はその必然的な展開として芸術的表現に具体的な実現をみたと考えられ、(19)《日本の文芸の特徴は、宗教と文芸、つまり思想と表現行為を分離することなく、一元的に総体として捉え、むしろ、日常的行為そのものを『行』すなわち非日常的な行為と一致させようとする点にあった》と結論づけている。[20]

凡聖不二という論理矛盾を『行』という身心の操作を通して絶対的一元論的に止揚し、超越しようとする本覚論的思想は、まさに「型」の伝統を理解する上で不可欠なものである。天台本覚思想が凡人と聖、衆生と仏が本質的に不二であるという絶対論理矛盾を出発点とする点は、西洋の「個」の概念にかかわるキリスト教義論争の場合と驚くほど似ている。第III部第二章で見てきたように、そもそも西洋的な「個」の概念は、神であり同時に人であるキリストという矛盾した存在をどのように理解し、位置づけるかという「キリスト論」や三位一体の教義論争の中から姿を現わしてきた。

神（聖、仏）であり、同時に人（凡人、衆生）である矛盾した存在をいかに理解するのかという出発点は天台本覚思想もキリスト教も同じだが、具体的な方法論や発想が西洋と日本ではまったく違っている。すなわち西洋では概念の整理や理論的な試行錯誤を経て、あくまで論理・概念を使って右記の論理矛盾を克服しようとする。こうした概念論争は単なる思弁ではなく、ローマ帝国末期の社会動乱と深くかかわり、西欧と東欧の違いを生み出し、社会的な法律、契約といった概念を巻き込みつつ「個」ヒュポスタシス＝ペルソナが生み出されてきた経緯は坂口の著作でみてきた通りである。こうした執拗ともいえる概念化の『性癖』は後の西洋近代科学にも引き継がれている。そもそも西洋の科学自体、神の創造したこの世界をどう理解し、説明するのかといった動機が根本にあることはよく知られている。これに対して、日本では仏と衆生が不二であるという絶対矛盾を身体に即した行為、身体的行動の論理によって一挙に止揚し、超越しようとする。[21] この超越ための通路がまさに「行」であり、そこでは《認識論的なアプローチと存在論的なアプローチがせめぎあい[22]》、一元的把握がめざされている。人との出会いの関係で言えば、西洋のような契約や法律ではなく、そこでは師弟のトータルな「面授」、すなわち実存的・存在論的な出会いの「場」がもっとも重要である。神（聖、仏）であり、同時に人（凡人、衆生）であるという論理矛盾をいかに止揚するかの方法論が西洋と日本では違うにもかかわらず、西洋のキリスト論や三位一体、「個」の概念形成をめぐる思想史が、また日本では天台本覚思想がともに思想界から一種の『堕落』や『退廃』とみなされている点は興味深い。

本覚思想に通底するこの種の一元論的態度は真の精神活動は言語による伝達は不可能であると考える『性癖』を生み出し、日本文化は分析的論理による思想構造を残さないばかりか、むしろそれを忌避する様相さえ見せている。[23] 栗田は日本人の特性や普遍性を理解するためには《日本の特殊な文芸・芸道の具体的創造過程の精神構造を作品と人とにそくして抽出して、その結果として、文芸の普遍性がもしありうるなら、改めて納得する作業のほうがいっそう具体性もある》[24] と述べている。これはまさしく筆者が本書で試みようとすることに他ならない。後に詳しく述べるが、日本的精神療法（森田療法、内観療法）は栗田が指摘する伝統的な一元論的発想を色濃く受け継いでおり、それらは日本の伝統芸能の精神療法版と考えると理解しやすい。

次に「型」に関する諸家の論考を概観してみたい。日本文化の「型」の思想に正面から取り組み、包括的な論述を続けているのが源了圓である。氏は芸能を代表するものとして世阿弥の能楽理論を、また武芸においては種々の剣法論、弓道の資料などを分析・整理して「型」の歴史や思想についての考察を展開している。[25・26] 源は型を大きく、(1)パターンとしての型、(2)タイプとしての型、(3)スタイルとしての型、(4)フォームとしての型の四つに分けている。[27] パターンとしての型は文化の総体的な型を指示するときに使われる用語であり、文化の中にある型でなく、「文化の型」を意味している。すなわち型の概念のうち、最も広義なものである。次いでタイプとしての型について、人間は複雑な現象を説明するとき、類型化しカテゴリーに分けて説明しようとするが、こうした操作によって分けられたものが「タイプとしての型」であり、ユングの言う個人を越えた集合的無意識を表わすアーキ・タイプ（元型）もこのタイプとしての型に入ると言う。これら二つの型——パターンとしての型とタイプとしての型——は大変包括的な概念で、我々が通常、日本における「型」の伝統という場合のそれとイメージを異にしている。源の言う(3)スタイルとしての型、(4)フォームとしての型が本書で論じる「型」に相当する。源も後二者を「型」として詳しく論じている。

スタイルとしての型はフォームより包括的だが、パターンに比べるとはるかに狭い概念である。パターンが全体的・総体的な概念であり、文化全体を捉えるのに対して、スタイルは文化のある局面、文化のある要素をめぐる概念であると言う。氏はフォームとしての型を「複合された型」「広義の型」と名づけ、一曲の能上演に見られる「序・破・急」といった全体的構成や水をもって始まり水をもって終わる茶の湯の作法、弓を射る前・射た後の礼法を含む弓射の作法など日本の伝統芸能の一連のパーフォーマンスを「スタイルとしての型」と呼んでいる。スタイルとしての型はフォームとしての型の関係で言うならば、《スタイルとしての型はフォームとしての型のために呼吸を整える準備のいとなみの形であり、また演技を終えたあとの余韻を収める結びのいとなみの形である。しかし、上演の全体の流れに注目するならば、スタイルとしての型は個々の多くの、あるいは単一のフォームとしての型を含み、それを成り立たせる時の流れにおける美の形である[28]》と言う。

フォームとしての型を源は「基本的な単純な型」「基本型」と名づけている。日本人が型と言う場合、フォームとしての型をイメージすることが多い。氏はさらに言う。《日本では「かた」(型)・「かたち」(形)として言葉の上で明確に両者を区別する。先行定義を見ても、型と形との共通面を認めつつ、しかも型と形とを同一化することを拒んできた。……このフォームとしての型は、日本ではとくに文武の芸において成立する身体の運動において成立する「形の形」なのであるが、それは文武の芸に限らず、人間の意識的・無意識的動作によって作られる形のうち、ある形がとくに選択され、そしてその形を繰り返して洗練し、そしてその形の現実化を持続的なものとしようとする努力・精進の積み重ねの過程において飛躍的に体得された「形であって形を超えるものとして完成された形」と規定することができるであろう。「型」は形を超えたものとして「イデア」に似ているが、イデアが形を超えた超越者であるのに対して、「型」は「形」においてしか自己を示さない。その点から言えば、「型」は「完成された形」である。しかしそれはまたその「完成された形」の不断の実現を可能にする何ものかであって、たんなる「形」にとどまらない。その点から言えば「形を超えたもの」である。……型における超越は超越と内在が一つになった超越である。両者の差異の背後には、超感性的なものと感性的なものとを峻別して前者に究極的価値を認めるギリシャ的形而上学と、感性的なものと超感性的なものを区別しないで、物に即して物の中に超越があるとするそれとは異質の形而上学があるのではなかろうか》[29]。源は日本の芸道や武芸について詳しく分析し、型の学習ならびにパーフォーマンスの過程を「わざ」を含めた「心・技・体」の関係から考察して、次のような結論を導き出している。氏によれば、型の学習は以下の三つの段階を経て深まっていく[30・31]。

(1)構えの姿勢

構えの姿勢においては、身心の関係、もしくは身体の諸部分、心の表層と深層の関係は、逆対応の関係にある。すなわち心が攻めの状態のときはそれとは逆にからだをゆったり保つとか、上半身を烈しく動かすときに足をそっと置くというようなことである。

(2)身体とわざの訓練を徹底的にきわめる段階

この段階ではまだ身心の一致、身・技・体の一致を求める余裕はなく、ここでは技と身の関係が主になるが、技が高度になればなるほど、心的要素の比重が重くなる。この段階はさらに二つに区分される。

(a)身体を行使して、技の訓練に専念する過程。この過程が深められた時、意識的次元の心の工夫が始まる。

(b)技術上の訓練が十分に深められ、技として行きつくところまで行って一つ壁に突き当たり、これまでの心の訓練のあり方の再検討の必要を感ずる段階。客観的に見ればそれは修行の深まりを示すものであるが、主観的にはそれは行き詰まりにほかならない。その際「心」のはたらきの必要が説かれるところに日本の芸の修得の大きな特徴があり、この段階が「有心の心」の段階である。この段階を踏まないで一挙に無心を求めることは躓きのもととなる。勘とか骨という身体の暗黙知はこの過程で身につくものであり、「有心こそが無心の技への王道である」。

(3)稽古・習道をつくして学びとった数々のことが意識の中からまったく消えて、心中に一物もなくなった段階。

この段階は「無心の心」段階であり、さらに次の二つに区分される。

(a)技の習練が深まった場合、大半の人は自然に、ある人々は多くの苦悩を経て心法の修練につとめ、他者からの、そして究極的には自己からの解放を得て無心の世界に入る。

(b)しかしひとたびその無心の世界に至ったならば、その無心の境地にとどまらず、現実の世界に帰還し、平常心で振るまう。逆に言えば、身、手、足が何のこだわりもなく自由に動く。ここにおいて心・技・体の一致が実現する。

《身体的運動の次元の「型」成立の最後の関門であった「無心」とは、「心」が無いという意味ではなく、「妄念」としての心のはたらき、すなわち捉われがまったくなくなった状態の心のことであり》、それは人間のもっているさまざまの潜在的可能性の総体的解放をもたらすと源は言う。[32] 修行者は究極的には自分自身にとらわれているのであって、これが修行者のとらわれの最後のとらわれである。この自己のとらわれからの解放、すなわち「自己の自己意識からの超越」これが究極的な意味での自由の達成であり、自己実現である。またそれこそが「有心」から「無心」への心の転換であると源は言う。[32]

源は「有心」から「無心」への転換について、日本古来から息づく身心観や自然とのかかわりを次のように述べている。日本の古代では「身」の捉え方が、身体に「たま」(魂)「心」がはいった状態、つまり「生命ある身体」をさすものと考えられており、中世になってから魂やこころが抜け出た身体を「から」(殻)「からだ」と呼称するようになった。[33] すなわち、日本古来の身心観に立つならば、身心二元論に立ったときの「身」は「殻」にすぎないのであり、「型」の問題をその修練の過程から捉えると、はじめ逆対応という関係にあった身と心が、「技」を介して、やがて「身心一元論」に帰る過程であると言える。身心の分離は知性の発達と共に不可避のこととして起こるが、そこにとどまらず、身心一如のあるべき姿に帰したのが「型」の実践知であり、そこには、こころは「身」と共にあるという身心観が民族の「集合的無意識」として生きていると源は言う。この問題を非歴史的にとらえるならば、「型」の稽古の究極に実現される身心一如は、身と心が分離した現存在としての人間が、そのような分化・分離の成立する以前の人間の根源的共通感覚に帰することを意味する。それは日常世界からの一種の超越であり、その超越はプラトン的・キリスト教的な上への超越ではなく、「脱底」という言葉に示される底への超越、すなわち人間の身体を媒介とする超越であると氏は言う。[34] この有心から無心への転換、あるいは超越において、源は弓道の阿波研三の言葉を引いて「無心と自然との合一」が達成されると述べている。この場合の自然とは「内なる自然」であり、伝統的表現を使えば相良亨が言う「おのずから然る」自然であり、それとともに、「内なる自然」・「外なる自然」(われわれの目に映る自然)の両者を支える大宇宙としての自然(「形而上学的自然」)である。[35]

「稽古」は「修行」とならんで中世の精神世界の特質を表わす言葉であり、いずれも自己の身心を訓練・修練して、「道」を体得する実践的認識の考えに根差すものである。本来「わざ」の訓練をめざした稽古が「わざ」や「わざ」を行使する身体だけでなく、「心」の修練をもめざし、全体的人間としての自己修練をめざすようになったのは、禅や天台の教えを中心とした「心」の思想が社会へ浸透したことが関連すると源は指摘する。[36] こうした理解の仕方は既述した栗田のそれとまさに軌を一にしている。

近世思想史において、「型」の思想に大切な思想家として源は儒学者の山鹿素行、荻生徂徠、太宰春台の名を挙げている。[37] 源の考えを発展させ、さらに本居宣長の思想にも言及して「型」を論じたのが小島康敬である。小島の「こころ」と「型」をめぐる近世思想史の考察は森田療法の人間観や治療論ときわめて類似しているのに驚かされる。これまで、森田療法の思想的背景として禅に言及した人は多いが、近世の儒家や国学者の考えもそこに加える必要があるだろう。以下小島の論考から近世思想史における「型」の問題を見てみよう。

荻生徂徠が思想界に及ぼした影響は大きく、当時の人をして「徂徠学ニテ世間一変ス」と言わせたほどであると言う。[38] 徂徠に限らず、近世前半において、日本の儒学者は宋・明儒学で展開された「理」「気」「心」「性」「情」「明徳」等々の一連の概念の理解に努め、自己の本心の究明・確立、心の修養・工夫を行なった。こうした「心法」については儒者に限らず、近世前半において沢庵、盤珪といった仏者、柳生宗矩などの剣法家も大きく取り上げている。[39] 小島の表現を借りて言うならば、心法論においては、心をその同じ心で統御していくことができるのかというアポリアが生じてくる。《心の動揺を静めようと意思する、そのことそれ自体が一つのあらたな心の動きを誘発しているのであり、心を落ち着かせようとすればするほど逆に心がざわつくといった自己撞着は、我々の日常生活においてしばしば経験される》と氏は言う。[40] 山鹿素行や伊東仁斎は宋学の心法論を実践していく中で神経症的様相に陥りながら、ついには心法論的思考法と決別して、「人倫」に還帰し（仁斎）、「日用」を再認識し（素行）みずからの思想を確立していった。[40] 小島が例示する素行の次のような言葉は、臨床的な観点からは森田療法の「事実本意」「目的本意」「外相を整える」、さらにはとらわれの悪循環（症状）への徹底した「不問的態度」と見事に一致している。以下の山鹿素行の言葉はそのまま森田正馬の言葉としても通るのではないかとすら思える。

心を以て心を求むるは、いつまでも我が心にて心をたずぬるゆえに、ついに不可知。不可知を以て心に証拠を立つ、是れ虚空をえ（彫）り水に印をなすにひとし。[41]

内外は本と一致にして不別、外其の威儀正しきときは内其の徳正し。外にみだるる処あれば内必ず是に応ず。唯だ外の威儀を詳に究明して、其の天則に相かなふが如く守らんには、心術の要自然に明なるべし。威儀は礼の形也。[42]

小島によれば、山鹿素行はみずからの心法論との格闘の体験を通して、心で心を制することの空疎さを痛感し、具体的な「形」という媒介項を通して抽象的で捉えどころのない「心」を正していく方法を自覚的に採っていく。すなわち、形にあらわれた日常の立居振る舞い、身のこなしかたを整えていくことで目に見えず捉えどころのない心を正していこうとした。[43] こうした素行の「心法」に対する否定的な見方をより徹底し、理論的に精緻化・体系化したのが徂徠学である。小島に従って荻生徂徠と太宰春台の言葉を以下に引用してみる。

心は形なきなり。得てこれを制するべからず。故に先王の道は、礼を以て心を制する。礼を外にして心を治むるの道を語るは、みな私智妄作なり。何となれば、これを治むる者は心なり。治むる所の者は心なり。我が心を以て我が心を治むるは、譬へば狂者みづからその狂を治むるがごとし。いづくんぞ能くこれを治めん。故に後世の心を治むるの説は、みな、道を知らざる者なり（荻生徂徠）(44)。

妄念の起るを只やめんとしてはやまず候。其やめんとする心すなわち妄念にて候。側に在る琴瑟を引きよせて爪しらべにてもすれば、それに心移りて妄念やむ、是すなわち心を治るにて候。……聖人の道には心を治ることを教えざれども、礼儀を守れば心はおのづから治り候（太宰春台）(45)。

小島は荻生徂徠およびその学徒たちが、心それ自体による自己統制を主観的・空疎なものとして放棄し、外在的な文化的範型、すなわち「先王の礼楽」を摸し、それに習熟し、身に得ていくことで人間形成をはかり、範型が身体に受肉化し、意識的努力が創造的無意識へと昇華し、第二の自然が形成されることを「学」の完成と考えていたことを明らかにしている(46)。徂徠が中国の礼楽規範を範型と仰いだのに対して、その範型を「日本の神々の道」に求めたのが本居宣長であるのはつとに知られている。宣長は物事に触れれば喜怒哀楽の反応が起こり、動いて止まないものが人間の本来の心の姿であり、「真心」である。物事に触れてさまざまな彩りをもった情感がわきたってくるのは「もののあわれをしる故」であり、そもそも心を制しようとする発想自体が「さかしら」であると宣長は考える。宣長は歌を構成する「詞」の姿・形をなによりも重んじ、その感化力を通して、知らず識らずのうちに「心」を洗練させていくことのうちに問題解決の方向を見いだしていったと小島は指摘する(47)。宣長は「先王の道」から「神々の道」へと範型の実質的な内容の読み替えを行なったが、範型としての「形」の学習を通して「心」を練磨・洗練するという思考の枠組みそのものは徂徠学のそれを継承しており、文化の習得過程における「型」「形」の意義を重視した点は共通する。以上、「型」について栗田勇、源了圓、小島康敬の説を中心に日本思想史の観点から概観してきた。「型」の思想を筆者の考えも交えて整理すれば以下のようになるであろう。

(1)凡人と聖、衆生と仏が本質的に不二であるという論理矛盾を相即論として乗り越える一元論的発想が本覚思想の根本であり、それを可能たらしめるのが実践的な「行」である。連歌、俳諧、能、狂言、生花、茶の湯など室町時代に花開いた芸能における「型」、あるいは近世における武術の「型」は単なる技術や技巧ではなく、天台本覚思想における「行」の伝統を受け継いだものである。それゆえ、「型」は本質的に宗教的、形而上学的な出来事であり、そこには宗教的な超越体験、あるいは人格陶冶の方法論、すなわち『精神療法』的側面が内在している。

(2) 俗と聖が二つであり、なおかつ同時に一つであるという基本的なテーゼから西洋の「キリスト論」も日本の天台本覚思想も出発している。西洋では概念の整理や理論の精緻化を通してこの矛盾を克服しようとし、この試行錯誤の中から西洋的な「個」の概念が生まれてきた。一方、日本の天台本覚思想では西洋とは違い身体的な「行」や芸能における「型」の習得を通してこの矛盾を乗り越えようとする。そこでは身心の操作を介した絶対的一元論的な止揚や超越体験が鍵となり、身心一元論への実践的回帰、「内なる自然」、師弟の実存的な出会いや「場」が重視される。その結果、概念や理論で本質はとらえられないとする概念軽視・言語化軽視の傾向が生み出される。

(3) 「型」は「形であって形を超えるものとして完成された形」である。「型」は形を超えたものとしてギリシャ的な「イデア」に似ているが、イデアが形を超えた超感覚的な超越者であるのに対して、「型」は具体的に目に見える「形」においてしか自己を示さない。「型」における超越は超越と内在が一つになった超越であり、宗教学的には一種の「聖体示現（ヒエロファニー）」的な出来事である。

(4) 相即不二の論理矛盾を超越する「行」は「認識論的なアプローチと存在論的なアプローチがせめぎあう」体験の場であり、「行」や型の修行の深まりにともない修行者は必然的に心理的な行き詰まり状態に陥る。修行者はそこで、単なる技巧や外面的な形の習得から一歩踏み込んで、みずからの心のありようの再検討や自己超越が求められる。技巧を習得する当初の段階では、修行者が「行」や「わざ」をいかにうまく使うかが問題となるが、さらに進んだ段階においては、まったく反対に「行」や「型」によって修行者自身のあり方が根本的に問われる実存的・心理的なパラダイム転換が起こる。こうした際、師（指導者）が修行者に直接何かを教えることは原理的にできないが、師（指導者）は先達として、あるいは実存的・心理的な理解者・立ち会い人として臨在する意義は大きい。

(5)「型」において克服されるべきは人間の「妄念」であり、究極的には己自身へのとらわれである。「型」への深いコミットを通して、「とらわれの心」から解放されて精神の自由が生まれ、物事の正しい理解が可能となる。具体的な「形」から切り離して、「心」それ自体を抽象的に捉えるのは虚しいことであり、心それ自体で心を自己統制しようとする試みは主観的・空疎な作業に終わり、堂々めぐりの悪循環に陥る。とらえどころのない心は外在的な文化的範型を摸し、それに習熟し、身に得ていくことで洗練され人間形成がはかられる。こうした生活実践的な範型、形から心にせまるという発想は近世の儒教思想に認められるだけでなく、現代の森田療法や内観療法の治療理念や人間観の根幹をなしている。

栗田勇、源了圓をはじめとする諸氏の論考は「型」を眺望し、その歴史的・思想的背景を知る上で貴重だが、筆者が本書で論じる「型」の心理学、あるいは精神療法における「型」の問題とは切り口の点で隔たりがあるのも事実である。この点では、次にあげる生田久美子の著作――『「わざ」から知る』[48]――は筆者の知る限り、心理学的に「型」の問題に正面から取り組んだ唯一のまとまった著作である。生田は認知心理・教育学的な切り口から、芸能や武道などの豊富な資料を駆使して「型」を身に付けるプロセスを考察している。以下生田の著作にそって型の習得の心理を見てみよう。

生田によれば「型」を身につける心的プロセスは「わざ」を習得する過程として図6のようにまとめられる。

生田自身の要約を借りるならば《「わざ」の習得とは単なる「形」の模倣ではなく、それを超えた「型」の習得に他ならず、「わざ」の習得を目指しているいずれの世界においても、究極に目指すところは「型」の習得に、すなわ

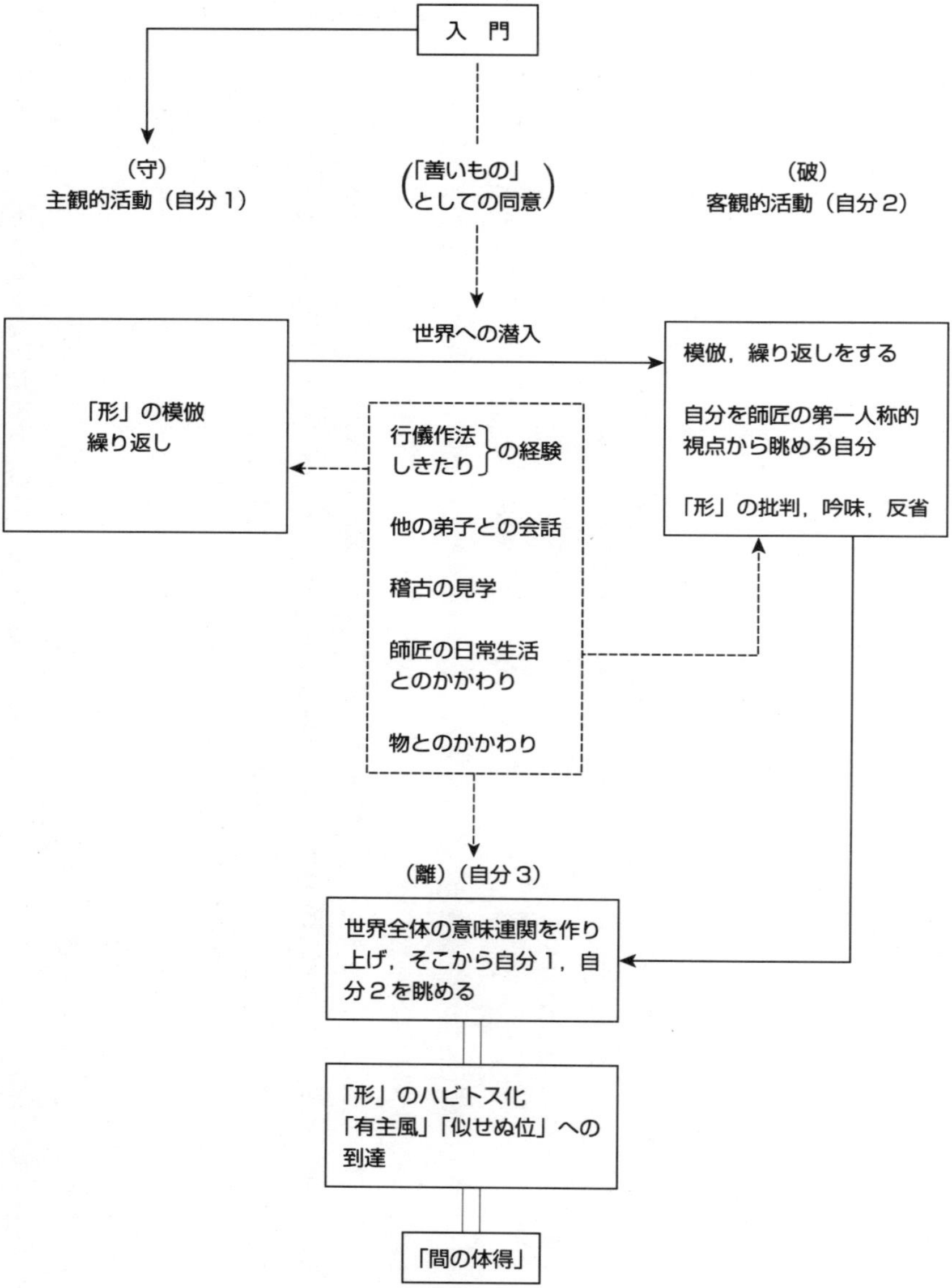

図 6　「わざ」習得の認知プロセスの構造
（生田久美子『「わざ」から知る』東京大学出版会，1987 より）

ち「形」をハビトス化すること、「わざ」固有の「間」を体得することに他ならない》。《そして「型」の習得に至るプロセスで欠かせない要素になっているのが「世界への潜入」、すなわち当の「わざ」の世界に学習者自身が身体全体でコミットするという点》であり、《一見意味のない、無駄とも思えるさまざまな日常的事柄と関わりを持つことによって、学習者は次第に当の世界のなかに位置するそれらの意味が理解できるようになり、また同時に自分が模倣に専念しているところの「形」の意味も実感として理解できる》ようになる。[49]

生田の言うハビトスとはフランスの社会学者マルセル・モースの提唱する概念で、彼は人間の身体技法が社会状態や文明の諸特徴を示す記号であるとして、人間の示す身体技法の分析を通して「ハビトス」を中核概念に文化論を展開している。モースの言う「ハビトス」は無意識動作の連続である「習慣」とは違い、学習者の社会的かつ理性的な働きを前提とした身体技法であり、人間の示す身体運動を解剖学的、生理学的な観点を超えて、心理学的、社会学的な考察に道を開くものとされる。そこでは人間の示す身体運動から単に「精神とその反復能力」を見いだすのではなく、「技法と集合的個人的な実践理性」を見いだすことが重要であると言う。[50] 生田はモースの「ハビトス」が「形」と一線を分かつ「型」の本質に根差す概念であると評価しながらも、他方では心理学者として次のようにモースの「ハビトス」概念の限界を指摘する。ハビトス概念によって、「わざ」の学習では単なる社会的権威として師匠から強制的に「形」の模倣を強いられるのでなく、学習者自身が当の「わざ」の世界、および師匠の示す「形」を「善いもの」として認識して模倣に専心することが認知プロセスの基本になる。つまり受け身的に外在的な「善さ」が与えられるのではなく、あくまで学習者自身が主体的にその「善さ」を認めることが重要であることが理解できる。しかし、モースはある社会に生まれた子供が「威光模倣」の活動を通して模倣した「形」をどのように自分の主体的な動きにしていくのか、どのようにして「形」の模倣を超えて、当の「形」を子どもみずからが主体的に産み出すようになるのか、そのプロセスが語られていないと批判する。「形」から「型」への移行がどのようになされていくのかが解明されなければ、真の「わざ」の習得の認知プロセスは明らかにならないと生田は指摘する。[51] さらに日本の伝統芸能の世界で言う「型（形）より入りて、型（形）より出る」という言明の、実際上の意味が明らかにされる必要があるとも述べている。(51)

「型」や「間」の習得・体得によって、学習者の認識が身体全体を通してどのように変化していくかについて、生田は次のように考察している。「わざ」の習得の第一段階は、学習者が権威と認める師匠の示す「形」を繰り返し模倣して、そこに没頭する過程である。(52) この場合の権威とはけっして社会的権威ではなく、学習者が「善いもの」とみずから認め同意する権威であって、この種の価値的コミットメントがあってはじめて学習者は師匠の示す「形」の模倣から、次第に模倣を超え出ていくことが可能になる。(53)

次の第二段階では学習者が師匠の体になりきって「形」の模倣に専心する主観的な認識活動の「自分」と、他方その没入している自分を師匠の価値を取り込んだ視点から冷静に眺める客観的認識活動に従事するもう一人の「自分」が現われる。(54)「形」の模倣に没入する主観的存在としての「自分」と客観的存在としての「自分」の二人の「自分」の間を往復するうちに、ある作品を成り立たせている要素的な「形」の意味をみずから納得したいという衝動に動かされ、学習者は「形」の「解釈の努力」を始める。そしてそれぞれの「形」の意味を解釈しつつ、みずから生成していくより大きな目標に照らし、どの動きが必然的で、どの動きが偶然的なのかを身体全体で納得していくようになる。(55) 必然の部分については変更は許されず、もしそうすれば師匠から叱責を受けるが、逆に偶然の部分は自分にあった工夫をすることが必要で、そうでなくては師匠の「形」のコピーで終わってしまうことを学習者自身は認識していく。(56)

この点に関連して、生田は三味線の鶴沢寛治の言葉を例に挙げている。《きっちりしたらいかん、がどうでもいいということではないんですな。きっちりしたらいかんが、きっちりしなければいかんのです》(57)。この鶴田の表現は「わざ」の習得に関して、要素的な「形」の必然の部分と偶然の部分をみずから解釈の努力をしながら捉えていくことの重要性を示している。

第三段階では学習者は右記の二つの「自分」の視点を交互に移動させる推考活動を経て、師匠の示す「形」を含む当の「わざ」の世界全体の意味、言い換えるならば当の「わざ」にとって「善さ」とは何かについて解釈を始める。つまり、二人の「自分」の他に、さらに世界全体を見渡して、そのなかで師匠の示す「形」、自分の示す「形」、また他の学習者の示す「形」、さらには示された「形」以外の事柄の意味を捉える三番目の「自分」が現われてくる。[58] 三番目の視点への動きは、みずからが示す「形」や他人の示す「形」の意味をみずからその価値を認識した「場」の視点から捉え直す認識の変化であり、いわば一見「わざ」の習得とは無関係な事柄（たとえば、住み込みの内弟子に課せられる師匠の日常の世話、家事、雑事など）の意義化のプロセスであると生田は言う。[59] こうした段階になると学習者は「わざ」固有の呼吸のリズム、すなわち「間」の体得が可能となり、有形、無形の事柄からなる当の「わざ」の世界全体の意味をみずから「善いもの」として納得し、そこから逆に自分の「形」の意味を実感するに至る。こうした「型」の習得は世阿弥流に言えば、師匠の「形」をそのまま演じた「無主風」から、師匠の形を自分自身のものに消化することで主体的な動きが伴った「有主風」への転換であり、それはまた「間」の体得に他ならない。[60] 生田は「間」について次のように説明する。「間」は字義通りに言えば「形」として表現されたものの間隙ある沈黙、空白の部分を指しており、「間」の習得は「わざ」に固有の呼吸のリズムを体得することだが、むしろそれを超えて「間」が単なる空白でも沈黙それ自体でもなく、「間」が別の表現であるということをみずから認識することが重要である。生田は安田武の言葉を引用して、《表現された部分と表現されない部分を含み、しかも両者の間に緊密にして抜き差しならぬ緊張関係がなくてはならない》のが「間」であり、外側に表現された部分と表現されない部分との関係を、単に時間的な要素としてではなく、状況全体のなかでの必然性という観点からみずからの呼吸のリズムを決定するのが「間」の体得であると述べている。[61]

前記のような「型」の学習段階では全般的に意味関連の構築プロセスは説明的、言語的なそれとは異なっており、それは身体全体を通して価値を探りながら構築していくプロセスである。[62] そこでは《世界への参入》、すなわち《状況への身体全体でのコミットメント》が不可欠であり、《状況のなかではじめて成立する理解の仕方》《身体全体でわかっていくわかり方》でみずからの認識を身体を通して活性化させていき、またその認識を身体を通して表現するあり方であると言う。[63]「型」や「間」の習得を援助するのが、師匠が指導の際に使う「わざ」言語であり、それは比喩を多用した間接的表現が特徴的である。「わざ」言語の間接的表現は学習者の「わざ」の知識と対応されることによって、あれこれ身体全体を通しての推考活動が繰り返され、ついにはみずからが学ぶべき「形」の意味を実感として捉えることを可能にする。[64]こうした「わざ」言語は必ずしも日本固有のものでなく、芸術の指導の領域における技術的（実践的）用語（technical［practical］jargon）（バーノン・ホワード）と共通しており、生田は「型」や「間」の学習を日本的なもの、神秘的なものとして祭り上げるべきではないとの発言を行なっている。[65]この点、筆者はまったく同感である。

生田の右記の著作に補稿を寄せた佐伯胖は生田の論考を踏まえつつ、「わざ」の研究を認知科学全体の中で概観して次のように述べている。[66]「わざ」に関する研究では必然的に「領域固有性」や「状況依存性」が不可避であるが、従来の伝統的な心理学では思考や技能が「領域固有」であったり「状況依存」であることは、いわば「都合のわるい」話、学習や発達がうまくいかない要因のひとつとされてきた。ところが八〇年代に入ってさまざまな領域で認知研究が推し進められるにつれて、課題解決や思考における「文脈」とか「状況」というものが、たとえ従来の「科学的用語」では明確に定義できないとしても、それが決定的に重要な役割を果たしていることが認知科学の発展にともなって、いっそう明らかになってきた。こうした観点から最近では認知科学者の間でソヴィエトの活動理論や近年の文化人類学的知見が注目されており、さらにはギブソンの知覚心理学（一般にアフォーダンス理論として知られている）が再評価されている点を佐伯は指摘する。ギブソンの心理学では、認識における活動の重視、外界の事物の動的特性が途中で言語的な「解釈」を経ずしてただちに実践活動を引き起こすという、いわゆる「アフォーダンス」の直接抽出（direct perception）の仮説が最大の特徴だが、そうした「アフォーダンス」的な物事の理解は一見認知科学の存在そのものを否定しているようでいながら、実は認知科学がめざす「知の問い直し」に重要な示唆を含んでいると佐伯は言う。

この章では「型」の思想や心理について諸家の説を援用しつつ概観してきた。「型」に関する諸家の考えを知れば知るほど、筆者には精神療法という学問領域が「型」の心理学を考える上で大変エキサイティングなものに思えてくる。なぜなら、諸家も指摘するように、「型」の習得は単なる外面的な形の模倣や練習ではない。そこでは「型」への深い全人的コミットが大切であり、身体全体を巻き込んだ「世界への潜入」、そして人格的な深いコミットを通して学習者自身の認知が変化し、精神的成長が達成される。こうした認知の変化や「在り方」「生き方」の問い直しを不可避に伴うのが、まさに臨床の学としての精神療法である。精神療法にはさまざまな学派が存在するが、そこには患者の心的変化をいかに引き起こすかについて膨大な臨床実践の積み重ねと理論体系が存在する。精神療法の中でも、特に次章に述べる日本的精神療法（森田療法、内観療法）は「型」の心理学を考える上で大変興味深い。森田療法にしても内観療法にしても、それは日本人が日本人の精神的成長や（防衛的な）自己を超越するために考案した治療システムであり、そこにはこれまで概観してきた「型」や「行」の伝統が息づいている。森田療法や内観療法の臨床研究はまさに「型」を知る上で生きた教材と言っても過言ではない。

本書では生田がしばしば言及する「間」という『概念』にはあえて触れないことにした。というのは、生きた「間」には「型」だけでなく「清明心」や「素直」「自分」など重要な心的経験がすべて含まれてしまい、本書全体はいわば「間」の一言で済んでしまう。それでは逆に諸現象の解明に困難をきたすと筆者は考えるからである。「間」は大変重要な『概念』だが、あまりに包摂性が高く、あらゆる概念をそこに呑み込むブラック・ホールのごとき恐ろしさがある。「間」には「型」が生きて働くための「場」のありようやそこにかかわる人間の心的ダイナミズムなど複雑な諸要素が含まれる。本書では「間」について直接言及しないが、それは本書が「間」と関係しないからではない。逆に本書全体は「間」という言葉を使わず、「間」という現象の一部を解明しようとした試みであり、現時点で筆者は「間」を一定の概念として扱いかねているとも言える。

第二章　精神分析、森田療法、内観療法の概略と治療構造

本章以降、日本的精神療法（森田療法、内観療法）の治療構造・技法・理論の具体的な検証を通して、「型」の本質を探ってみたい。日本的精神療法の「型」を考察する前に精神分析、森田療法、内観療法の概略と治療構造について簡単に触れておきたい。

各種精神療法の具体的なHow toのスキルに関連する決まり事や治療の組み立てを精神療法では一般に「治療構造」と呼んでいる。治療構造はそもそも精神分析から生まれた考えた方である。周知のごとくフロイトはヒステリーという病態に対する治療法として自由連想を創始した。面接室で患者は寝椅子に横たわり、一方治療者は患者の背後に座る。四五分～五〇分の間、患者は頭に浮かぶことをすべて批判や検閲なしに話すことが求められ、治療者は受け身的、中立的態度を保ちつつ、患者の連想を傾聴し、適切な時期に連想の背後に動く無意識を解釈していく。こうした一連の治療的手続きをフロイトはチェスのルールに例えている。ゲームのルールは保守的なものであって、一度設定されたなら、ゲームが変わらない限り軽々しく変更されることはない。精神療法におけるセッティング、治療者の態度、患者に課せられる要請などの手続き全体を治療構造と一般に呼んでいる。[1] 小此木[2]によれば、治療構造は外面的治療構造と内面的治療構造に分けられる。外面的治療構造とは、(a)治療者・患者の数の組み合わせ（例：個人精神療法、集団精神療法、複合精神療法）、(b)場面の設定（例：面接室の大きさ、一対一面接、同席面接、合同面接）、(c)治療者・患者の空間的配置（例：対面法、背面法、仰臥法、九〇度法、一八〇度法）、(d)時間的構造（面接回数、時間、治療期間）、

(e)治療料金、(f)通院か入院か、など具体的外面的な治療の諸要素である。一方、内面的治療構造とは、(a)治療契約、(b)面接のルール、(c)秘密の保持、(d)約束制度、(e)禁欲規則、などが挙げられる。

各種精神療法において、どのような治療構造が選ばれるかは、治療対象の特性、各治療者の意図する治療目標、治療機序、治療技術に応じて決定される。ひとたび治療構造が決定されると、今度はこの構造が治療関係のあり方や治療過程を逆に規定する要因として働く(2)。小此木によれば(2)、治療構造の心的機能は治療者と患者の自他の境界を保ち、患者が適応すべき場を設定し、治療に一定の認識の枠組みを提供する側面と、治療者と患者を周囲の圧力から守り、安住の居場所となり、患者の心的な成長を抱える心的環境の機能を持つ。また、治療者・患者間の交流を促す媒体の役割を果たすともされている。

一　精神分析と日本的精神療法の概略

精神分析

精神分析はS・フロイトが創始した精神療法であるのは言うまでもない。精神分析はフロイトが創始した当初（一八九〇年代後半～一九〇〇年）から、さまざまな修正、発展を繰り返して、現在では膨大な治療技法・理論を備えた一大治療体系となっている。精神分析は精神療法の一分野にとどまらず、人間心理を理解する学問の側面、さらには芸術・哲学・宗教など社会文化的な側面を含みつつ、広範な学問領域をなしている。本書の目的にそって、ここではフロイトが精神分析を創始するに至った歴史と古典的な精神分析の治療構造・技法のポイントを小此木の著作(3)を参考にしながら簡単に概観してみたい。

《歴史》

フロイトは一八五六年チェコスロバキア領のフライベルクにユダヤ商人の息子として生まれる。四歳からオーストリアのウィーンに在住。一八七三年にウィーン大学医学部に入学、一八八一年に卒業。大学卒業後、フロイトはブリュッケの生理学教室での神経系の組織学研究を経て、臨床神経学者になる決心をする。一八八三〜八五年、ウィーンの総合病院神経科に勤務しながら、マイネルトの解剖学教室で神経の組織学的研究を行ない、一八八五年から五カ月間パリのシャルコーのもとで神経学を学び、帰国後、神経医として開業する（三〇歳）。

開業後のフロイトはシャルコーやブロイアーの影響で次第に神経症の治療に関心を向けるようになる。彼は当初、コカインを用いた薬物療法で神経症やうつ病の治療を試みたが、一八八七年頃からブロイアーの催眠浄化法とベルネームの催眠暗示療法の影響を受けて、ヒステリーの治療を行なうようになる。一八九二〜九五年にかけて催眠暗示・浄化法、前額法などの精神療法技法を試みながら、次第に催眠を放棄し、症例エリザベート嬢の治療で自由連想法の使用を開始し、精神分析療法の確立へと向かう。フロイトは一八八七年フリースとの出会いによって自己分析を深め、とりわけ一八九六年の父ヤコブの死を契機にみずからの無意識に潜むエディプス・コンプレックスと幼児性欲を自覚し、この自己洞察が真の意味での精神分析の誕生をもたらした。

精神分析は一八九〇年代後半から一九〇〇年にかけてのフロイトの次のような認識と方法を基礎にしている。①特定の二人称的対人関係（たとえば分析医との関係）の中での自己分析（自己観察）を基本的方法とする主体的な心理学。②その臨床的方法として、自由連想法を基本にする精神分析技法（転移‐逆転移、抵抗、無意識の意味の解読、解釈、洞察などを扱う）。③無意識過程と「抑圧」の機制の仮説。④エディプス・コンプレックスと幼児性欲の理論。

さらに彼は一九〇四年から一九二〇年にかけて次々と精神分析の症例報告や技法論文を発表し、それによってフロイト的治療態度と精神分析の技法論が大成されたと言われる。

《治療構造》

〈外面的治療構造〉

①通院による治療　精神分析は森田療法や内観療法と違って、特殊な重症例の入院治療を除き外来における通院

治療を原則とする。患者は入院治療とは異なり、日常の生活を営みつつ、週何回かの割で治療者のもとを訪れる。精神分析という特殊な治療状況と日常生活の間を患者はそのつど、心理的に往復せねばならない。

②面接回数および時間　欧米における正式の精神分析では、週五回、毎回四五〜五〇分が正規のものとされているが、日本では経済的理由その他から週一〜三回の場合が多い。面接の回数や一回あたりの面接時間は理由なく安易に変更されてはならず、週一回五〇分なら五〇分と固定して行なうことが大切である。

③治療者・患者の空間的配置　精神分析はドアのついた個室で、会話が外に漏れないような部屋で行なわれなければならない。治療者と患者の室内での位置関係は自由連想による伝統的な精神分析の場合は、患者が寝椅子に横たわり、治療者は患者の視野の外で、しかも患者を十分に観察できるような位置に座る。精神分析的精神療法では治療者と患者が向かい合って座る「対面法」を用いることが多い。

④治療料金　料金は治療への経済的な報酬という意味を持つのは当然だが、精神分析の場合、それ以外に料金を患者が治療者に支払うこと自体が治療的に重要な意味を持つ。治療費があまりに安かったり無料だったりすると、そのことが治療経過に悪影響を及ぼすことが知られている。正式の精神分析では、患者は料金を毎回自費で、一定金額治療者に手渡すことが原則になっている。

〈内面的な治療構造〉治療者・患者間には右記のような目に見える外面的な治療構造のほかに、内面的で無形の精神交流に関するいくつもの約束や取り決めごとがある。こうした取り決めや約束は、治療上のルールとして治療者・患者間の交流様式を規定する「心理的構造」の意味を持っている。

①治療契約　精神療法の開始にあたって、右記の外面的治療構造および面接のルールについて、大体の取り決めが行なわれなければならない。この取り決めは治療の出発点で成立すると同時に、それ以後の精神療法の全経過を支配するという意味で「心理的構造」となる。

②面接のルール　正式の精神分析の面接は寝椅子に仰臥して五〇分なら五〇分自由連想法を行なうことによって

進められる。自由連想法は「今、そうやって横になっていて頭に浮かんでくることを、そのまま浮かんでくるままに話して下さい。たとえば、こんなことはつまらないことだ、自分の病気に関係がない。恥ずかしい、不愉快だ、先生に失礼だ、などの批判・選択が起こっても、できるだけそうした批判や選択をしないで、それをそのまま話すように努力して下さい」というやり方の説明のもとに行なわれる。こうした自由連想の連想内容やそこに現われる抵抗の理解を通して患者の無意識的葛藤を解明していく。精神分析的精神療法の場合は自由連想ほど厳格ではなく、治療者がもっと積極的に質問したり、話題を誘導する場合を含んでいる。

③秘密厳守　精神療法においては一般医療以上に秘密の保持に対して特別な配慮を必要とする。患者が話した内容について秘密が保持されることを明確に伝えるべきであり、こうした秘密保持がなければ患者は自由に話すことはできない。

④約束制度　精神分析は長期にわたって、しかも、一定の頻度、時間で定期的に繰り返されるという性格をもつ以上、患者との面接日、時間をなるべく規則的に定めることが大切である。約束時間外の面接要求や面接の無断欠席、違約は患者の転移、あるいは治療抵抗の現われであることが多く、その扱いは治療的に重要な意味を持つ。

右に述べた精神分析の各種の治療構造は治療の場に「転移」を効果的に醸成し、それを治療的に操作する目的で組み立てられている。ユングはフロイトに転移こそ精神分析のαでありωであると答え、フロイトがユングを賞賛した逸話[4]はよく知られている。これは「転移」がいかに精神分析という臨床の学の要となる作業仮説であるかを示している。

森田療法

《歴史と背景》

森田療法は森田という名が冠されているごとく、森田正馬（一八七四〜一九三八）が一九二〇年頃に創始した日本独自の精神療法である。森田正馬がみずからの神経質症状を克服した体験が森田療法を創始するに至った遠因とも言われる。森田正馬は明治七年、高知県にて出生。一〇歳頃に近所の寺で怖い地獄図を見て以来しばしば死の恐怖におそわれるようになった。元来、身体虚弱であった森田は生老病死の問題をめぐって、人生論、哲学、宗教などの形而上学的なものへの関心が強く、高等学校三年のときにすでに精神科医になる決心をしていた。森田は一六、七歳頃から頭痛、心悸亢進、不安発作などの神経質症状に悩まされ、大学を卒業する前までそれは続いた。大学一年の終わり頃、追い詰められた彼は「必死必生の心境」で勉学に打ち込み、その結果今まで彼を悩ましていた症状が雲散霧消するという経験をする。一九〇二年（明治三五）に森田は当時の東京帝国大学医学部を卒業し、直ちに呉秀三教授が主任をつとめる精神病学教室に入局する。森田が入局した当時の日本の精神医学界は近代精神医学の基礎を築いたクレペリン（Kraepelin）の記述的・疾病分類的な精神医学が全盛の時代であり、呉自身クレペリンの直弟子であった。「精神病は（限局可能な）脳病である」として、精神疾患の脳器質的要因を最大限重視した伝統的なドイツ精神医学が支配する日本において、主任教授の呉秀三は精神療法にも興味を持ち、その治療的価値を認めることができた数少ない先駆者の一人であった。森田は一九〇三年（明治三六）に大学院に入学、巣鴨病院医員となり、呉教授から精神療法を研究するようにテーマを与えられる。同年九月には私立東京慈恵会医院医学専門学校教授となる。巣鴨病院のさまざまな治療的試行錯誤や自宅を用いた神経症患者への治療的模索を通して一九二〇年頃に森田療法を作り上げたとされる。約二〇年に及ぶ試行錯誤の中で、彼は催眠療法、作業療法、生活正規法（Binswanger）、説得療法（Dubois）、臥褥療法などを次々と試みるが、それら西洋伝来の治療技術がそのままの形では神経質治療に不毛であることを認識する。森田は日本の伝統的、土着的思想の治療的価値を再発見する中で、生活正規法、臥褥療法、説得療法などを改良工夫し、次第に治療体系を整え、現在みられるような森田療法を作り上げたとされる。

《治療構造》

〈外面的な治療構造〉　森田療法は森田正馬が創始した当初より、家庭的な雰囲気を持った小集団による入院治療を基本としている。治療の全経過はおよそ二～三カ月で、以下の四期から成り立っている。

第一期（絶対臥褥期――一週間）　患者を個室に隔離し、面会、談話、読書、ラジオ、喫煙、その他すべての慰安を禁じ、一日中横臥させる。用便と朝晩の洗面以外は室外に出ることはできず、食事は他患者が部屋まで運びそこで摂る。一日一回、数分程度の短い面接が主治医によって行なわれる。臥褥の前半は入院したという安堵感から心身がリラックスし、夜間のみならず昼も眠る場合が多い。臥褥の後半になると、症状からくる不安や治療に対する疑惑が湧き上がり、煩悶し不眠がちとなるが、その反面、退屈感も強まる。臥褥の治療的意義として、①診断上の補助（鑑別診断）、②心身の安静による疲弊の調整、③不安苦痛との直面による煩悶即解脱の心境の体得、④退屈感、活動欲の自覚から、起床後の作業に突入する契機となる、⑤治療者-患者間の rapport 形成、などが挙げられている。[5・6・7]

第二期（軽作業期――数日間）　他患者と同居する一般病室に移り、院内の散歩、観察と共に軽い作業を行なわせ、日記を毎日記載させる。この時期には、談話や院外の外出、読書等は禁ずる。多くの患者は、臥褥中の制約、退屈から解放されて、一時爽快な気分となり、大なり小なり発揚状態がみられることが多い。この点を治療者は説明して、むしろセーブしつつ生活してゆくよう患者に注意する。

第三期（重作業期）　風呂や食事、掃除などの当番や動物の世話、草むしり、スポーツなどの作業・集団的活動を自発的・積極的に行なわせる。作業の治療的意義として、①人間は本来活動するようにできていること、②症状があっても作業が可能なことを体験させ、症状の脅威を減殺し、体験的自信を獲得させる、③作業により患者の自己防衛的、自己中心的態度を外向化へ転じさせる、④作業没入により、病的心理機制を打破し、内的葛藤を軽減させる、などが言われている。[7]

第四期（生活訓練期）　第三期の多彩で自発的な作業に加え、必要に応じて院外へも積極的に外出させ、日常生活に戻る準備とする。事情により、院内からの通学、通勤も許可する。

日記指導　絶対臥褥期（第一期）を除く毎日、就寝前にその日の出来事や作業内容、患者が感じたことなどを日記形式で記載させ、治療者がそこにコメントを加えて指導する。

作業期における治療者の面接は精神分析のように時間を決めて、定期的に行なわれるのではなく、そのつど臨機応変に治療者の判断で行なわれる。面接の内容は日々の具体的行動に関したものが中心で、面接の秘密性や閉鎖性といったものはほとんど存在しない。面接の形態や時間もさまざまであり、森田正馬の時代には森田と一度も会話を交わさず、軽快退院した患者さえいると伝えられており、森田療法の面接は精神分析のそれとまったく異なっている。

〈内面的な治療構造〉

①不問技法　森田療法において最も重要なのは、「不問」と呼ばれる一種のルールあるいは技法である。患者は当然のことながら神経質症状やそこから由来する不安を取り除こうと治療を受けに来る。《どうしてこんな症状が出てきたのか》《どうしたら症状が取れるのか》と患者は治療者に向かって質問する。ところが治療者はそうした質問に対して、《症状は誰にでもあること》《異常なことではない》ととりあわず、症状や不安はありながら行動するようにと指示する。患者は最も重大な関心事——どうしたら症状が取れるのか——という疑問にまったく答えてもらえず、宙ぶらりんの心理状態に置かれる。森田療法では精神分析と違い、面接の時間や場所が限定されていないので、治療者は精神分析のような「分析の隠れ身」を使うことができず、みずからの日常の姿を患者にそのまま さらすことになる。しかし、右記の病態不問のおかげで、治療者と患者の間には心理的な距離があくまで保たれ、患者の病的、観念的な「とらわれ」に治療者が巻き込まれなくて済むのである。

病態不問は治療者・患者間に心理的な距離を取るだけでなく、患者を共感的に受け入れる母性的側面もある。症状が誰にでもあることを強調するのは、患者が特別異常な人間ではなく、治療者と同じ普通の人間だというメッセージを暗に伝えていることになる。こうした共感のメッセージは治療の場の受容的・家庭的雰囲気によって一層確かなものとなる。病態不問は治療者個人の技法だけでなく、治療集団のルールともなっている。森田療法の場で患者同士が症状の話をしたり、グチや感情に流れた会話をすることは禁止されている。こうした規則のおかげで治療の場の雰囲気は安定し、無用な感情的混乱は回避される。

②目的本位の行動原則　森田療法は作業を中心とした集団生活が基本である。患者が《どうして作業をするのか》《どうして症状と関係ない仕事をするのか》と疑問を発しても、治療者は《神経質症状は頭では治せない》《わからぬまま、疑いながらでよいから、症状のあるままに行動しなさい》《作業は治すためにするのではない、その目的を果たせばよい》と答え、患者を作業実践へと追い込んでいく。森田療法の作業は風呂当番、食事、掃除など生活に密着したものを中心に成り立っており、彼らは毎日の生活を営む必要性、必然性のもとに日常の作業に取り組んでいく。こうした目的本位の作業に打ち込んでいくうちに、患者の観念的な「とらわれ」は徐々に打破され治療が進展していく。

内観療法

《歴史と背景》

内観療法は吉本伊信が一九四〇〜四一年頃に創始した精神療法であり、日本独自の治療法である点で先の森田療法と並び称されることが多い。吉本伊信は大正五年（一九一六）奈良県大和郡山市に生まれる。生家は裕福な肥料商で一族特に母方に浄土真宗の篤信家が多く、幼少時から布教家になることを憧れていたという。二一歳のとき、許婚者（現・絹子夫人）の親戚筋の紹介で内観療法の原型ともいえる浄土真宗の「身調べ」という修行に出会う。昭和一二年（一九三七）に行なった四回目の「身調べ」によって吉本は劇的な大歓喜に到達し、この時点でこの修行法の普及が自己の人生の使命であることを決意する。「身調べ」は浄土真宗の一派に伝わる入信前の一種の洗脳法であり、正規の教団活動の形態というより講のようなものであるとされる。仏教の教理とそのあかしを体得するための実践で、数日間の断食・断水・断眠をともなう荒行である。それは、一般の信者の家で行なわれ、開悟人と呼ばれる指導者のほか、数名の先輩が指導助手となり、親戚や同門者が待機・激励する中で始められる。座敷の一隅を屏風で囲み、「病人さん」とよばれる実習者が静座し、決死の思いで《いま死んだら魂は地獄へいくか極楽へいくか、過去の罪悪をあばき反省せよ》といった観想の課題が与えられる。指導者や助手の先輩がかわるがわる面接し激励していく。断食・断水・断眠は三日間以上厳守するルールで、昼も夜も見張り役が交替で監視する。こうした生理的、心理的極限状態を通して、宗教的な転迷開悟、大歓喜を得ようとする修行が「身調べ」である。吉本とその師・駒谷諦信は「身調べ」を一般の現代人にも広く適応できるようにと改良し、現在のような内観療法の形態を作り上げたとされる。主な改良点[8]としては、①阿弥陀如来を拝んだり、称名《しょうみょう》を唱えたり、教典を読んだりすることを止め、できるだけ特定の宗派、宗教色を排除するようにした。②断食・断水・断眠といった荒行的な要素を排除し、一般人にも行なえるようにした。③内省のテーマは「身調べ」のように《死んだらどこへいく》といった宗教的テーマではなく、純粋な人間関係をテーマとし、自分の父母、兄弟、先生にどんな迷惑をかけ、どんなに世話になったかを具体的・系統的に内省する。④「身調べ」では求道者ひとりに対して何人もの先輩が交替で面接をするが、内観療法では、逆に専任の指導者が何人もの実習者に面接指導できる形式に改めた。

　右記のような改良を行なって内観療法を一般に普及させようと努力したにもかかわらず、最初はなかなか反応がなかった。昭和二九年頃より、吉本が矯正界（刑務所・少年院）に内観を適応するに及んで、爆発的に普及するようになった。昭和四〇年頃からは精神医学界でも着目されるようになり、さまざまな追試・応用がなされるようになった。

《治療構造》

〈外面的な治療構造〉

①閉鎖的・遮断的な治療空間　通常の居室を一人で使うか、広い部屋の四隅に屏風を立て、各人の座を閉ざして内観を行なう。外部からの騒音や光の刺激をカーテンや暗幕で遮り、物理的な刺激遮断条件を作り出す。しかし、そうした物理的遮断は心理的遮断を作りやすくするための補助手段であって、完全な無響、無刺激な空間はかえって心理的な不安を惹起するので、治療的に好ましくないとされる。[8] 内観の実習者はこうした閉鎖的空間の中で一週間寝起

きし、用便、入浴、たまに水を飲むこと以外は座を立つことが許されない。食事も内観の席に運ばれそこで摂る。テレビやラジオの視聴、新聞・雑誌・図書類の閲読、書信や日記の記帳、休憩・体操・散歩などは一切禁止される。実習者は睡眠時間以外は横にならず、一日一六時間程度、座位にて与えられたテーマに沿って内省を行なう。

②指導者の巡回面接　指導者が内観実習者のもとを約二時間おきに訪れ、後に述べる規則に従って内観が順調に進展しているかどうかを確かめ指導する。指導者の面接は三〜五分程度で、前回の面接時以降の内観内容を断片的に聴取する。内観の真の目標は実習者の自力による思索の深化であり、実習者が独力で内観している際に実際の治療は進行するとされる。これゆえ、指導者の巡回面接は一種のチェック機能を果たせばよいわけで、内観内容をすべて面接時に聞き出す必要はない。指導者は実習者の内観内容を受容的・受動的に聴き、停滞・休息・怠慢がないかを見届け、方向づけをする。実習者の内観内容がいつまでも外罰的なものに固執するようなら、指導者は方向転換の指導に踏み切ることもある。指導者の判断で一日に数回（延べ二時間）ほど先輩内観者の模範的な内観告白のテープを流して聴かせる。

〈内面的な治療構造〉　内観療法は実習者が自発的に自己観察するとはいえ、何をどのように内省するかは任意ではなく、指導者から画一的・系統的なテーマが与えられる。

①基礎となるテーマ　内観のテーマはおおよそ次の順序で与えられる。(a)母親に対する「自分」の内省を生まれてから小学校入学まで、小学校時代、中学校時代と年齢順にほぼ三年から数年に時期を区切って順次現在まで回想を行なう。内省の内容は「自分は母から何をしてもらったか」、これに対して「自分は母に何をして返したか」「母にどのような迷惑をかけたか」に沿って行なう。(b)次に、(a)と同様なテーマや内容に沿って、父親に対しての自分、兄弟姉妹に対しての自分、身近な祖父母に対する自分を年齢順に内省する。(c)恋人や配偶者、子供に対しての自分を内省する。

②テーマ設定の特徴(8)　内観のテーマは右記のように指導者から与えられ、原則として実習者の意向で変更される

ことはない（テーマの非任意性）。内省は個別的で具体的な人間関係に絞って行なわれ、しかも自己批判的観点に立って行なうことが要請される（テーマの個別性、具体性、自己批判的観点）。具体的な思索の手がかりとして、思索のウエイトや時間配分にまで指導が及ぶ。すなわち、面接までの内観時間を仮に一〇〇分として、相手にしてもらったこと・世話になったことに二〇分、相手にして返したことに二〇分、相手に迷惑をかけたことに六〇分の時間を割いて内省するよう指導される（二・二・六方式）。内省の対象となる人物設定の順序とウエイトは、だいたい成育上で関係の深かった順とし、回想年代は幼少時から最近までと順行させる。実習者にとって、現在最も気になっている対象や問題を先に取り上げてはならず、四日以降に回すのが原則である。

二　治療構造に関するいくつかの議論

治療構造という考え方は、今では精神分析に限らず精神療法全般を理解する切り口として大切であり、異なる精神療法を相互に比較する方法論としても重要である。[1][2] しかし、治療構造論には精神分析の影響が色濃く残っている。たとえば、教科書的には治療構造の主な機能として次のようなものが上げられている。①治療者 - クライアント双方の存在と、その関係を支える受容器（container — Bion, W.）としての機能、②転移（transference）- 逆転移（counter-transference）の発生を促進する機能、③転移 - 逆転移の認識と、その分析とを可能にする現実としての機能、④境界を明確にする機能、⑤治療構造そのものに対する転移――構造転移（渡辺明子）――を支える機能、⑥移行対象（transitional object — Winnicott, D.W.）。②③⑤は「転移」という精神分析固有の治療概念が中心となっている。精神分析における治療構造は一対一の治療者・患者関係に「転移」を効果的に醸成し、それを治療的に処理する「舞台」としての意味合いが大きい。これは伝統的な精神分析の技法論であるメニンガーの『精神分析技法論』[9]にも明確に読み取ることができる。メニンガーは精神分析の過程においては、右に述べた精神分析特有の治療構造が自由連想の基本である解放と禁欲規則の間の葛藤を引き起こし、この葛藤が治療的退行、ひいては転移神経症を作り出す精神力動の基本要因として働くことを明らかにしている。

栗原[1]も指摘するように、わが国で治療構造論というと、ある設定された「構造」を遵守すべしという教義のごとく受け取られてきたきらいがある。しかし、治療構造論を提唱する小此木自身が《「構造」structure というコトバは、やや空間的で static な条件を意味し、これらの構造因子を治療者が、患者との交流をとおして構造化、または場面構成 structuring していく dynamic な過程こそ、生き生きとした精神療法の実際である》と述べている[10]点を忘れるべきでない。小此木の言う「構造」はかなり幅が広く、「媒体」や「器」の意味で使用されることもある。しかし、北山[11]は内容から独立する「構造」と内容と深く関わる「器」とを字義的に等式で結ぶことには無理があるとした上で、「構造」の議論を「設定」(setting)、「状況」(analytical situation) という言葉で議論し直すことの必要を説いている。欧米の精神分析理論では小此木の言う「治療構造」は、しばしば「設定」や「状況」という言葉で議論され、特に北山はウィニコットの「可変的な設定」を導入することの必要性を説いている。「構造」に納まりきれない内容を『設定』という「構造」と「内容」の間の中間的、両面的な領域で扱うことの大切さを指摘する。北山はこれを《内容に合わせない父親的構造》と《内容に合わせる母親的設定》という形で表現する。伝統的な精神分析的設定が「構造」と呼べるほどに固定されたのは、構造におさまろうとする神経症が主な対象であったことが関連している。同様なことをウィニコット理論を援用して、深津[12]は、次のように述べている。エディプス水準にある伝統的な患者の治療においては、分析の設定(setting)は解釈的な仕事に比較してあまり重要ではない。ところが、プレ・エディパールな水準にある境界例か、さもなければ、神経症的患者や正常な人びとの分析の過程で生じる精神病的時期や機会を対象とする場合には、「環境の提供」「取り扱い」「抱えること」といった母親的養育機能に対応した、ほど良い環境を提供する治療者側からの積極的な適応が必要となる。そうした場合の精神分析的作業では設定が言語的解釈より重要になると言う。

ウィニコットやビオンに見られるように、治療構造は単に転移を展開させる治療の「舞台」以上の意味を含むようになっている。しかし、精神分析的な文脈にある限り、「転移」の解釈を治療者・患者関係の中で行ない、それを通して防衛を処理していこうとする基本姿勢は貫かれる。ところが、森田療法にしても内観療法にしても日本的精神療法では、治療者・患者関係をそもそも転移の文脈では理解しないし、一対一の治療者・患者関係を防衛処理の直接的な道具あるいは舞台として使用しない。ウィニコットの「設定」と言語的解釈の関係で言えば、そもそも言語的解釈で防衛を処理しようとする仕組みや発想自体が存在しない。次の章で詳しく論じるように、日本的精神療法では構造(あるいは設定)は単に患者を抱える「器」として機能するだけでなく、精神分析が転移の解釈で行なう防衛処理の操作すら「構造」や「設定」を介して行なう。つまり、森田療法では目的本意の作業や生活行動への深いコミットを通して、また内観療法では内観三項目の内省を通して防衛処理が行なわれる。治療者は徹頭徹尾、構造を介して患者を支え、また防衛を処理しようとする。日本的精神療法の治療者は、いわば「構造」を介して物事を工夫し、見ていこうとする。こうした思考法や方法論を本書では「型」として理解してみたい。「型」の方法論には、まさに北山が言う(11)《内容に合わせない父親的構造》と《内容に合わせる母親的設定》が明瞭な意図のもとにシステムの中に組み込まれている。

第三章　日本的精神療法の共通特性

一　森田療法と内観療法の日本的特性に関する諸家の議論

森田正馬は神経症患者を指導する際にさまざまな禅的用語を使用することが多かったため、森田療法が禅の影響を受けた療法であるとの見方が森田存命中からあった。これに対して、森田正馬自身はみずから創始した治療法が禅から影響を受けたものではなく西欧医学に出発しており、強迫観念の治療を通して逆に禅の意味がわかるようになったと述べ、禅と一致するからといっても禅から出発したものでないことを強調した[1]。

森田自身の否定にもかかわらず、その後の諸家は森田療法を禅の影響を受けた治療法とみなしている。笠松[2]、土居[3]、桜井[4]、佐藤[5]、奥村[6]、新福[7]、近藤[8]など、多くの学者は森田が気づかないうちに、感じ方、考え方、生き方に仏教的禅的な素養が影響し、彼の神経症理論や治療論にその影響が現われていると指摘する（たとえば、自我の確立をめざす西欧心理学に対して、森田療法は我執を離れて自己放棄を目標とする。また患者の病態を「不問」に付して取り上げないことも、神経症症状を人間一般の無知、無明に由来するととらえる仏教思想に関係あるとされる）。青木[9]や鈴木[10]は禅思想と森田療法の共通性を積極的に主張しており、禅の悟りと神経質治療の心理的転回が類似すること、さらには日常の作業・行動を重視する森田療法の治療環境と日常生活のさまざまな作業（＝作務）を重視する曹洞宗の修行形態が類似していることを指摘する。禅と森田療法の間に直接的な関係を想定しない森田療法家も、自他合一的な自然感や治療における

「自然」の重視、倦むあたわざる心の動きや欲望の肯定的受容――生の欲望――など、多くの点で森田理論には仏教以前の日本古来の心性が息づいていると指摘する（藤田[11]、藍沢[12]）。

具体的な治療環境については、森田療法が日本的な家庭的環境を巧妙に利用している点が指摘される。森田正馬自身、主に自宅で神経質患者の治療をしており、妻や子供を含んだ日常的・家庭的環境が見事に治療に組み込まれている。近藤（喬）[13]はこうした家庭的環境について、患者は普通の意味で治療されるのではなく、家庭の一員として組み込まれる一種の里親ケアであると述べている。また藤田[14]は森田療法の治療集団が家庭的な横のつながり（神経質という同質な患者同士の連帯感や寮母と患者の情緒的なつながり）と縦のヒエラルヒー（治療者・患者関係、先輩患者と新参の患者）の二面性を持つことを指摘した。いずれにしても森田療法ではこの種の日本的家庭的集団が治療上重要な意味を持ち、現代の森田療法においてもこの種の環境がどの程度実現できるか否かが治療の重要なポイントとなる。

内観療法は治療の原型が浄土真宗の「身調べ」にあり、その影響は森田療法の場合より直接的である。創始者の吉本自身、浄土真宗の「身調べ」による宗教的回心を体験し、それを一般の人にも適応できるようにと改良・工夫を加えてできたのが内観療法である。内観実習者は身近な人（親、兄弟、配偶者など）に今までどんなことを「していただいたか」、それに対してどんなことを「して返したか」、また「迷惑をかけたか」について繰り返し内省する。こうした内省のテーマの選び方、さらには内観の核心ともいえる「すまない」罪意識も日本的であり、他者の気持ち傷つけ迷惑を及ぼすことを罪と考え、何よりも母の愛を絶対的「聖」的なものとみなす日本的な心性[15]を抜きにそれは語れない。また石田[16]は内観療法は森田療法ともども仏教的無我論をその背景に持ち、小我を滅却して大我に帰するという治療理念に特徴があると指摘する。

具体的治療環境については、内観療法の著名な治療者（吉本、石田）がいずれも森田正馬の場合と同様、自宅で夫人ともども治療にあたっており、家庭的な雰囲気や条件を治療上巧みに利用している点が共通する。吉本は一時期こうした家庭的、母性的雰囲気を強調するために、内観中に母親の愛情を想い出させる童謡や歌謡曲をテープレコーダーで流して聞かせていた。このように、森田療法も内観療法も日本的な心性と深くかかわった治療法であることは従来から指摘されており、この面での論述は多くなされてきた。しかし、それらの研究は森田療法や内観療法の治療哲学や理念、人間観に着目したものが多く、具体的な治療システムの組み立ての中にどんな日本的特質が現われているかを論じたものは意外と少ない。次節ではこの点にしぼって森田療法と内観療法の日本的特質を論じてみたい。

二　森田療法と内観療法の治療構造・技法の共通性

入院治療を基本とする

西洋で生まれた精神分析は外来における一対一の面接治療を原則とする。重症神経症や境界例などの場合には、入院による精神分析的治療が補完的に行なわれることはあるが、それはあくまで外来治療を補強し、治療適応を拡大する修正・工夫である。一方、日本で創始された森田療法、内観療法はともに入院（入所）を前提に治療が組み立てられている。外来での森田療法や自宅で行なう分散内観もあるが、それらはいずれも入院による本来の治療を補強したり、治療適応を拡大する治療上の修正・工夫である。西洋で生まれた精神分析が外来治療を基本とし、一方、日本で生まれた森田療法、内観療法が、ともに入院を前提に治療が組み立てられている点は日本の伝統芸能の修行のしきたりを連想させる。生田[17]によれば、日本の伝統芸能の「わざ」の習得においては学習者が「わざ」の世界に身体全体でコミットすることが重視され、それゆえ、師匠の日常生活を含めた生活空間へ参入する「住み込み」の内弟子の形をとる。

外来治療を基本とする精神分析では、患者は五〇分なら五〇分の間だけ特異な治療状況下に置かれるが、五〇分の面接が終わると通常の生活に戻ることが要請される。患者はいつまでも退行的な心理状態にいるわけにいかず、気持ちを切り替えねばならない。つまり患者は治療のたびごとに退行的心理↓通常の心理↓退行的心理と繰り返し気持ちを切り替えて、二つの心理状態の間を往復する必要がある（図7参照）。

こうした精神分析と日本的精神療法のセッティングの違いは西洋と日本の芸事の学習様式の違いによく符合している。生田[18]は日本の伝統芸能の教授法と西洋のピアノの教授法を比較して次のように述べている。西洋のピアノの場合、学習者は決められた時間に練習場に行き、練習場という教師の日常生活から隔離された空間の中で、ある一定の時間教師からカリキュラムに沿って指導を受ける。教師のほうも日常での生活空間と教授する場をあえて切り離して学習者に接し、練習室の空間に生活の匂いを持ち込まない態度を心がける。これに対して、日本の伝統芸能ではまったく違った世界が展開する。そもそもどこからが稽古でどこからが日常生活であるのか明確に境界線を引くことがむずかしく、住み込みの内弟子ともなれば師匠と一緒に食事をしたり、客のもてなしを手伝ったり、話の輪に入ったりといった具合に師匠の「わざ」の世界全体に身をもって潜入する。この種の境界の曖昧さや「住み込み」の伝統が日本的精神療法にも引き継がれている。

外部空間との隔絶、退行促進的要素という点では内観療

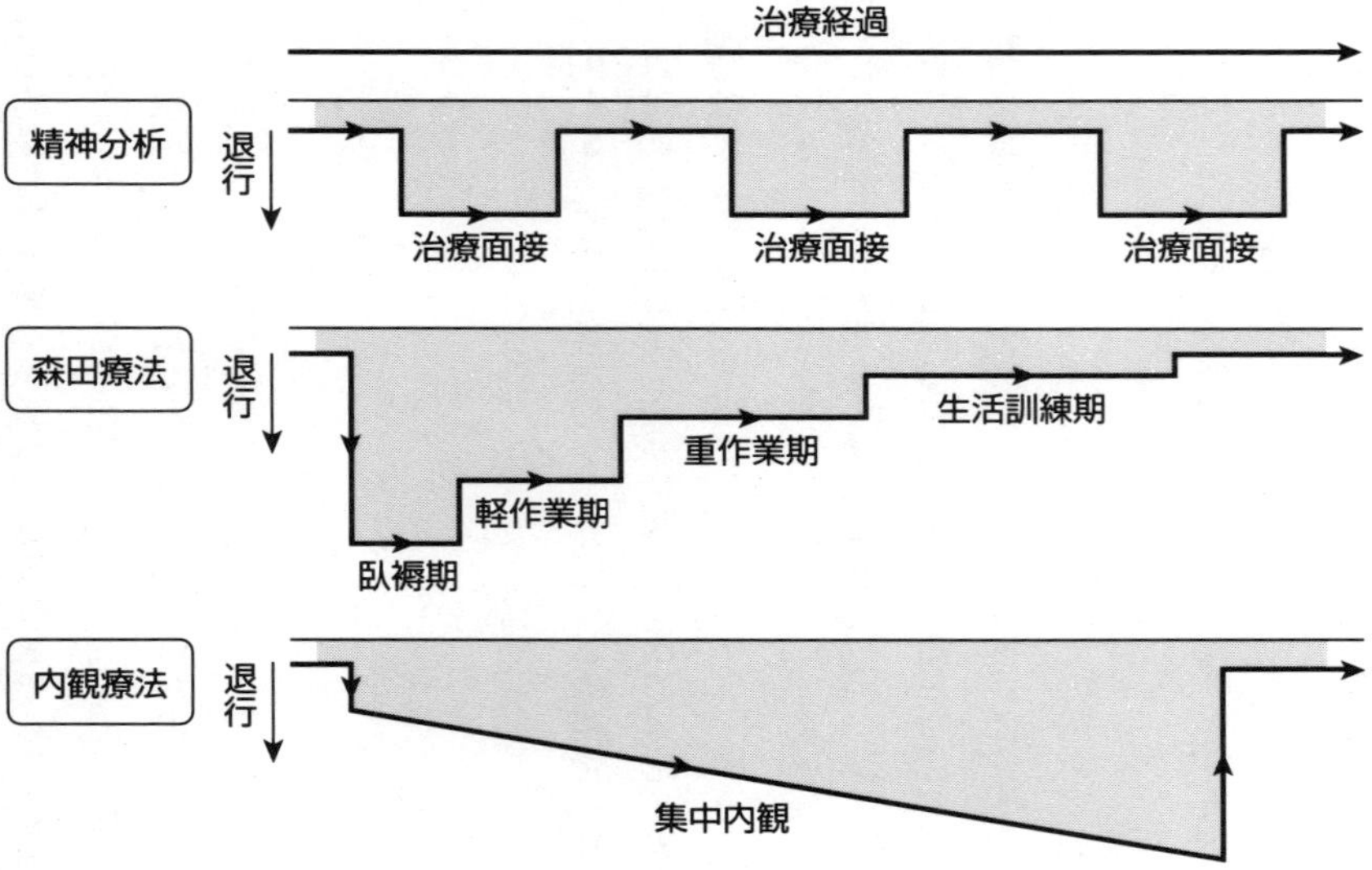

図7　精神療法の経過と退行の比較

法のセッティングは森田療法より際だっている。内観実習者（患者）は日常の生活や雑務から一切離れて、一週間のすべてを特殊な治療状況下に置き、治療的退行を経験する。森田療法でも最初の一週間は、絶対臥褥という集中内観に類似した刺激遮断の環境下に患者は置かれ、最大の退行を経験する。しかし、絶対臥褥が明けた後は軽作業期→重作業期→生活訓練期（社会復帰期）と日常生活や外部社会との接触が徐々に増えていき、退行が浅くなるよう仕組まれている（図7参照）。精神分析では治療者・患者間の契約に基づき、患者の主体的意識によって退行がコントロールされるが、森田療法や内観療法では治療者が用意した治療環境や治療システムによって退行が規定される面が強い。精神分析では自我が弱く、退行のコントロールが上手にできない重症例に限って入院治療が行なわれる。しかし、森田療法や内観療法が入院治療の形態をとるのはそうした理由からではない。退行をチェックする超自我的要素や父性的機能も日本的精神療法では、後に述べるように具体的に目に見える「形」で提示される。

特異な集団性——家族的治療集団

森田正馬はみずからの自宅を用いて、初めて森田療法に成功した。森田自身、治療における家庭的環境の重要性を指摘しており、後の森田学派の人たちもその重要性をさまざまに論じている[19・20・21]。患者にとって治療者（森田正馬）は厳父のような存在であり、一方、治療者の妻は日常のこまごまとした世話を焼く母のごとき存在であった。治療者の妻が果たす役割はめだたないがきわめて大きい。森田正馬の妻（久亥）が果たした役割は今の森田療法専門施設においては看護婦や寮母が担い、治療集団の情緒的中心をなしている。精神分析のような外来での一対一の面接治療では、これら母性的役割・父性的役割を治療者は一人で担わねばならない。森田療法ではそれらを治療の「場」全体が分担し、システム化している点に特徴がある。藤田[14]が言うように森田の治療集団は日本文化に規定された縦のヒエラルヒー（治療者・患者関係と先輩患者と新参の患者）——父性的機能——と、横のつながり（神経質という同質な患者同士の連帯感や寮母との情緒的つながり）——母性的機能——の二面で構成されている。

内観療法の場合は森田療法と違って、患者（実習者）は他の患者や補助治療者と直接接することはなく、一週間ずっと一人で屏風の中で内省を続ける。彼のもとには一日八～一〇回、指導者（治療者）が短時間面接に訪れるのみである。こうした点だけ見ると、内観療法は一見個人精神療法のように見える。しかし、治療の「場」を勘案すると、内観療法を単純に個人精神療法というのは当たらない。内観では通常和室の四隅を屏風で囲い、複数の人が同時にそこで内観を行なう。当然、他の患者が内観している様子や面接の雰囲気が伝わってくるし、部屋には模範的な先輩内観者のテープが流される。つまり見えざる他者の存在や雰囲気の中で治療が進行するわけである。さらに、患者が直接目にするかどうかは別にして、三度三度の食事の支度やその他、具体的な世話について治療者の妻（あるいは補助治療者）が果たす母性的役割は大きい。村瀬によれば、吉本や石田などの一流の内観指導者があれほどの効果を上げえたのは、ひとつに彼らが自宅で夫人ともども治療にあたったことが関係するとされる。実際、吉本の内観研修所で内観を体験した村瀬[22]の言葉を借りれば、《奥さんの作る心のこもった手料理が、何といっても内観の実習者を泣かせる》のだそうである。

森田療法にしても内観療法にしても日本で創始された精神療法はいずれも、家庭的雰囲気や「場」を治療上巧妙に利用しており、患者は子供、治療スタッフは父親（治療者）、母親（治療者の妻あるいは寮母）、兄弟（他患者）という疑似家族の形態をとる。内観療法の場合、森田療法と較べて患者が父（治療者）や母（治療者の妻あるいは補助者）と実際に接する機会が少なく、そのぶん、象徴的なイメージに働きかける部分が大きい。

森田療法も内観療法も集団療法的な側面を持つとはいえ、西洋生まれの集団療法と違い集団構成員間の直接的な感情表現や交流は禁止あるいは厳しく制限される。これは西洋の集団療法が集団構成員間の直接的な感情交流・葛藤を通して治療を進めようとするのに対して、森田療法、内観療法では日々の具体的作業や生活行動、あるいは患者個人の内省を通して治療を進めようとする治療戦略の違いが反映している。森田や内観の治療環境で大切なのは安定した受容的雰囲気であり、患者はそこで良き父や母、兄弟を具体的にもイメージとしても体験する。

森田療法では不問技法を中心とするさまざまな規則やルールによって、患者の病理が混乱を引き起こすのを防ぎ、あくまで治療の「場」の雰囲気を守ろうとする。内観療法でも治療の「場」の雰囲気を崩す他者攻撃的感情は内観のシステムで厳しく規制される。森田や内観の治療集団の特徴は受容的雰囲気の安定・維持への強い配慮が見られること、さらには治療集団内の各人の役割分担が明瞭で家族類似の形態をとることなどが上げられる（西洋生まれの集団療法も、それを日本人同士が行なうと疑似家族のような形態をとることが指摘されている[23・24]）。

治療の構造度が高く、構造化されたシステムを介して患者の病理が処理され、洞察や精神的成長が成し遂げられる仕組みになっている

治療構造の視点から森田療法や内観療法を見ると、共に精神療法の中では構造度がかなり高い方に属する。村瀬[25]によれば、精神分析は自由連想など構造度の低い面と、治療契約の厳重さなどきわめて構造度の高い面がセットになっており、日本人は治療の構造度が高いにしても低いにしても、どちらか一方の単純なものに親和性をいだき、精神分析のような二律背反的で立体的な構造を有するものを苦手とすると言う。森田療法は絶対臥褥期、作業期、生活訓練期と治療期が区分されており、それぞれの段階で患者がとるべき行動についても規定されている。各段階における各種の作業や当番もシステマティックに組み立てられており、患者はそうした作業のシステムや時間割にのっとって生活をしていく。患者の生活・行動のパターンが規定されるだけでなく、治療者側にもある種のパターン化が存在する。患者と接する際の治療者の基本的態度や日記指導の原則は「不問的態度」、「欲望是認の原則」、「目的本位の行動」など定式化がなされており、どんな患者を森田療法の適応とするかについても、「森田神経質」という一種の治療的な診断基準が存在する。このように森田療法ではさまざまな側面で治療がパターン化されており、このパターンにのっとって治療集団が安定的に機能するとき、個々の患者の治療プロセスは自然と深化し洞察が生じるよう仕組まれている。大切なのは一対一の治療者・患者関係というより、むしろ右記のような森田的治療集団が安定的に機能するか否

かである。

入院森田療法のシステムや治療の「場」がしっかり組まれていて、なおかつ治療対象が定型的な森田神経質者の場合には、初心の治療者であっても患者の体験は自然と深まっていく。極端な話、途中で主治医が交代しても治療にさしたる影響はない（これは筆者以外の森田療法家も経験として述べている）[26]。主治医の交代までいかなくとも、毎日の患者の日記は主治医だけでなく複数の医師が目を通し、コメントを加えるのが普通であり、森田療法的な指導原則が守られている限りなんら問題は生じない。これらの出来事は一対一の治療者・患者関係を軸に治療が展開する精神分析やカウンセリングではとうてい考えられない。入院森田療法で大きな影響があるのは生活条件の変更を伴う入院環境の変化や寮母の交代、森田療法施設全体を統括する病棟医師の交代である[27]。

内観療法も森田療法と同様、治療内容がこまかく規定されパターン化されている。患者（実習者）が内省するテーマはあらかじめ決められており、誰に対して内観するのか、どのような順序で内省するのか、さらには内省の時間配分までもがこまかく規定されパターン化されている。内観の治療者（指導者）は二時間おきに患者のもとを訪れ、内省が決められた手順に沿って誠実に実行されているかどうかをチェックする。もし、内観のテーマから外れる他者攻撃的な内省がなされている場合には、治療者はその点を患者に指摘し、本来の内観の道筋に戻すよう試みる。精神分析でも内観療法と同様、患者の過去を治療上重視するが、過去の想起には自由連想という方法が使われ、連想のテーマが限定されることはない。精神分析では、そうした過去の連想は現在の治療者・患者関係に展開される「転移」や「治療抵抗」とのかかわりで関係づけられ、処理される。ところが、内観療法では治療者・患者関係を治療のテーマとして取り上げることはなく、また患者の現在の症状と過去の内省を治療者が直接、関係づけるようなこともしない。内観療法で重要なのは一対一の治療者・患者関係ではなく、患者の内省があらかじめ決められたテーマに沿って、きちんと行なわれているか否かである。内省が決められた道筋に沿って深化していくとき、患者に「すまない」という懺悔心が現われ、他者から愛されている「自分」や生きる責任の自覚が生まれて、患者の神経症的状態はおのずと解消される。内観療法の場合も村瀬[28]が指摘するように、力のある内観者なら指導者が二人以上交代で現われても内観の進展にほとんど影響がない。森田療法も内観療法も治療の場の組み立てや運用がさまざまの面で厳密に規定されているが、こうした枠組みがないと治療者が自分の生活空間を治療に利用する際、収拾がつかなくなる恐れがある。フロイトが精神分析を外来の限られた時間内で行なった理由として、四六時中患者の視線に晒されるのが耐えられないことがあると言う。伝統的な森田療法家や内観指導者がみずからの家庭や生活の場を開放して治療ができるのも、右記の厳密な枠によって治療者個人やスタッフが守られているからである。

治療者・患者間に心理的な距離を保つ技法やシステムが存在し、治療者は治療の「場」の背後に退く形をとる

精神分析では一対一の治療者・患者関係を軸に治療を進め、治療者・患者間に生じる感情的葛藤を直接治療のテーマとして扱う。このため、精神分析では治療者が患者の病的感情に巻き込まれる危険性が大きく、治療は接近戦の様相を呈する。一方、森田療法や内観療法では治療者・患者間の感情的葛藤を直接治療のテーマとして取り上げないばかりか、患者の病的感情とできるだけ距離を取ろうとする治療的工夫が見られる。

①面接時間から見た治療的距離の取り方　精神分析の治療者は一回の面接について、四〇～五〇分の時間を患者と二人きりで過ごす。しかし、森田療法や内観療法ではこうしたことは行なわれない。森田療法の原法では時間を決めた個人面接は行なわれず、日常生活の場面で機に応じて短い具体的な指摘が患者に与えられる。絶対臥褥期においても、治療者は一日一回、患者の部屋を訪れて、睡眠、食欲などについて数分の短い面談をするのみである。内観療法でも治療者は一日に八～一〇回、短時間（四～五分）の面接を行なうのみで、患者（実習者）との間で直接的な「生」の交流は意図的に避けられる。このように、森田療法も内観療法も治療者が患者個人と過ごす時間は精神分析と較べて極端に少なく、一対一の依存関係が生じることは時間的な面でまず予防される。ところが、治療者が患者集団全体に使う時間となると、精神分析とは違って多くの個人的な生活や時間がそれに供される。これは後で詳しく述

べるが、日本的精神療法は西洋的な精神分析と違い治療者・患者関係の文脈で物事を考えないこと、つまり「場」の中での治療者の位置づけや機能が異なっていることが関係している。

②物理的な構造から見た治療的距離の取り方　内観療法の患者（実習者）は一日一六時間、屏風で仕切られた狭い空間の中で過ごし、用便、入浴、たまに水を飲むとき以外はその場を離れることが禁止される。治療者（指導者）以外との会話は厳禁されており、治療者も決められた時間以外は患者のもとを訪れない。患者を取り囲む屏風は対人接触を断ち切る象徴的な意味合いがあり、治療者との間に心理的な距離を生み、患者に一人内省を続けるよう暗黙に要請する。森田療法の絶対臥褥も内観療法と類似しており、患者のもとに一日一回、数分程度、治療者あるいは寮母が訪れるのみで、それ以外はいかに苦しくとも一人で個室に横臥していなければならない。臥褥が明けて、作業期に入ると現実的な対人接触は増えるが、精神分析と違って森田療法の原法では一対一の定期的な面接は行なわれない。現代の森田療法では一対一の面接を行なうが、面接時間は短く、面接室の閉鎖性・秘密性は精神分析とは較べものにならないほど緩い。また面接内容にしても患者の日常的・具体的行動に関することがほとんどで、治療者・患者間に一対一の依存が生じにくく、心理的な距離が保たれる。

③治療技法から見た治療的距離の取り方　森田療法には患者の症状や感情を治療者が不問に付して取り上げない「不問技法」がある。患者が《どうしてこんな症状が出てきたのか》《どうしたらこの症状が取れるのか》とみずからの症状について質問しても、治療者はそれに答えず《とにかく作業をしなさい、森田療法は理屈ではない》と指示する。さらに患者が治療のやり方について、《どうして症状とは関係のない仕事をするのか》と質問しても、治療者は《作業は症状を取り除くためにするのではない、作業そのものが目的である》と、またしてもそれを不問に付してしまう。こうした治療のやり方に対して患者が《こんなことをしていてはたして治るのか》と不安や疑惑をあらわにしても、やはり治療者は《疑いながらでよいから作業しなさい》とそれを不問に付す。つまり、患者がみずからの症状について質問しても、治療のやり方について質問しても、さらに治療に疑惑を表明しても治療者はすべてそれらを不

問に付してしまう。どこまでいっても不問のままである。患者の側からすれば、治療者がひどく冷たく感じられるであろうし、何より患者自身宙ぶらりんの心理状態に置かれる。しかし、治療者の方は右記の不問技法のおかげで患者との間に心理的な距離があくまで保たれる。

内観療法でも森田療法と類似の現象が見られる。内観療法は内省する視点のもち方や内省の方法、手順までもが厳密に規定されており、そうしたルールに基づいて内省を進めていく。患者が与えられた内観のテーマに対して、《現在の自分の症状と幼少時の母との関係は無関係だ》といぶかったとしても内観の基本的ルールは堅持される。また観念的態度や気負った態度、外罰的・自己中心的態度を患者が示したとしても内観の初期であれば、それらを治療者は特に取り上げず聞き流す。内観の後半になっても、こうした態度が引き続きみられる場合には、治療者は方向転換の指導に踏み切り、本来の内観の道筋にもどすよう試みる。内観の治療者は特に質問されたこと以外説教がましいことは言わず、不必要に患者の内面に踏み込まず、治療者と患者の間に一対一の依存関係が生じるのを避ける。治療者がこのように患者との一対一の直接的な対人交流に巻き込まれず背後に退いていられるのは、すでに述べたような高度に組織化された内観のルールがあるからである。こうしたルールによって治療者と患者の間には心理的な距離が生み出される。厳密なルールに従って治療者が行動し、患者と心理的な距離を保つという内観のやり方は「不問」技法とは言わないものの、技法の効果としては森田療法の「不問技法」に通じる。

「型」の伝統を受け継いだ防衛処理の方法

森田療法や内観療法には「型」といってよいような技法や原理が治療の「場」に組み込まれている。まず森田療法について言えば、森田療法の技法の核心は（病態）不問と目的本意の行動原則にある。すでに紹介したように、森田療法では患者の症状や不安を《誰にでもあること》《異常でも何でもないこと》と捨て置き、「不問」に付し、それを病気として扱わない。患者は入院生活で病人として遇されることはなく、森田療法の「場」自体、日常生活に近い形で設定されており、患者集団の自主的運営にまかされている部分が大きい。伝統的な森田療法では治療者の家庭（日常生活の場）がそのまま治療の場であり、現代の森田療法専門施設においては一種の「寮生活」のような形で治療システムが組まれている。患者は決められた生活上の役割や当番を受け持ち、生活をする必然性が森田療法の場に巧妙に組み込まれている。たとえば、食事当番や風呂当番など日常生活に不可欠な役割が個々の患者に分担してまかされる。患者が症状や苦痛にかまけて、みずからの役割を放棄すれば、生活全体に支障が起きて他の患者に迷惑がかかるのは言わずもがなである。こうして不問技法や目的本意の行動原則は具体的な形、目に見える行動として患者に要請される。諸家の論考[29・30]にあるごとく、「型」は身体を使った実践的な形而上学であり、そこでは思想・原理と形（実践的な How to のスキル）が密接に結びついている。「型」は具体的に目に見える「形」においてのみ自己を示すのである。伝統的な森田療法を今に伝える鈴木知準は豊富な臨床経験から次のように語っている。氏はみずからが森田療法施設で森田療法を行なう場合、不問技法を意識することはほとんどないと言う[31]。森田療法にとって「不問」は技法の中核であり、鈴木の発言は西洋的な治療から見るときわめて奇異に映る。なぜなら、精神分析において治療者が「転移」や「抵抗」など治療の中核概念を意識せずに治療プロセスがうまく進展することなどありえないからである。精神分析では今まさに治療者・患者関係に「抵抗」「転移」がどのように現われているのか、それをどう処理するのか、一瞬一瞬治療者は意識し、試行錯誤を繰り返す。鈴木の発言は「型」ということを考えると理解できる。鈴木が森田療法の場で「不問」を意識しないのは「不問」を行なっていないことを意味しない。事情はまったく逆である。鈴木知準診療所の伝統的治療システムを研究した立松[31・32・33・34]によれば、そこでは患者の病理・病態は患者が治療の場に深くコミットし、生活行動に具体的にかかわり、葛藤する中でおのずと処理されていくという。鈴木は治療の場が森田療法的にうまく機能するよう具体的に心を砕いており、不問技法も目的本意の原則もすべてはそこに収斂される。すなわちそうした具体的な工夫を離れて不問技法や目的本意の原則は成立しないのであるから、日々の具体的な治療上の工夫の他に不問技法として特別意識したり、取り上げる必要はない。またそうした治療環境では「不問」はあまりに自明で技法として意識化すること自体が困難である。たとえば、我々がパソコンのキーボードに習熟して実際に文字がうまく打てるようになればなるほど、個々のアルファベットのキーがどこにあるのか意識しなくなるのと同じである。これは身体的なスキルの獲得の特徴であり、認知科学用語で言えば「手続き的知識」の特徴である。さらに鈴木[35]は森田療法が目標とする心理状態、「あるがまま」を患者にそのまま言葉として伝えることにも意味がないとし、かえってそれは妙なとらわれを産み出しかねないと戒める。これも「不問」を意識しないのと同じ趣旨と考えてよいだろう。鈴木[36]が患者の指導で最も有効と考えるのは、具体的な生活行動の場面に即して行なう「打ち込み的助言」であると言う。生活行動での具体的な指導を通して、患者は身体の「動き」を身につけ、そうした具体的な動きの体験を通して、「とらわれ」の病理が尽きる過程を体得させることが肝要であると氏は言う。これはまさしく生田[37]が伝統芸能の「わざ」の習得過程で記述したところとよく一致している。森田療法では生田が「型」で述べる《状況への身体全体でのコミットメント》が不可欠であり、《身体全体でわかっていくわかり方》でみずからの認識を身体を通して活性化させていき、その認識を身体を通して表現することがポイントになる。患者が不安・苦痛を抱えながら生活行動を実践し、「動き」を身につけるとき、それは単なる行動レベルの改善にとどまらず、患者自身のこれまでの観念的な生き方や在り方の洞察へとつながっていく。これは「行」や「型」の習得が単なる身体技法の習得にとどまらず、内面的なとらわれの打破や精神的な成長、あるいは自己超越といった精神的な変化を含んでいるのと同じである。こうした「知」のあり方を哲学者の西谷啓治[38]は「行」や「型」の問題と関連させて次のように述べている。《ある事柄を会得するその知が、会得の過程において、同時に、知る自己自身をも内から変えて行く……、その変えられた自己からさらにその事柄の一層深い会得が生じ、その知がまた自己を変えていく。科学的な知のようにただ外にだけに向けられた客観知とは違って、外への方向と内への方向が二つで一つであるような知》と表現している。西谷はこうした知の特徴として、「自己を知る」という意味が必然的に含まれていること、またそうした知は何かを実際になすことと結びついて成立する点を述べている（こうした西谷の思想と森田療法的な臨床知が同じ線上にあることを最初に指摘したのは近藤喬一[39]である）。

次に内観療法について見てみる。森田療法と同様、あるいはそれ以上に内観療法では「型」が重要な意味を持っている。内観療法の基本は内観の内省三項目とそれを支える面接者の姿勢と態度である。内観では実習者（患者）は自分の母親や父親、あるいは配偶者に対して自分が「何をしてもらったか（世話になったこと）」「何をして返したか」「どんな迷惑をかけたか」を具体的に想起することが求められる。特に「迷惑」についての想起は重要で、現代内観法の第一人者として知られる柳田鶴声は、「迷惑」についていかに具体的かつ時系列的に想起できるかにすべてはかかっていると言い、すべてはそのための「工夫」や「方便」にすぎないと筆者に語っている。内観の内省三項目について川原は図8のように「一次的内枠的治療構造」として理論化を試みた[40]。

川原によれば[40]、「お世話になったこと」「して返したこと」の想起で内観者は今までいかに多くの愛情を周囲から受けてきたか、にもかかわらず自分がお返しできたことの少なさを知り、身近な人たちを他者として他者の立場に立って自分を見つめる体験が可能となる（恩愛感）。「迷惑をかけたこと」の想起によって、内観者はみずからの自己中心的行為の想起から自責の念が起こり、先の恩愛感とあいまって、今までの己の態度の再検証と自己の再検

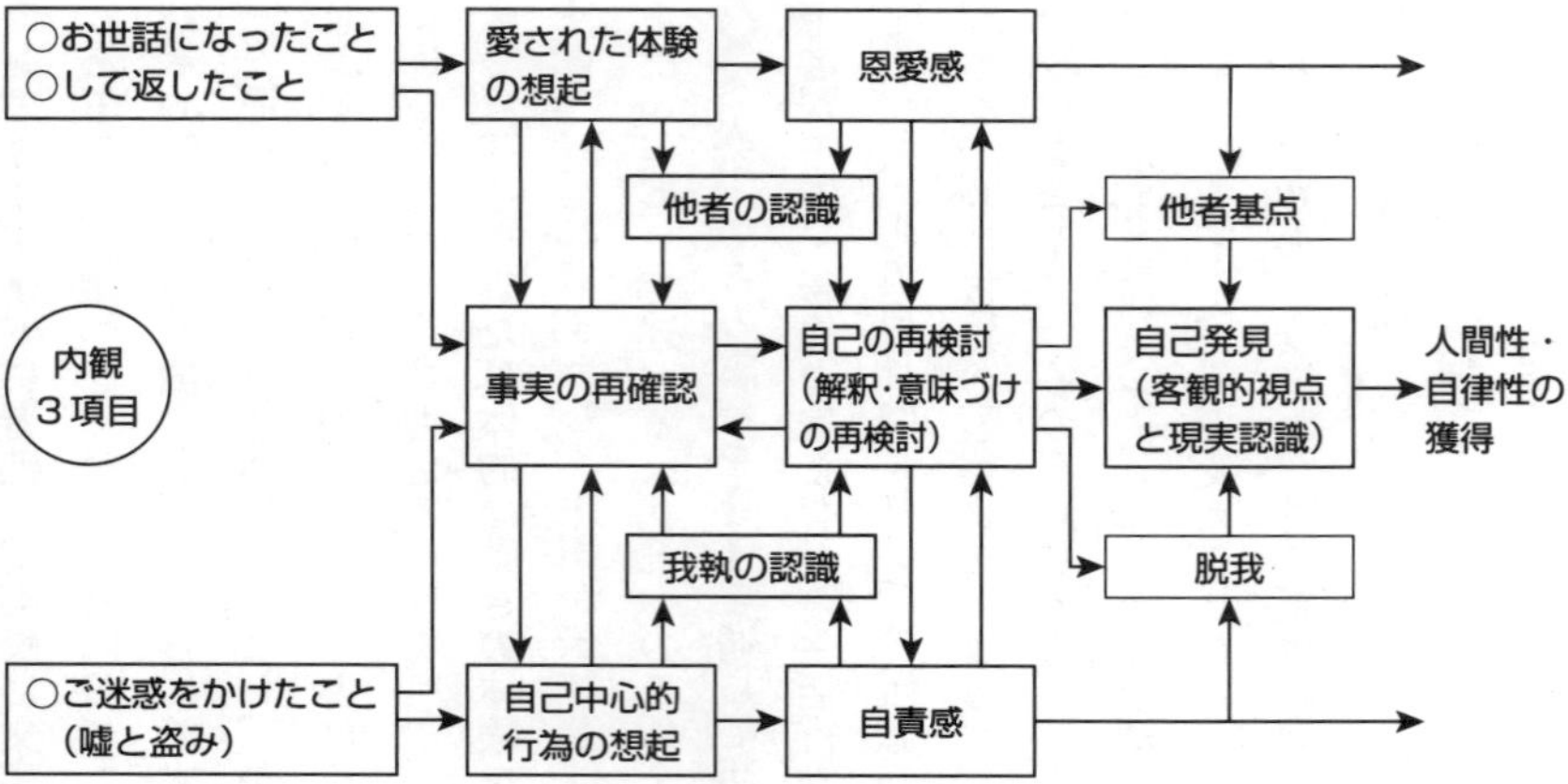

図8　内観の「一次的内枠的治療構造」
（川原隆造他編『心理療法の本質』日本評論社，1999 より）

討を経て自立の獲得がなされる。村瀬[41]は精神分析の自由連想と内観三項目による過去の想起を比較して、内観体験者の側から内観の父性、母性のバランスを次のように述べている。内観的認知は精神分析のような自由な探索を放棄しており、最初から《明確な枠の中での探索のみを認めるやり方である。しかもその枠は、高度に倫理的、道徳的である。しかしまたここで興味深いのは、自由連想では、連想の内容を逐一分析者に報告することが約束づけられているのに対し、内観では枠こそ厳しく設定されているが、面接者が訪れてくるまでの一時間半ほどの時間、内観者にはある程度自分勝手に連想し自分一人の世界に遊ぶ自由が与えられているのである。平たく言えば、「分析」では自由と称しながら、必ずしも自由でないのに、内観では、一見きわめて不自由のようでいて実はかなりの自由があるとも言えよう。これを内観のテーマと結びつけて考えると、迷惑をかけたことの想起は、自分の醜さ、罪深さを自覚させられる決定的な契機となるが、してもらったことへの想起は、かならずしもそうした道徳的な領域の経験に限らず、たとえば母親との一体感（母への甘え）を想像的に追体験するなど多少とも退行的な性質をともなった甘美で心地よい経験をもたらすことが多い。このように、相反する性質の経験を共に包含しているあたりにも内観の見かけよりもはるかに複雑で奥の深い本質が隠されているように思われる》。

内観三項目は一見、単純で容易なように見えるが、その実、大変困難な作業である。人間は通常、相手からしてもらったことは忘れ、相手に「してあげたこと（世話をしたこと）」をよく憶えている。さらに迷惑をかけたことより、相手から迷惑をかけられたことを感情的に記憶しやすい。内観三項目と反対のこうした思考パターンは「外観」と呼ばれ、依存・攻撃を増長させるとして内観中は厳しく禁じられる。後の章で詳しく論じるが、内観三項目は依存の病理（依存的防衛）の観点から見直すと、実に普遍的な洞察に満ちている。内観三項目は一見すると宗教的な倫理観や義理人情など、狭い日本的な「浪花節」と誤解されかねない。しかし、それは臨床的な事実に照らすと間違った理解であることがわかる。たとえば、精神分析的精神療法においても依存病理や自己受容をめぐる問題に治療がさしかかってくると、迷惑をかけたことに患者は強く抵抗し、また反応する。さらに日本文化や浪花節とは無縁なヨーロッパ人に対しても、内観三項目をそのまま適応して深い洞察が得られることが石井[42]のヨーロッパでの内観実践活動を通して知られている。

内観三項目を有効たらしめるために集中内観の「場」はすべてセッティングされている。遮蔽効果を高め、内観者を包み込む空間を提供する屏風、指導者みずからが内観者のもとに食事を配膳する仕組み、至れり尽くせりの手厚い対応や厳粛な指導者の礼拝や態度、これらを川原[40]は二次的外枠的構造と呼び、図9のように模式化している。

内観三項目と内観の「場」のセッティングは治療機能の面で相互に密接に関連している。内観では過去の自分が「迷惑をかけたこと」を具体的に思い出す作業が中心となり、今、現在の治療者・患者関係や現在の「迷惑」は一切取り上げられない。しかし、見逃してならないのは実際の内観の治療環境が「××にしてもらったこと」「××に迷惑をかけたこと」というテーマにそって組み立てられている点である。内観実習者は最初の三〜四日間、与えられたテーマがなかなか遂行できない葛藤を味わう[43]。部屋に流される模範テープを聞きながら、自分はあんなふうに深い内観ができない。にもかかわらず、内観指導者やスタッフは愚痴一つ言わず深々と礼拝し、内観者を受容し、尊重する。加えて三度の食事も指導者から配膳してもらいお世話を受ける。こうした「現在」の状況はまさに人からお世話「してもらって」、何も「お返しができず」「迷惑をかけている」内観テーマそのものである。こうした「現在」の「迷惑体験」を具体的に味わうことは、患者の依存防衛（自分は

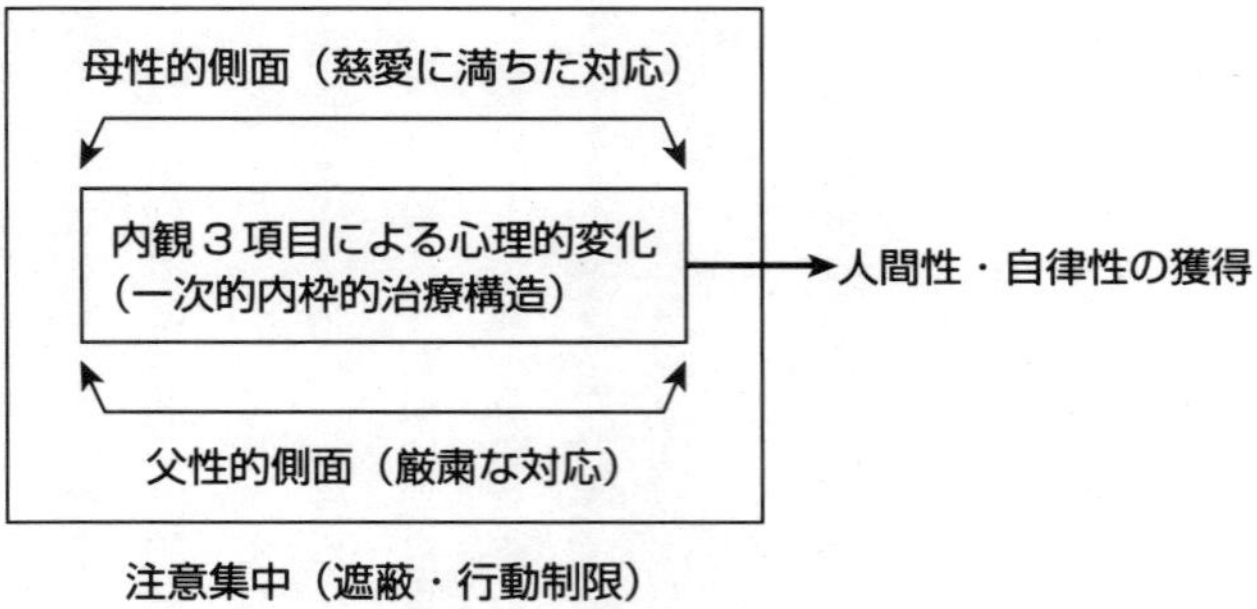

図９　集中内観の「二次的外枠的構造」
（川原隆造他編『心理療法の本質』日本評論社，1999より）

迷惑をかけられた。自分はしてもらったことは少ないが、いろいろしてあげた）を破壊する上でいかに強烈に作用するかは想像に難くない。つまり、具体的な治療セッティングとの兼ね合いから見ると、「迷惑をかけたこと」「してもらったこと」は単なる過去の回想で片づけられない側面を含んでいるのである。

筆者が最初に内観と接する機会を得たのは柳田鶴声氏の瞑想の森・内観研修所であった。内観を目にした当初から、精神療法の本質が無駄なく具体的な「形」として凝縮されている点に驚かされた。強く印象に残ったことが二つある。第一は内観指導者が内観者に向かって深々と行なうあのお辞儀、礼拝である。筆者が初めて瞑想の森・内観研修所に伺ったとき、柳田鶴声氏と共に冥想の森で内観面接を行なっていたベテラン内観面接者の清水志津子氏がお茶を出して下さった。その際のお辞儀の仕方がいかにも自然できちっと型が決まっており、温かさと節度に満ちたものだったので筆者は戸惑いと同時に強い印象を受けた。各種精神療法は患者の病理の扱い方や技法面でさまざまな違いはあるが、つまるところ来談者と治療者の間に深い信頼や尊重が築けるかどうかに勝負はかかっている。これは言葉で言うのはたやすいが、実は最も困難な点で、これを効果的に引き出すために、すべての精神療法の技法や構造があるといっても過言ではない。この点からすると、治療者が身をもって礼拝し、食事も治療者みずからが配膳する内観のシステムは強烈なインパクトがある。後になってこのときのお辞儀の印象を清水氏に伝えたところ、当人は覚えていないと意外な顔をされた。精神療法において大切なものは実は空気のようにめだたない。河合は「深い転移」と「強い転移」という概念でその辺のことを指摘しており、精神分析の北山もウィニコットの「抱える環境」という概念でそれを論じている。柳田鶴声氏が内観面接をする様子を見学させてもらったが、氏は屏風を開ける前にまさに「型」というのにふさわしい礼節をもって深々と屏風の前で礼拝を繰り返す（柳田氏の語るところによれば、屏風を挟んで礼拝しても実習者には気配として面接者の様子は伝わると言う）。礼拝は相手を徹底して尊重し受け入れる受容的側面と内観者が己の内面を厳しく見つめるのを促す毅然たる厳粛さを兼ね備えている。精神療法に重要な父性的、母性的要素が一連の礼拝とその前後の所作に見事に結晶化されており、筆者はそこで一種の「行」が行なわれている印象を受けた。

内観に接して忘れられないもう一つの出来事は柳田氏が内観者の話を聞く際に発する「ハイ」という気合のこもった返事である。「ハイ」という返事の仕方には誤魔化しを許さない厳しさと同時に、相手の体験を全面的に拝聴する深い受容性が感じられた。柳田氏に《なぜあのような返事の仕方をするのですか》と質問したところ、治療の場に節度や神聖さを保つと同時に「ハイ」という気合で相手をこちらに引きいれる意味合いがある。またそれは一種の「間合いです」とも答えていた。礼拝の所作、屏風を開ける際の所作、返答の仕方や態度などに共通するのは内観実習者および実習者の行なっている「行」に対する絶対的で真摯な尊重、そして相手の内面に不用意に踏み込まない厳粛さと神聖さである。「すむ‐あきらめる（あきらむ）」で明らかにしたように、一対一の精神療法においても重要なターニング・ポイントでは相手の内面に侵入しないこと、理解と配慮をもって傍にいること、これが「真の自己発見」や「自発性」を援助するのに不可欠である。柳田氏はインタビューの中で《面接者は内観者の前をけっして歩かない。どこまでも尊重して後についていくのです》《内観三項目、とりわけ迷惑をかけたことが具体的に誤魔化しなく、時系列的に思い出されること、これがすべてです。すべては落ち着くところに落ち着きます。こちらが何も余計なことはやらなくていいんです》《迷惑が明確に思い出されればじめれば、それはもう手形が確実に落ちるようなもので、流れにまかせて内省を続けていけば変化は確実に起こります。邪魔をしてはいけないのです》、等々と述べている。こうした柳田氏の発言や内観面接を目の当たりにすると内的な原理・技法と外面的な形が見事に結晶化した「行」や「型」の実際を見る思いがする。また柳田氏が生きた「型」に寄せる絶対的な信頼、文化的伝統の重みがひしひしと感じられ、筆者は深い感動を禁じえなかった。

第四章　精神分析と日本的精神療法の治療構造・技法、治療理論の比較検討から見た「型」

一　精神分析と森田療法の治療構造・技法の比較

防衛処理の方法と治療構造の相違／共通性

日本の精神療法の歴史で有名な森田正馬と丸井清泰の論争以来、森田学派と精神分析学派の間ではさまざまな議論が繰り返されてきた。多くの場合、精神分析家は森田療法が精神分析に比して浅い治療法であるとの見方をしている。精神分析家がこうした見方をする一つの理由として、森田療法ではこれまで患者の治療抵抗や防衛処理の問題がほとんど取り上げられなかったことが挙げられる。近藤[1]も指摘するように、治療抵抗の問題が森田療法の治療理論の盲点であり、筆者はこれが森田療法と他の学派の実りある対話を阻害し、森田療法の発展にもマイナスに作用してきたと考える。精神分析では転移という形で現われる治療抵抗（転移抵抗）の処理が治療の根幹であり、そうした点からすれば森田療法は治療者・患者間の転移を理論上扱わないので、浅い治療法ということになる。確かに森田療法では今まで治療抵抗や防衛処理の問題はほとんど論じられなかった。しかし、理論として取り上げられないことが、治療の「場」で防衛処理がなされていないことをそのまま意味しない。

森田療法の特徴を知れば知るほど精神分析の理論で森田療法を理解することは困難であると痛感される。エクスタイン[2]が言うように、ある治療の中で患者がどんな体験をするかは、その治療法の内的・外的な治療構造に規定されるところが大きい。ここでは一つの試みとして、箱庭療法の治療理論を援用して森田療法の治療構造の特性を明らかにしてみたい。筆者が箱庭療法をここで持ち出す理由は、①箱庭療法が力動的な治療理論――主にユング派――を背景に生み出されたにもかかわらず、特定の理論や概念があまり前面に出ず、治療の実際上の問題が論じられている。このため、森田療法と精神分析という異質な治療を比較する手がかりとなりやすい。②ユング派は転移に関して伝統的な精神分析より柔軟な姿勢をとっている[3]。特に箱庭療法では通常の精神分析でいう「転移」を扱わずとも、また言語的な解釈をせずとも治ってゆくケースが少なくない[4・5]。箱庭療法を創案したローンフェルト自身、転移や解釈なしで治療ができる療法として箱庭を考え出したとされている[5]。箱庭療法は直接、治療者・患者間の転移を扱わなくとも治療が進みうる点で森田療法に近いが、外来で行なう個人精神療法であること、無意識や象徴を重視する点は精神分析に近い。つまり箱庭療法は精神分析と森田療法両者の特徴を併せ持っており、森田療法の治療構造と精神分析のそれを比較する有用な足がかりとなる。

筆者[7]はかつて森田療法における患者の体験過程を分析し、患者に洞察が現われる前に作業への「深いかかわり」が生じ、そうした「深いかかわり」を通して患者の防衛が処理されることを明らかにした。北西[8]も言うように、森田療法における作業のこうした防衛処理的側面は、特に強迫性を帯びた神経症者の治癒機転に重要な意味を持つ。一方、いわゆる対人恐怖症患者の防衛や葛藤の処理に関しては作業とともに森田の集団的対人関係が重要な働きをする。ここでは強迫神経症の治療を定型例として挙げ、森田療法の作業や集団生活の意味を探ってみたい。

症例　二三歳　男性

主訴　確認強迫

現病歴　中学校以前はやや神経質だが友人の多い成績の良い子だった。中学校一年の頃から内向的になり、家で勉強中にガス栓が閉まっているかどうか気になりはじめ、何度も確認するようになる。強迫観念（確認強迫）のために、成績は少しずつ低下するが、日常生活が破綻したり他人を巻き込んだりすることはない。症状を持ちながらも、なんとか高校、大学へと進学し卒業後は就職する。強迫観念のために、仕事がはかどらず追い詰められたように感じて、みずから希望して森田療法の専門施設を訪れる。森田神経質の診断のもとに入院。

〈治療経過〉

絶対臥褥期（七日間）　前半は心身共に休まり、後半は退屈感が出現する定型的な臥褥経過をたどる。

作業期（五六日間）　作業期はさらに治療経過の内容から次の三期に区分される。

Ⅰ期（起床一日目〜一三日目）

森田療法の場にある程度溶け込みながら、他方では《ここでこんなことをしていてよいのだろうか》（起床三日目の日記）と目的感の喪失と空しさを感じる。日記の記載は症状に関連したものが多く、症状を自分でコントロールしようとしている。作業の自発性は不十分ながら、入院規則は守られており、毎日作業に取り組んでいる。六日目頃から寮母に頼まれた椅子作りを始める。《午前、午後を通して椅子作りをした。こんなものは三〜四日もあればできると思っていたが、案外むずかしく、全然作業が進まなかった》（起床九日目の日記）というふうに思うようにはかどらない作業に引っ張られるように、患者の自発性が出てくる。一三日目に出来上がった椅子を見て、治療者がこまかい隙間や接着のまずさなどを具体的に指摘したところ、それが患者には次のような意味を持っていた。《椅子の出来上がりをN先生に見ていただいたとき、もっとこんな所はちゃんとやらなければならないと注意を受け、妥協していいかげんな作り方をしていたことを反省させられた。こんな所にこそ神経を使わなくてはいけないのだと感じ、今まで神経を使う場所を間違えていたのではないかと考えさせられた》（退院時に記した体験記より抜粋）。

Ⅱ期（起床一四日目〜四〇日目）

この時期、作業に没頭していると症状が消失するとの体験が得られる。患者は症状が取れるようになるまで気長にいこうと症状に対して受容的になったかと思うと、《このように観念が自然に取れるまで何のはからいもせず、気にしながら作業をするというやり方で治るのだろうか》(起床一五日目の日記)と症状を早く取り除きたいあせりも見られ、両者の間を動揺する。患者は共同生活にも慣れて、I期よりさらに治療の場に溶け込み、症状に対する葛藤はありながら、自発的で積極的な作業態度が見られる。《Sさんと手分けして骨組みを作ったとき、私のほうは粗い作り方をして隙間が開いたり、組み立てるとき、少し歪んだりして作り直しや補修が必要だった。しかし、Sさんのを見ると丁寧にできていて、今まで自分が症状を消すことに莫大なエネルギーを使っていて、肝腎な所に神経を使っていなかったことが再度認識させられた》(体験記より抜粋)。

III期(起床四一日目~五六日目退院)

自発的な作業体験を通して、II期で得られた洞察はさらに確かなものになる。この時期、患者は《入院当初から強迫観念をなくすのが目標だったが、今は強迫観念は癖みたいなもので、入ってきてもまたいつものやつかと思う程度、数カ月で取れるはずがない。今までは観念を取ろうとしていたが、今はもっと大切なことがあることがわかった》と述べ、症状の受容と、あるがままの態度が身についてきたことがわかる。

(1)作業への「深いかかわり」について

これまで再三述べてきたように、森田療法では作業を大変重要視する。作業の治療的意味は従来さまざまに論じられてきたが、その要点は次の二つに要約できる。①作業は患者の自発的活動欲を促し、今まで病的主観的な「とらわれ」に消費されていたエネルギーを外向化させ、より柔軟で即事的態度に変化させる(新福[9]、近藤[10]、高良[11])。②患者の病的主観的な態度を作業を通して一挙に打破し、自然治癒力を発動化させる(大原[12])。あるいは、作業によって病的な「はからい」が尽きる過程を体得せしめる(鈴木[13])。

患者の病的主観的な態度を打破するプロセスとは、精神分析流に言えば神経症的防衛の処理の過程に相当する。精神分析では治療的に重視され、理論的にも詳しく論じられる防衛処理の問題が、森田療法では《エネルギーが外向化する》とか《病態が一挙に打破される》とか《はからいが尽きる過程を体得する》などと、ひどく簡単な記載で済まされてしまう。このため、患者の病的な態度が作業によってなぜ一挙に打破され、エネルギーが外向化するのかという理由が外部の者には理解しづらい。森田学派以外の人たちからすれば、森田療法は治療抵抗や防衛の処理といった重要な問題を素通りして、もっぱら患者の自然治癒力や常態心理を強調していると感じられるだろう。[1] 近藤は森田が治療抵抗の問題を取り上げなかった理由として、人間の欲望や感情の事実をそのままに是認し、なにごとにも人為を排して自然につくことを重視する森田の神経症観、治療哲学を挙げている。確かに近藤の説明はうなずける。しかしさらに一歩進めて、なぜ、森田療法では治療抵抗を問題としなくても治療がスムーズに進みうるのかを、具体的な治療に沿って明らかにする必要があるだろう。

森田療法がうまく奏功する例では、右記の患者のように洞察が現われる前に作業への「深いかかわり」が観察される。右記の例では寮母から椅子作りを頼まれたのを機に、作業を自発的にやりだす。ところが、その作業は《こんなものは三〜四日もあればできる》といった観念ばかりが先行した具体性の伴わないものであった。いざ作業を始めてみると、当初患者が予想した以上に作業は難航する。患者は当初の計画を何とか実現させようと、次第に作業へと引き込まれてゆく。こうして作業に向けられる患者の努力やエネルギーは、外部から強制されたものではなく自発的なものだが、健康人のそれに較べて流動性に乏しく、「かくあるべし」との観念に固着している。このため、患者の思いとは裏腹に、実際にできた椅子や本箱は隙間ができていたり、歪んでいたりといった具合である。治療者が患者の作品を具体的に指摘したことが、そのまま患者の病理の指摘につながっている点に注目する必要がある。また治療者にいちいち指摘されなくとも、患者が自分の作品を見るだけでも、みずからの病理に気づく様子が右記の症例から見て取れる。

なぜこうしたことが起きるのだろう。患者が外見上いくら作業しても、それが人から言われて仕方なくやる作業だと、このような治療効果は生まれない。患者がなんとか椅子や本箱をうまく作ってやろうと作業にのめり込み、そこに「深くかかわっていく」プロセスが大切である。作業に「深くかかわる」とは、外面的には患者が作業に自発的に取り組み、そこに多くの時間やエネルギーを注ぎ込むことであり、内面的には作業が単なる「気晴らし」や「他人事」から『私の』作業へと変化し、患者の性格傾向やこれまでの生き方が作業の中に反映されることを意味する。すなわち、この種の「深いかかわり」が生じるとき、作業は単なる外面的・表層的なものから、患者の心のありようを患者自身に照らし返す鏡となり、作業は次第に「内的・実存的作業」の様相を呈してくる。患者が作業に「深くかかわり」、悪戦苦闘する中でみずからの神経症的なあり方が問い直され、ついには感情を伴った洞察が生じる。こうした森田療法の治療機序は生田(14)が「型」の習得のプロセスで語るところとよく一致する。「型」の習得では弟子はまず師匠の「型」の世界に深くコミットし、形を模倣する。形の模倣とさらなるコミットを通して形の本質的な意味を身体的にも内的認識としても理解するようになり、ついには弟子の認識や世界の理解の仕方が変化してくる。こうした外と内との同時並行的な変化は西谷(15)が哲学的に述べている《外の方向と内への方向が二つで一つであるような知》、《ある事柄を会得するその知が、会得の過程において、同時に、知る自己自身をも内から変えて行く》ような知のありようである。

「外部」の物事への深いコミットと、それを介して認識や世界の見方が変わるといった出来事は「型」の学習に特異なものではない。これは人が己自身を学ぶ際に共通して起きる出来事である。たとえば、精神分析において患者が無意識的葛藤や防衛を自覚し、これまでの生き方を再検討する上で、治療者・患者間に展開する感情的・全人格的コミットメント、すなわち「転移」がきわめて重要である。症状を治す治さないといったレベルを超えて、患者が治療者にある種の強い「内発的」感情を抱き、投影するとき、精神分析では転移神経症が開花したと表現し、今まさに治療者・患者間で展開されている「転移」を通して患者は己自身を知ることができる。つまり「内発的」に出現する転移の中に思わず知らず患者は自分のありよう全体を投げ込むのであり、それを精神分析は巧妙に利用する。森田療法の場合、精神分析と違って「深くかかわる」相手が人間（治療者）ではなく作業なので、いくら患者が言い訳をしても観念過剰の病理は作業結果の中に否応なく現われてしまう。森田療法の作業は患者の心理的防衛に抗して事実がそのままの形で残り、フロイトが鏡にたとえた分析医の役割を容易に、かつ徹底的に果たすことができる。作業は具体的に、しかも目の前に結果が出るので患者に与えるインパクトは大きい。森田の作業は実際の生活に役に立つという「目的本意」の原則で遂行され、患者の作業は事実に基づいて「事実本意」に評価される。こうした治療原理は現実原則に貫かれており、治療構造の視点からは変更の許されない「父性的な構造」といえる。しかし、具体的な個々の作業内容については患者の自発性にまかされている部分が多く、融通性に富み、変更のきく柔軟な「設定」が可能である。そうした融通のきいた作業や自発的な作業態度は結果の出来不出来とは別に、治療者から最大限に賞賛され尊重される（欲望の是認の原則）。

従来から森田療法では、患者の過去や無意識を治療上取り扱わないとされてきた。[16] 確かに治療者・患者関係という側面から見ればこれは正しい。しかし、患者・作業という観点から見ればどうだろう。森田の治療者は精神分析のように、患者の過去を解釈という形で問題にすることはない。今現在の作業内容を指摘するのみである。ところが、そうした作業の指摘はまさに患者にとって過去から引きずって来た自分の（神経症的な）生き方の問い直しに直結する。一方、精神分析で患者の過去が重視されるとはいえ、それはあくまで現在の対人関係に影響を与えている「生きている過去」が問題とされ、単なる概念的な意味で過去が取り扱われるわけではない。過去と現在は別々なものとして存在するのではなく、両者はあざなえる縄のごとく複雑に絡み合い影響し合っている。

(2)作業への「深いかかわり」が生じる条件

森田療法では患者が作業に「深くかかわる」か否かが治療上重要なポイントになるが、作業への「深いかかわり」が生じるには何が必要だろうか。そのための条件を患者側の要因と治療環境側の要因の二つに分けて考えてみたい。

患者側の要因としては、作業などの社会生産的活動に価値を見いだし、それを実現しようとする姿勢が大切である。

森田療法では社会生産的な活動――作業――を通して治療を進めるので、患者にそうした姿勢が乏しいときには、防衛や治療抵抗の処理がうまく進まず治療が停滞してしまう。この点森田神経質と呼ばれる人たちは、社会的規範や価値感をなんとか達成しようとする傾向が顕著で、森田療法の治療構造とピッタリ適合する。森田神経質者に見られるこの種の「向上心」は病理的な色彩が強いが、森田療法では患者の病理的「向上心」を逆手にとって治療に巧妙に利用する。治療環境側の要因について見ると、患者が作業に「深くかかわる」には、治療の場の受容的雰囲気が大切である。自分が受け入れられているという安心感があってはじめて、患者は自発的に作業に打ち込める。森田療法では患者が熱心に作業に取り組む態度や姿勢は作業の出来、不出来にかかわらず、治療者から称賛され受け入れられる。さらに加えて、患者は不問技法によって作業の方へと常に仕向けられている。作業で大切なのはそこに必然性、あるいは必要性があることである。森田神経質者ならどんな作業にでも最初から「深くかかわる」わけではない。患者が作業に深くかかわらざるをえないような必然性が大切である。たとえば、患者が入院生活でご飯を炊いたり、風呂を沸かす場合、もしそれに失敗するとそこにいる人たち全員の生活に甚大な影響が及び、患者は否応なくそうした作業に真剣に取り組むようになる。生活をする必然性のもとに、一つ一つの作業がいかにシステマティックに組み立てられているか否かが、作業への「深いかかわり」を引き出す上のポイントである[6]。伝統的森田療法を伝えていた高良興生院の阿部[17]によれば、風呂をガスで沸かすようにしたところ、生活上便利になったものの治療的にはマイナス面が多くなり、もとのマキの風呂に戻したという。この話は森田療法の作業の意味を如実に物語っている。慈恵医大の森田療法室でも古い森田療法室から新しくて近代的な森田療法棟に移転したところ、患者の日常生活は便利になったものの、生活上必要な作業が大幅に減ってしまい、治療的にはかえって困ったことになるという事態が生じた[18]。作業が生活に必要なものであればあるほど、患者はそこから逃避することが難しく、作業の成功や失敗が患者に与えるインパクトも強くなる。

(3) 箱庭療法の理論から見た森田療法

森田療法は転移や抵抗の処理を行なわないという理由から、浅い治療法にすぎないとの批判をこれまで受けてきた。興味深いことに、これと同じ批判が箱庭療法にも向けられてきた。河合(5)はこの種の批判に対して、転移を『強い転移』と『深い転移』に分けて興味深い箱庭療法論を展開している。河合の理論を援用すると、今までほとんど論じられることのなかった森田療法における防衛処理の仕組みや、従来から重視されてきた森田療法の「場」や不問技法の意味が無理なく整理できる。

河合(5)によると、患者が治療者個人に対して直接、陰性、陽性の感情を表出するとき、そこには『強い転移』が生じており、一方、患者が自分の内的な問題を治療者と共に解決し、それを非言語的にでも表現しようと決意するとき、そこには『深い転移』が生じているという。深い治療が生じるためには『深い転移』が必要だが、『強い転移』は必ずしも必要ではないと言う。『強い転移』は他人の目にも見えやすく、それを克服して治療がなされると『よくやった』という感じを他人に与えるし、治療者自身も自己満足を感じやすい。しかし、『深い転移』の場合はよそ目にはそれほど劇的なことが生じないので、その重要性が看過されやすい。治療者は転移の『強さ』と『深さ』を区別する目を持つことが大切で、不必要な形で『強い転移』を引き起こし、『深い』治療が生じるのを阻害しないように注意せねばならないと河合は戒めている。

①深い転移――共感的な治療の場

箱庭が治療的に生きた意味を持つには、治療者の援助が不可欠だが、《この際の援助とは治療者が積極的に何かをしてやるのではなく、クライエントに対してひとつの望ましい『場』を提供してやるのだ》と河合(4)は述べている。つまり河合の言う『深い転移』とは、いわゆる直接的な治療者・患者関係というより、患者がみずからの無意識に出会い自己を実現するために必要な受容的で安定した『場』を意味している。河合(19)はそうした治療の場の特徴を、カルフの言葉を借りて「母と子の一体性」とか「自由にして保護された空間」と表現している。

箱庭療法では治療に有益な「深い転移」が起きやすいので、患者の「自己治癒の力」が最大限に引き出され、あまり訓練を受けていない治療者でも治療がうまくゆくことがあるという。[5] うまくゆく例ではまさに患者が箱庭を作るだけで治るらしい。面白いことにまったく同じことが森田療法にもあてはまる。森田理論では患者の自己治癒力を「精神の調節作用」として重視しており、定型的な森田神経質者の場合、森田療法の場に入れて置きさえすれば、放って置いても良くなる印象を受ける（北西[20]）。箱庭療法の共感的な「場」の雰囲気が「母と子の一体性」（カルフ）と表現されるのは、ちょうど森田療法で母性的な治療の場への一体感が重視されるのとよく似ている。河合[21]によれば、こうした「共感的な場」や「深い転移」が効果的に生じるためには、治療者のゆとりや心理的な安定が必要であり、そのためには治療者が理論や技法を使いこなせることが大切であると言う。森田療法の場合、治療者に余裕を保証し、「治療の場」の安定性を作り出すのは外ならぬ病態「不問」の技法である。今まで不問技法については種々論じられてきたが、それらは主に次の二つに集約できる。一つは、不問技法が治療者・患者間の心理的距離を保つ役割があるとする説（藤田[22]、内村[23]、大原[12]）。もう一つは、鈴木[13]が言うように患者を森田療法の場に没入せしめる役割があるとする説。このどちらの説が正しいかは一概に言えない。なぜなら森田療法の不問技法は治療的な距離と治療の場への没入という、一見相反するようなことを同時に可能にしているからである。不問技法のこれら二つの治療的役割を父性的、母性的という観点から整理してみよう。

(a)不問技法の父性的側面　河合[24]によると父性原理は「切断する」機能にその特性を示し、すべてのものを、主体と客体、善と悪、上と下などに分割する働きがある。つまり、父性原理は「切断する」ことによって物事の間に心理的な距離を作り出す。森田療法では、患者が《どうしたら症状がとれるのか》と疑問を発しても、治療者は《とにかく作業をしなさい、森田療法は理屈ではない》とそれを取り合わない。さらに患者が治療のやり方について《どうして症状とは関係のない仕事をするのか》と質問しても治療者は《作業は症状を取り除くためにするのではない、作業そのものが目的である》と、またしてもそれを不問に付してしまう。こうした治療者のやり方に対して患者が《こんなことをしていてはたして治るのか》と不安や疑念を現わしても、やはり治療者は《疑いながらでよいから作業をしなさい》とそれを不問に付す。つまり、患者がみずからの症状について質問しても、さらに治療に疑惑を表明しても治療者はすべてそれらを不問に付してしまう。どこまで行っても不問のままである。患者の側からすれば、まったく宙ぶらりんの心理状態に置かれるわけである。しかし、治療者の方は不問技法のお蔭で患者との間に治療的距離が保たれ、患者の観念的な議論に巻き込まれることなく、依存的な感情や攻撃にもさらされず、心理的な「ゆとり」が生まれる。こうした技法は以下に挙げるいくつかの治療規則や構造によって具体的に補強される。(イ)森田療法では定期的な個人面接は行なわれず、折に触れて生活場面の中で指示、指摘がなされる。個人面接がされるにしても面接室の閉鎖性は精神分析のそれと比してはるかに弱く、しかも面接内容も具体的な生活に関することが多く、治療者・患者間に特定な依存・退行的関係が形成されにくい。(ロ)毎日の患者の生活は日記という形でワンクッションおかれて治療者に伝えられる。このため、仮に感情的な記載が見られたとしても、治療者はそれに直接巻き込まれることがない。しかも、感情に流れた記載はそのつど、治療者から注意され、具体的な行動を中心に記載するよう指導される。(ハ)患者同士が症状の話をしたり、感情に流れた会話をすることは禁止されている。このため、患者同士の間にも特定な依存関係が形成されにくい。(ニ)治療の中に食事当番、洗濯、掃除といった生活レベルの現実原則が自然な形で組み込まれているので、依存的退行が生じるのが防がれる。

このように森田療法では治療者・患者間の転移を扱わないだけでなく、右記のような形で依存行動を排除する仕組みができている。

(b)不問技法の母性的側面　父性原理が「切断する」機能に特徴を持ち、「個の倫理」ともいうべき基準に従うのに対して、母性原理は「包含する」機能を特徴とし、「場」の平衡状態の維持を重視する（河合）[24]。森田療法の不問技法は父性的側面ばかりでなく、母性的側面も併せ持っている。たとえば、患者の症状や病的不安は異物として排除されるのではなく《誰にでもあるもの》《取り除く必要のないもの》とされ、治療の場の中で受け入れられる。観念に固着した患者の病理的な自我理想も「生の欲望」の現われとみなされ、患者の自然治癒力に最大限の信頼が寄せられる。患者の抱く不満や不安を治療者が直接取り上げることはないが、それらを治療者は拒否したり、否認はしない。森田療法では患者の不満や不安が依存的な行動として表に現われるのを防ぐのであって、不満や不安を感じている患者そのものは共感的に受け入れられる。こうした共感的な雰囲気は次のような治療上の仕組みによって、一層確かなものとなる。(イ)患者は病院というよりは一種の寮のような雰囲気の森田療法室で生活をする。原法ではさらにこれが徹底しており、治療者の家庭で治療が行なわれる。いずれにしても、患者は治療者から病人として扱われず、健康人として遇され受け入れられる。(ロ)他の入院患者も自分と同じ神経質者であること(ときとして、治療者自身もかつて同じ神経質に悩んだ先輩であること)などが治療の場の均質性と、受容的雰囲気を高める。(ハ)毎日の行動やその日の出来事を日記に綴って、治療者に見てもらうことは、心理的な「絆」として作用する。(ニ)患者は症状に関しては答えてもらえないが、日常のこまごまとした事柄については寮母や医師から具体的な世話や指示を受ける。入院森田療法においては寮母は実際的にも象徴的にも情緒面での中心的存在である[20・25]。退院後は良くなった患者ほど治療者に会いに来ないが、寮母には結婚、出産などの出来事を折に触れて知らせてくることが少なくない。これは、寮母が情緒的なつながりの点でいかに大きな存在であるかを示している(森田療法の原法では、こうした寮母の役割を治療者の妻が果たしていたことを諸家が指摘している[20・25・26])。

森田療法の不問技法は父性的側面と母性的側面が同時に働くとき、治療的な効果がある。もし母性的側面が欠けると不問技法は単に患者を冷たく突き放すだけのものとなり、患者は見捨てられたと感じ、治療そのものが中断してしまう。外来森田療法では入院で豊富に見られた右記のような母性的セッティングが利用できないので、不問を入院の場合と同じように押し通すと治療の中断が起きやすい。これとは反対に、不問の父性的側面が欠けると治療者・患者関係は、馴れ合いとなり治療は中断しない代わりに、いつまでもだらだらと続く。こうした場合、治療的な厳しさが失われるのみならず、真の意味での共感も失われる。

②強い転移——森田療法における防衛処理の仕組み

箱庭療法では、これまで述べてきたような静かな「深い転移」ばかりが生じるわけでなく、相当強い攻撃性や感情表現が見られるという。(5) しかし、大切なのはそれが治療者個人に直接向けられるのではなく、箱庭の中に表現されるという点である。患者が箱庭に「深くかかわり」、そこにみずからの内面世界（当然そこには患者の病理も含まれる）を表現するさまを、はたして「転移」と呼べるだろうか。「転移」とは、過去の重要な人物に向けられていた患者の感情や態度が現実の治療者・患者関係の中に再現されてくるさまを一般には指している。つまり、「転移」は二人の人間の間に生じてくる現象であって、箱庭療法のように患者と箱庭の間に生じる現象を「転移」の概念で説明するのは困難である。箱庭の中にいくら患者の過去の病理や内面世界が表現されたとしても、それでは「転移」が扱われたことにはならない。伝統的な精神分析では「転移」を扱わない限り、深い治療はできないと考えるのが一般的だから、箱庭療法が浅い治療法とみなされるのも当然である。洞察を目的とする精神療法の場合、患者の深い内面の世界を治療上扱うことは不可欠だが、はたしてそれを精神分析のように、治療者が直接扱わねばならないと決まっているのだろうか。この点は森田療法を考える上で重要なポイントになるので、さらに詳しく見てみたい。

河合(5)は箱庭療法では病理的色彩を帯びた「強い転移」は抑制されやすく、反対に治療に必要な「深い転移」は自然に生まれやすいと述べている。しかし、その理由を治療構造という視点からは論じていない。筆者はここで伝統的な精神分析と箱庭療法を治療構造の観点から比較してみたい。伝統的な精神分析では患者の病理を含む「強い転移」は直接治療者に向けられ、治療者はそれに関与しつつ、解釈という手段を使ってそれを処理していく。さらに治療者は「強い転移」を処理するだけでなく、治療の場に不可欠な共感的な雰囲気を作り出す役目も担っている（これは河合の用語を使えば「深い転移」であり、一般的な精神分析用語では「治療に有益なほどよい陽性転移」である）。つまり伝統的な精神分析では、治療者は患者から「強い転移」を向けられながら、同時に「深い転移」を醸し出すという一人二役を果たさねばならない。これをわかりやすく図示すれば図10のごとくになる。

図を見てわかるように、精神分析では「強い転移」と「深い転移」を区別する構造上の手助けがないので、治療の場で生起するさまざまな対人感情を、どれが破壊されるべき「強い転移」で、どれが保持すべき「深い転移」なのか一つ一つ治療者は区別してゆかねばならない。さらに、治療者が解釈するのは治療者・患者関係そのものであり、解釈する者（治療者）と解釈されるもの（治療者・患者関係）は原理的に不可分に結びついている。両者の間には心理的な距離が乏しく、下手をすると解釈が治療者個人の自己弁護に利用される恐れがある（これが、精神分析における転移・逆転移の問題である）。こうしたことが避けられるか否かは、ひとえに治療者個人の技量にかかっている。一方、箱庭療法では患者の無意識的な病理は治療者にではなく、箱庭の方へと向けられる仕組みになっている。このため、治療者に対する攻撃性が仮に表現されたとしても、それは箱庭を通してなされるので、治療者はゆとりを持ってそれに対処できる。治療者が余裕を失わずに患者に接せられるぶん、余計に治療者の共感能力は働き、治療の場の共感的雰囲気は安定的に維持される。つまり、箱庭という道具を介在させることで、「深い転移」と「強い転移」は無理なく区別され、治療者は「深い転移」の醸成に専念できると同時に、「強い転移」を距離をもって眺められる。これを

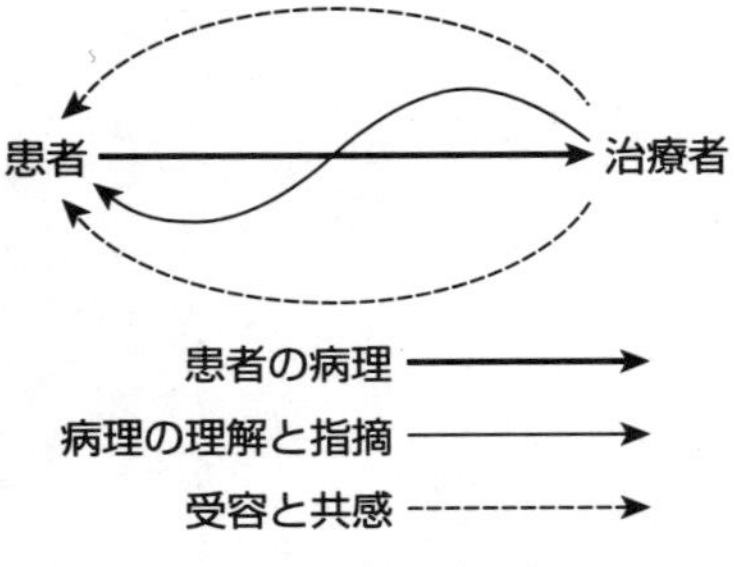

図10　精神分析の治療構造

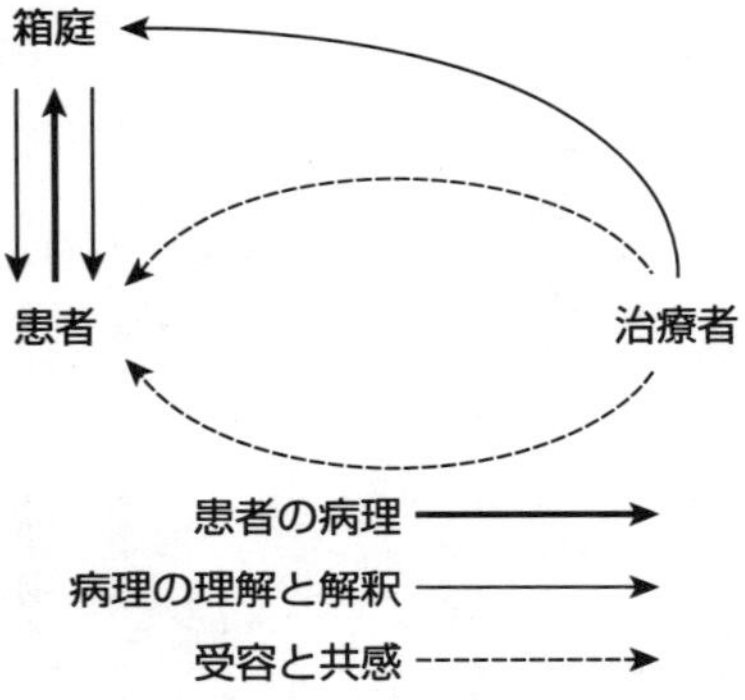

図11　箱庭療法の治療構造

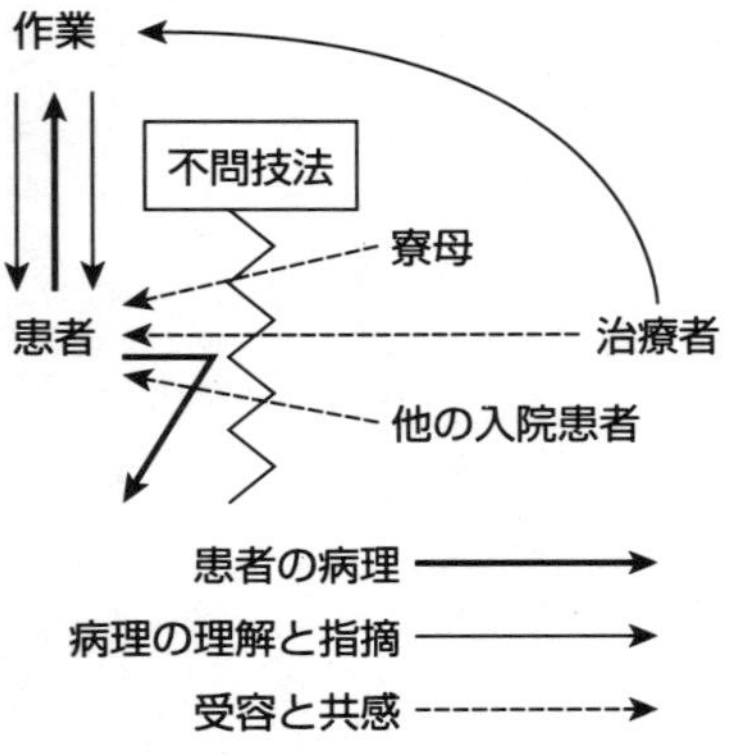

図12　森田療法の治療構造

簡単に図示すれば図11のごとくなる。

こうした治療構造の特徴に加えて、河合[5]が指摘するように《箱庭は患者の相当の意識的関与をもってつくられる》こと《自分の作品を客観的に見られるのでフィードバックが働く》こと、さらには《箱という枠が限定として働くので相当の攻撃性が表現されてもそれが治療の場を破壊するほどにまで至らないことが多い》ことも治療をスムーズに進ませる要因となる。

箱庭療法と類似したことが森田療法にも認められる。森田療法では患者の内面の病理や「生きている過去」は作業との「深いかかわり」の中に表現される仕組みになっており、治療者・患者関係の中には持ち込まれない。治療者は不問という治療操作によって、それが治療者に向けられるのを防ぎ、患者を作業のほうへと追い込む。治療者はこうして患者を作業へと追い込むと同時に、治療の場の受容的雰囲気の維持に多くの注意を配る。つまり森田療法では患者の防衛や治療抵抗の処理を作業に任せる部分が大きい。こうした森田療法の治療構造を模式化すれば図12のごとくになる。

三つの図を較べてみると患者の内面の病理をどこに表現させるかに関して、森田療法と箱庭療法は大変類似しており、精神分析と著しい対照をなしていることがわかる。箱庭療法と森田療法の最大の共通点は両者とも転移の処理や解釈なしで治療が進みうることである。両者は箱庭あるいは作業という道具を介在させることで「深い転移」と「強い転移」を治療上うまく区別している。箱庭療法や森田療法においては治療者が患者の「強い転移」に直接さらされない分、精神分析のような転移・逆転移のきわどい処理から解放される。これゆえ、その治療法に適する患者であれば初心者でも治療がうまく行きやすい[4・20]のである。

「問う」ことと「問わない」こと（不問技法と日記指導、目的本意の原則）

(1) 不問技法の普遍性と特異性

①森田療法の不問技法についての諸家の議論

森田療法において不問は技法の中核をなすにもかかわらず、森田正馬自身、不問について《患者が自己の病症に対して、常に自ら其の経過を測量することを破壊するために、患者の訴える苦痛に対しては、所謂不問療法で寧ろ知らぬ振りをして放任しておく》と簡単に述べるだけで[27]、その治療的意義の説明や技法としての整理・検討を行なっていない。有機的かつ巧妙に組み立てられた森田の治療環境を考えるとき、そうした場の中で「不問」はあまりに「自明」であり、技法として意識化すること自体が困難である。森田療法の実践家として名高い鈴木知準は《治療中に不問技法を全く意識しない》と述べており[28]、同様に高名な森田療法家である阿部亨の成書でも不問は重視されつつも[31]、きわめて簡単な記載で済まされている。藍沢ら[29]、大原ら[12・30]は森田療法の中核として「転回操作」を挙げ、一連の論文の中で「不問」を初めて治療技法として明確に取り上げた。彼らによれば「不問」は病態探求という中間過程を省略し（病態不問）、これによって生じる患者の不安定な状態を特殊なセッティング（臥褥、作業、家庭的治療環境）で補いつつ、一直線に常態心理に働きかけて心的転回を引き起こすという。岩井・阿部[31]は目的本位の実践、現在への没入、対象との一体化を通して一挙にとらわれを打破するところにこの技法の核心があるとした。藤田[22]は不問の意味を「間」という日本語から考察し、不問技法が言葉の遮断という「間」をとることで、治療者・患者間、さらには患者自身の内面に固有の距離を作り出し、それが自己への問いかけの契機となると指摘する。これに対して、鈴木[13]は患者を作業へと没入させ、不安と同居する体験を得させる手段として不問技法をとらえている。立松[6]も森田療法の作業システムを詳細に検討し、治療者の不問的態度と有機的な作業システムがあいまって、患者を作業体験へと追い込むさまを明らかにしている。

従来の議論では「不問」は森田療法に特異な技法であるとの認識は一致しており、それが議論の前提にすらなっている。これまで精神分析と森田療法の比較においては、精神分析の「問い」——患者の病理を扱い処理する——側面が強調され、反対に森田療法は病理を問わない「不問」の側面が強調されてきた。その結果、病理を「問う」治療法と「問わない」治療法といったステレオタイプな比較がなされてきた。森田療法では精神分析のように患者の病理を一対一の治療者・患者関係で「問う」ことはないが、治療の場でそれが処理されずに「常態心理の発動化」や「心的転回」が起きるだろうか。[7・32]筆者はこうした問題意識から森田療法の治療過程を検討し、患者の病理が作業へのコミットの中に再現され、処理される様を明らかにした。患者の病理を一対一の関係で直に扱わないことと、治療の場でそれが処理されないことを混同するべきでなく、森田療法には精神分析とは違った防衛処理システムが存在する。さらに北西[8]は森田療法の集団的人間関係の中に彼らの病理が再現され、処理される様を指摘している。こうした一連の研究から、森田療法においても患者の病理を扱い処理する「問い」の側面が明らかとなり、不問技法はこうした森田流の「問い方」とセットになっていることがわかってきた。

森田療法とは反対に「問う」側面が強調される精神分析では不問的契機は存在しないのだろうか。皆川[33]は神経症症状は防衛から成立するので、神経症の場合には症状についての質問をする意味がほとんどないと述べている。精神分析でも重要なのは患者の防衛、抵抗そして転移の扱いであり症状の探索ではない。精神分析と森田療法を比較すると、症状「不問」は洞察（森田流に言えば体得）を導くタイプの精神療法に共通する治療原理であり、次のような特性を共有していることがわかる。(a)症状ではなく、患者自身のあり方の歪み――病理――を問い、自己洞察を生じさせるのが不問の目的である。(b)患者のあり方の歪み――病理――を一定方向に水路づけ、各々の治療法が得意とする防衛処理の舞台に振り向ける「水路づけ」「限界設定」の働きがある。(c)「限界設定」や「水路づけ」には己自身の病理に直面化させる働きがあるので、患者はそれに抵抗する。(d)「限界設定」や「水路づけ」には患者の当面の関心事や要求を彼らの望むような形では「取り上げない」あるいは「答えない」「捨て置く」といった不問的契機が含まれる。こうした不問的契機は「水路づけ」→特定の対象へのコミット→患者のあり方の歪みの凝縮・再現、そして処理という厳しい「問い」のプロセスと表裏一体をなす。(e)「限界設定」や「水路づけ」には治療者が患者の病理に不用意に巻き込まれるのを防ぎ、心理的距離を生み出す働きがある。

森田療法の治療システムと不問技法は不可分な関係にあり、ある意味で不問を実際に働かせ、機能させるために入院の場があると言っても過言でない。不問に関する諸家の議論をまとめると、森田療法の不問技法には大きく分けて、(a)治療者・患者間の心理的距離を取る役割、(b)患者を作業・集団生活へと追い込み、病理（とらわれ）を処理する役割、(c)患者の存在そのものを受容する役割の三つの側面があることがわかる。森田療法ではこうした〈不問／問い〉がなるべくうまく機能するように、各施設の状況に応じて、できだけ家庭的で日常生活に近い場が設定されている。

② 「不問」の治療論的な意味

(a) 神経質症状は正常心理と連続する部分があり、両者の間には連続性が認められる。

新福[9]は神経質症状の成立を一次過程と二次過程の絡み合いで説明している。一次過程は人前で緊張し、赤面するといった「何人にもありがちな現象」で、これだけでは症状といえない。こうした現象を病的異常と誤認し、過度の不安・不快感を抱いて執着苦悩し症状を形成するのが二次過程である。岩井、阿部[31]も指摘するように、症状の背後には特有な神経質パーソナリティーが潜んでおり、そこから発展する心的機制（精神交互作用など）を通して症状が形成される。森田療法の臨床場面で症状という場合、一次過程を指したり、二次過程を指したり、ときによっては両者が絡み合った全体を指すこともある（岩井、安部[31]）。一次過程と二次過程は絡み合って存在するので、その連続性を森田療法家は巧妙に利用する。後述するような一定の治療戦略に基づいて、同じ症状を一次過程と呼んだり、二次過程と説明したりする。神経質患者の赤面恐怖は精神病理学的には通常の人が体験する「あがり」や赤面（二次過程）と同じではない。森田療法家が二次過程を含む患者の訴えを、あえて一次過程（誰にでもあること）と説明するのは次のような治療戦略に基づいている。神経質症状は「誰にでもある」とするほうが患者の健康な自我の強化に役に立ち、それは治療者のリアル・パーソンと相俟って一層有効に働く。こうした森田療法家の態度は旧来「平等感」と名付けられ、共感的・受容的側面を持つ一方、現実生活への直面を促す厳しさを併せ持っている。つまり、神経質症状は「誰にでもある」（一次症状）ということになれば、患者はそれを言い訳に使えなくなり、日常生活からの逃避が困難となる。「自分は特殊・特別だ」という劣等感は自己愛的な「うぬぼれ」の病理と表裏一体であることが対人恐怖症の病理から知られている。(34・35)

(b)症状不問の治療的普遍性

連続する二次過程と一次過程を区分けするのは精神病理学的には有益だが、治療的にはマイナスに働きかねない。つまり、二次過程を二次過程として取り上げる『正しい態度』は治療的には「特別な（症状を持つ）自分」という自己愛病理に保証を与え、言い訳や逃避行動を促しかねない。ところが神経質症状の連続性を利用して、それらを一次過程と言い切れば、患者の言い訳や逃避の逃げ道を塞ぎ、日常生活に踏み込ませる効果がある。

つまり二次過程を含む患者の訴え全体を一次過程と言い切るほうが、治療上は二次過程を「問い」やすくなるのであり、逆に二次過程を二次過程として取り上げてしまうと治療的には二次過程を「問えない」恐れが出てくる。森田療法の「不問」とは生活行動を通して症状の背後に潜む神経質病理に直面化させ、それを厳しく『問う』プロセスに他ならない。精神療法において、「問わない」ことと「問うこと」は別々なものでなく、両者はゲシュタルト心理学でいう「図」と「地」の関係にある。精神分析では患者の病理を明確に取り上げるが、そこには精神分析流の症状「不問」が存在する。症状「不問」はけっして森田療法の専売ではなく、洞察志向的な精神療法に共通する原理である。たとえば、実際の精神分析的面接では治療者は症状に関する質問をする意味がほとんどないとされており、また内観療法でも症状不問という表現こそ使わないが、森田療法の不問と類似した治療の進め方が行なわれる。つまり、内観の内省過程では患者の当面の関心事である「症状を取る方策」や「症状にまつわる出来事」が直接取り上げられることはなく、まさに症状不問のまま、母親や父親、配偶者、子どもに対して、自分がこれまで「何をしてもらったか」「何をして返したか」「どのような迷惑をかけたか」について時系列的に回想が進められる。

森田療法の不問技法には患者の観念的なあり方——病理——を作業・日常行動へと振り向ける「水路づけ」、「限界設定」の意味合いがある。そうした治療的な「水路づけ」や「限界設定」は森田療法の不問技法に限らない。精神分析でも転移の発現と処理を効果的にするための「限界設定」として、禁欲規則が存在する。禁欲規則はメニンガー[36](K. Meninger)によって精神分析の第二基本規則と言われるほど重視される。退行促進的な精神分析のセッティングの中で治療が進むうちに、患者の内に隠されていた病的な欲求が転移や行動化の形で表に現われ、約束外の面接を治療者に求めて来たりする。こうした際、治療者が不用意にそうした要求に応じると、患者の病理に巻き込まれるだけでなく、それを扱い処理する治療的チャンスを失う。禁欲規則は患者の病理に治療者が不用意に巻き込まれるのを防ぎ、転移の発現と処理を効果的に進める働きがある。

精神分析の禁欲規則にも、森田療法の不問技法と同様、「答えない」「捨て置く」といった不問的契機が含まれる。精神分析は患者の防衛や無意識的葛藤を徹底して明確化しようとする。では逆に患者のほうが治療者に《なぜ面接が四五分で終わりなのですか》《どうして外で会ってくれないのか》《時間外に面接してくれないのか》と禁欲規則に関連した質問をした場合、治療者はそれに答えるだろうか。否。分析医はその質問自体を不問に付して答えず、そうした質問の動機やそこに潜む患者の無意識的葛藤に焦点を当てる。治療者が答えないのは禁欲規則に関する質問だけではない。患者が治療者に向けてくる種々の要求や質問はいつものやり方で患者が不安を防衛し、治療者を振り回す意味合いがあり、治療者はそうした患者の無意識的な意図あるいは行動パターンに着目し、それを患者に明確化し、直面化させる。患者の質問や要求に直接、治療者は表面的な応答はしない。もしそうすると、治療者は患者の病態に呑み込まれ、振り回されることになり、それは精神分析ではなくなる(皆川[37])からである。治療者はそうした質問や要求で患者がどのように不安を防衛しようとしているのか、その種の不適応行動を治療場面以外でも繰り返していないかに着目し、それをいかに患者に意識化させるか腐心する。つまり、精神分析の「水路づけ」や不問的契機は禁欲規則だけでなく、精神分析医の応答の仕方や着目の仕方などの治療関係の様式自体に内在しており、それは患者を無意識的葛藤に直面化させ「問う」ためであるのは言うまでもない。患者側からすると治療者にいくら質問や要求をしても答えてもらえず(捨て置かれ)、思いがけず自分の行動パターンや無意識的葛藤が問題にされる。こうした不問的契機やある種の「ズレ」は患者が無意識的葛藤を防衛し、保持しようとするのに対して、治療者は逆にそれを破壊しようとする双方の目的のズレに由来する。無意識や防衛といった治療概念とは無縁な森田療法においても、患者の治療抵抗を打破し洞察を導くために不問技法が存在し、その際、患者は宙ぶらりんの心理状態に陥る。[7・12] 精神療法の症状「不問」に際して起こる患者の欲求不満や宙ぶらりんの心理は彼らの神経症的防衛や病理の自我親和性と関連している。表に現われた症状ではなく、背後に潜む神経症的防衛や性格構造に焦点を当てる洞察志向的な精神療法の営みから、この種の「ズレ」や「症状不問」「欲求不満」は必然的に派生し、それをいかに扱うかに各種精神療法の技法や構造、さらには人間観・病理観が集約されている。

(c)森田療法における「不問」と「問い」の原則

症状不問の普遍性が理解できると、森田療法の「不問」と「問い」方の特徴が見えてくる。その原則は患者を「目的本意の行動」にコミットさせることにある。患者を励まし、あるいは言い訳を封じ、目的本意の行動にコミットさせるのに効果的とあらば、症状は「誰にでもあること（一次過程）」とみなされる。これに対して、目的本意の行動に邪魔になる治療者への理想化・同一化、さらには事実本意、目的本意の原則から外れた「治すための作業」「症状に拘泥する態度」は、はっきり病理・病態・二次過程であると指摘される。たとえば、森田正馬は日記指導[38]の中で森田先生のお蔭で自信がついた等の患者の発言に対して、《元気になったのは矢張り病的である。また次には其の反動が来る》《君の病に対する今の自信は皆君のではなく私の自信である》《先生を思わなくなったとき、真の健康なる独立心ができる》などとコメントし、症状や治療者に拘泥する患者の態度を指摘し、目的本意の行動を繰り返し指導している。ある対人恐怖症患者の通信指導[39]においては、森田正馬は人に対して、あるいは自分に対して常に恥ずかしく思うことは本来自然であり、森田自身がわが子や女中、患者に対しても伏し目にしていること、それは人に対する畏敬の情や小心さ、人を冷視せず圧倒しない態度の証左であると述べ、患者が赤面恐怖にとらわれるあまり虚勢を張って、不自然に相手を見詰める態度を明確に病的であると指摘している。

(d)一次過程と二次過程のダイナミズム

一次過程と二次過程は現象的に連続しており、両者を区別しないほうが治療上好都合というだけなら、森田療法家は治療のためとはいえ二次過程を「無理矢理」一次過程と言い換えていることになる。しかしことはそう単純ではない。一次過程と二次過程は治療力動的に一つのダイナミズムを形成しており、両者は互いに切り離せない「一つの出来事」とみなすことができる。一次過程と二次過程をめぐるダイナミズムは後に詳しく論じる森田療法の治療論――生の欲望――と密接に関連している。

「生の欲望」という語は森田学派においては、森田神経質者の観念過剰の強迫性病理を示すと同時に、「生の力」と表現される生命的エネルギーの溢れる様をも意味する。[7] 両者は同じ言葉（生の欲望）で表現されながら、まったく正反対な現象であり、前者はヒポコンドリー性（＝死の恐怖）や適応不安と表裏一体の関係にあり、後者は流動する生命エネルギーの観点から論じられてきた。森田療法では、日常行動や作業への「深いかかわり」↓観念過剰の病理の再現↓病理の破壊、という治療プロセスが基本となるが、こうしたプロセスがスムーズに進行するためには、森田療法の治療システムと同時に、患者側の要因も重要になってくる。つまり、いかに治療システムがうまく組み立てられていても、患者側に社会的な価値観や規範をなんとか達成しようとする「観念的な生の欲望」――強力性を伴う自己愛的で強迫的な病理――がないと、森田療法の治療プロセスはうまく進展しないのである。彼らの病的・防衛的な「観念的な生の欲望」と森田療法の治療システムが鍵と鍵穴のようにうまくかみ合うとき、患者の「観念的な生の欲望」は徐々に「生の力」という自然なエネルギーへと置換される。これは精神分析の用語を使って表現すれば、防衛処理のプロセスであり、このプロセスを処理されるべき当の「観念的な生の欲望」のエネルギーを逆利用して推進するというパラドックスがそこには見られる。[7・40]

症状に伴う二次過程は「観念的な生の欲望」から派生しており、一方、一次過程の不安は「生の力」に関連している。つまり、治療全体を見渡すとき、二次過程にかかわる病的エネルギーは二次過程を一次過程へと変換する駆動力となっていることがわかる。これゆえ、森田療法家が二次過程を含んだ患者の訴えを、まるごと一次過程（誰にでもあること）と説明するのはある意味で正しく、これが静的な精神病理的説明と食い違う「生きた」治療的説明なのである。

(2)日記指導と目的本意、事実本意の原則

①『移行対象』としての日記

森田療法の治療者と患者を結ぶものとして日記がある。そこでは精神分析と同様、治療者・患者関係を軸に精神療法的なやりとりが行なわれる。しかし、森田療法の日記は文字を媒介とする点が精神分析とは違う。精神分析も森田療法の日記指導も治療者・患者関係を軸に治療が進むとはいえ、両者の関係のありようには大きな違いがある。日記や手紙という文字を媒介にする場合、治療者は患者の病理や生《なま》の情動から時間的・空間的に距離をとりやすく、そこに心理的な距離・余裕が生まれる。これは患者にとっても同じことで、自分の行動や感情体験を文字に記すことは、自分を客体化する作業につながる。

日記や手紙は単に心理的な距離を生み出すだけではない。治療者は日記や手紙に「肉筆」でコメントを加え、目に見える形（文字）で処方を与え、患者はそれを手にしていつでも何度でも読み返すことができる。精神分析では治療者は一対一の関係の中で直に転移を解釈するが、森田療法の日記と違って、その解釈（言葉）は具体的な「物」として残らない。治療者が患者に何かを与えたり、逆に患者から「物」を預かる行為は治療上大きな影響を与える。手紙や日記を治療者が預かり、それを返却する行為には目に見える「物」が伴い、しかもそこに治療者の肉筆のコメントが添えられている。患者からすれば、手紙や文字を通して治療者の『臨在』を身近に感じるだろうし、日記や手紙はいつでも手にできるため、治療者とのつながりや「絆」を強く感じるだろう。ウィニコット[41]は依存／自立をめぐる一連の出来事の中で「離れていて、かつ同時につながっている」両義的現象を重視し、そこに介在する象徴的な事物（ぬいぐるみや毛布、紐など）を移行対象として概念化した。ホートン[42]はぬいぐるみや毛布に限らず、文字なども移行

対象に含まれると指摘している。森田正馬の手紙を受け取った患者の反応を見ると、日記や手紙、さらにはその中の森田のコメントをある種の『絆』と感じ取っている様子がうかがえる。[39] 第I部第二章で例示した症例aのような日記を使用した筆者自身の外来カウンセリングの経験からも同様なことが言える。「距離」をとり、同時に「つながり」を象徴する手紙や日記、そして治療者のコメントを精神療法に利用することで、「深い転移」と「強い転移」は無理なく区分され、治療の中に自然なメリハリが生まれる。

②「問う」ための道具としての日記（森田療法におけるコメントと精神分析の解釈の違い）

森田療法においては、目的本意の原則に従って行動しているか否かが厳しく問われ、それは日記を介して患者に伝えられる。日記は内面的なつながりや『絆』の機能を果たすと同時に、森田療法の「問い」の側面を象徴する道具立てでもある。森田療法家は日記を使って患者の観念的・自己愛的な態度を精神分析家と同様、明確に指摘する。しかし、それを精神分析のように治療者・患者関係（転移）の文脈で行なうのではなく、患者を作業にコミットさせ、その生活体験の中から彼らの観念的なありようを自覚させようと試みる。

既述したように、森田療法の作業環境は生活をする必要性、あるいは必然性に基づいて設定されており、そこに深くコミットすればするほど作業、生活行動の出来不出来が患者のあり方を問い直し、照らし返す仕組みになっている。作業は人間関係と違って、具体的に結果が目に見えるために、患者が言い訳（防衛）し難いのが特徴で、日記はそうした具体的な事実を現実に即して指摘すると共に、患者を励まして目的本意の行動に踏み込ませる働きがある。森田療法の日記は不問技法と同じく、共感的な「絆」としての「深い転移」と、患者の防衛を処理する「強い転移」の両側面を併せ持っている。

二　精神分析と内観療法の治療構造・技法の比較

内観療法では患者の罪意識とその処理が治療上の大きな鍵となる。ここではまず精神療法一般における罪意識の問題と内観療法での罪意識を概略的に論じ、罪意識が内観の治療構造（一次的内枠的治療構造、二次的外枠的構造——川原）とどうかかわっているかを論じてみたい。

罪意識の質的区別

罪意識は倫理的・価値的側面を持つと同時に依存や防衛の問題とも深くかかわっており、精神療法一般に通じるテーマである。罪の意識は精神分析的には超自我不安にかかわる「フロイト型の罪意識」と前性器期的な「母親依存型の罪意識」の二つに分けられる。[43] 本書の第II部第一章では後者の罪意識（母にすまない）が日本では病的防衛的な「罪業感」と抑うつ的態勢の通過にかかわる「懺悔心」の二つに区別できること、そしてそれがグリンバーグ[44]の「妄想‐分裂的態勢における罪意識」と「抑うつ的態勢における罪意識」に各々相当することを指摘した。また「罪業感」が「懺悔心」へと変化する際には、「すむ‐あきらめる（あきらむ）」という日本文化の基層にかかわる現象が観察され、それがウィニコットの潜在空間やバリントのフィロバティズム、新規蒔き直し（新しい出発）にも通じる普遍性を持つことを明らかにした。

依存にかかわる罪意識は精神療法的には、(1)依存防衛としての罪意識、(2)受苦としての罪意識、(3)懺悔心の罪意識の三段階を経て変容すると考えられる。

(1)依存防衛としての罪意識

病的依存を内在させた患者は相手に気がねや「すまない」罪悪感を感じる。しかし、土居[45]も指摘するように、患者は一見、殊勝なように見えて、その裏には相手が何かしてくれて当たり前、そうしないのは不当だという被害的な依存・攻撃感情が隠されている。この際、当人は相手に心理的に依存していることに気づかず、「すまない」と罪悪感を感じることで、それを防衛し、《自分はこんなに相手を気遣っている》《してやっている》と感じる。防衛としての「罪業感」は依存・攻撃の病理と表裏一体であり、そこには、①依存相手の過大評価と一面的で幻想的な対象イメージ、②依存相手への疑惑・不信と依存・攻撃的感情（恨み）、③依存対象への心理的距離の乏しさと対象過敏性、④依存・攻撃の悪循環を生み出す満たされない内的な不足感・不全感（自分がない）などの諸特徴が見られることを第II部第一章で見てきた。

瞑想の森・内観研修所で初日に内観者に配布されるガイダンス資料には依存・攻撃的な態度が『内観迷答集』として記されており、それらが処理されるべき防衛的態度であることが示唆されている。

また柳田[46]は内観者が自己を見つめる厳しさもなく、ただ闇雲に「すまない、すまない」と自己憐憫的に泣くのは、いくら泣いていても《あれは駄々っ子が暴れているようなものです》と言うのも、こうした防衛的罪意識を指してのことと考えられる。

(2)受苦としての罪意識

内観が進展するにつれ、これまで相手のせいにして誤魔化してい

表2

※内観迷答集（してもらったこと）

◎頼みもしないのに上等なかばんを買ってくれました．（不満が潜在している）
◎家族のために働いてくれました．（自分がない）
◎私が言うことを聞かないので頭から血が出る程なぐってもらったこと．（うらみ）

※内観迷答集（して返したこと）

◎学校の成績が良かったこと．（自分のため）
◎就職をしてあげたこと．（自分のため）
◎親になぐられないように努力したこと．（？）

※内観迷答集（迷惑をかけたこと）

◎父は時々酒を飲んで暴れることがありました．それに対して文句を言ったこと（攻撃）
◎夫に子どものお守りをしてもらったら，子どもがヤケドをさせられました．私がついて居ればそんなことがなかったのに，私が留守でめいわくをかけました．（攻撃）
◎私を毎日のようになぐったり，蹴ったりする母の気持ちを理解せず，文句を言ったこと．（うらみ）

（瞑想の森・内観研修所のガイダンス時配布資料より抜粋）

た依存防衛的態度が維持できなくなり、己の醜さ（醜いはもともと「見悪」であり、見るのに抵抗を感じる意である）[47]を見つめる苦渋のプロセスが始まる。瞑想の森・内観研修所で筆者は深い心理的転回直後の内観者に直接インタビューしたことがあるが、その内観者は転回直前の瞬間まで《自分の醜さ、どうしようもなさ》《八方塞がりで、お先真っ暗な絶望の状況にあった》と繰り返し語っていた。内観では己の「醜さ」「暗部」の認識が重要な部分をなしており、柳田は[46]《内観とは岩にこびりついた苔をごしごし洗い落として奇麗にする作業です》と述べている。

「相手に迷惑をかけた自分」[49]を自力で調べる特徴から内観は自責的思考で推し進められる[48]と表現するむきもある。しかし、これは村瀬も指摘するように誤解を生みやすい。自分自身を調べるのは洞察を重視するタイプの精神療法では共通しており、内観に固有な出来事ではない。どのようなお膳立てや方法でそれを実現するかは各々の治療法で違っていても、そこで患者が経験する袋小路の心理や「受苦のプロセス」は防衛処理過程に共通する。[50]ユング流に言えばこれは「死と再生」における「暗黒」、あるいは錬金術の真っ黒な「ニグレド」として象徴される。[51]精神分析でも治療が佳境に入ると、《なんで自分はこんな馬鹿げたことをしているのか》《わけもなくわざわざ自分で自分を苦しめているのか》といった発言が患者から聞かれる。これは防衛処理が進み始めた証左であり、そもそも真の問題の在処は防衛的な「私」に他ならず、患者は必然的に出口無しの心的状況に陥る。

(3) 懺悔心の罪意識

内観で心理的転回が起きると罪深い「暗部」の認識と共に「透明で」「清々しい」「澄んだ」体験が現われる。その典型的な体験を清水論文に見ることができる。[52]《全身が染みるような深い歓びに浸され、心が本当に静かで透明で、まるで水底の小さな小石までがはっきり見える、さざ波一つない澄み切った湖面のようでそれが宇宙の果てまで、いえ、もっと果てしなく広がっていくのを感じました。そのとき知ったのは、過去から未来に続く膨大な罪の集積と、想像を絶していた罪の深さ、そして凄まじいまでの影響力でした》。

村瀬は[53・54・55]こうした「清々しさ」を重視し、「素直」という日本語を鍵に内観を理論化しようとした。彼は「素直」や

「清々しさ」が日本人の深層に横たわる神道的なものに関わることを指摘した。しかし、彼自身述べるがごとく、「素直」をどう普遍的観点から位置づけるかの問題が残されている。本書の第II部第二章で論じたように、筆者は内観とは異なる精神分析的精神療法の経験から「すむ（澄む＝住む）」「あきらめる（あきらむ・諦む＝明らむ）」の重要性に気づくようになった。「すむ（澄む＝住む）」は「あきらめる（あきらむ・諦む＝明らむ）」という対象喪失（喪の作業）、抑うつ的態勢の通過の際に観察される現象である。患者は対象（治療者）との関係を避けてみずからの内に一人沈潜し、治療空間や自然空間に融合して身を任せる。そこで患者は内的な「開け」と気持ちが洗われる「清浄感」、落ち着いた真の「自分」を経験する。「すむ」という大和言葉はコップの中の濁り水をそのままにしておくと、おのずと透明な上澄みと、沈澱して定着する泥の層とに分かれるさまを表わしている。そうしたおのずからの分かたれによって、一方では「自分がある」体験が、他方では空間が「開け」ることで世界や己自身を「みる」ことが可能になる。筆者の「すむ‐あきらめる（あきらむ）」はウィニコットの「一人でいられる能力」や「潜在空間」、バリントの「新規蒔き直し」と共通した特徴を持っており、内観の「清々しさ」や「透明感」はこの種の普遍性の中で位置づけられる必要がある。

防衛処理技法としての内観のテーマ設定（一次的内枠的治療構造）

防衛処理の観点から「してもらったこと」「して返したこと」「迷惑をかけたこと」の内観三テーマを見直すとき、それがいかに強烈な意味合いを持つかがわかる。筆者は精神分析的精神療法においても「迷惑をかけたこと」「していただいたこと」に強い抵抗を示す患者にしばしば遭遇する。「迷惑」を認められない患者の心底には「本当の自分をそのまま出したら相手は自分を受け入れてくれない、愛してはくれない」という根深い不信・不安が横たわっている。ところが、相手に「いろいろとしてあげた」「迷惑をかけられた」ということにすれば、患者はみずからの依存要求を正当化できるし、今の自分をどうにかしてくれ、弁償しろと子供じみた不満・攻撃を相手にぶつけることも可能になる。「迷惑をかけられた」という被害的な受け取り方は依存的防衛に共通するもので、クラインはこの種のありようを「妄想‐分裂的態勢」と命名した。柳田[46]が《内観とはつまるところ大人になるための作業です》と述べているのも、こうした依存的防衛をめぐる事情を反映している。

(1)「迷惑」の精神療法的・実存的意味合い

柳田[46]は長年の内観指導の経験から《迷惑をかけたことをどうやって具体的に思い出してもらうかが最も大切です。すべてはそのための工夫です》と筆者に述べている。村瀬[56]もまた「迷惑」を抜きにした内観は気の抜けたビールのようなものだと表現している。柳田[57]は内観の核心について《自分の悪い部分・自分が迷惑をかけた部分を徹底して捜し求めるということは愛情を拾うこと……迷惑を調べるということは一番自分が最悪の状態であっても相手は認めてくれたという、これが内観の極意なのです》と述べている。これを単なる日本的道徳観や倫理観で片づけてはならない。森田療法でも見てきたように、それは精神療法一般に共通する「深い転移」そのものであり、近藤章久[58]が森田療法と精神分析の臨床経験を通して重視した acceptance（自己受容）にも通じる。内観では「迷惑をかけられたこと」は外観と称して厳しく禁じられる。「迷惑をかけたこと」に的を絞って、しかも母なら母について一貫して時系列的に回想を繰り返し、「検事が被疑者を調べるごとく」徹底してそれを調べ上げる作業は内観者（患者）の人格に強い影響を及ぼすことは容易に想像がつく。柳田[57]が迷惑を思い出す作業を「愛情の落ち穂拾い」と命名したのはまさに至言である。内観者がいくら母親から「してもらったこと」を回想しても、愛された、大切にされたという深い実感は生まれない。迷惑を具体的に思い出す作業はそれを実感するために不可欠であり、マゾヒスティックなものと解すべきではない。これほど迷惑をかけて、しかも何もお返しできていない、にもかかわらず、それでもなお内観者（患者）の「駆け引き」や「取り引き」を超えて、つまり「私」を超えた次元で自分は愛され支えられてきたのだという実感が人格の深奥に及ぶとき、依存防衛的な「私」、すなわち「迷惑をかけられた『私』」は内側から自然と崩れていく。そもそも「迷惑をかけられた」と「私」が思い込む理由や目的は、それによって相手から担保をとり、取り引きをして、無理やり引き止めて自分の方に振り向かせ不安を防衛するために他ならない。ところが、内観を通してその種の「取り引き」や「駆け引き」とは別の次元で自分が愛されてきたのだと実感できれば、わざわざエネルギーを使って「迷惑をかけられた」自分を守る必要がなくなる。内観の面接者が無駄な説教や手出しをせずに、内観三項目をいかに内観者に思い出してもらうかに心を砕くのは、「迷惑をかけたこと」をリアルに思い出しさえすれば「根」はおのずと枯れる、あるいは「手形は落ちる」(柳田)[46]と経験上知っているからである。

面接者が下手に手出しをすれば、内観者(患者)の「迷惑をかけられた」との思い込みに絶好の言い訳を与えかねない。依存防衛的な人は、ある意味で自分はもっと愛されてしかるべきだという「証拠」を無理矢理集めているようなもので、「私」がいくら証拠集めしても、それで超越(「私」を超えた被愛感)が産み出されることはない。自己超越は宗教や哲学の専売品ではなく、そもそも人を根底から支える「信頼感」自体に「私を超えた」超越性や「すでに与えられている」アプリオリ性が含まれている。たとえば、我々が一〇階のビルの一室で仕事に集中したり、人間関係の営みに没入できるのは、いくら踏みつけても壊れない「私を超えて」存在する床があるからであり、床が「私」にアプリオリに与えられているからに他ならない。これこそ「信頼感」に含まれる自明性であり、超越性である。内観研究者として著名な村瀬[59]は内観体験中の母親像について、それが実際の母親というより、「聖なる母」のイメージを帯びていることを明らかにした。これは内観中に想起される母が非現実的というのではなく、ユング派でいう[60]個々の母親を超えた「母なる」ものという意味合いである。

右記の超越性やアプリオリ性は内観や日本的な「行」に特異なものではない。そこに共通するのは「……にもかかわらず、なおかつ」という超越論的構造であり、ウィニコットの「生き残り」論やバリントの「新規蒔き直し」にもそれは認められる。「生き残り」や「新規蒔き直し」が意味するものは無意識的葛藤の意識化そのものではなく、意識化を可能たらしめる前提条件、すなわち「信頼」の超越論的構造である。治療の「場」への信頼感(超越性、アプリオリ性)があって、はじめて治療者の言語的解釈も生きてくる。

精神分析と内観では方法論がまったく異なるにもかかわらず、超越論的な「信頼」が根底にあるのは、両者がともに自己超越（「私」が私自身を知る）を本質とする臨床の学だからである。内観で「迷惑」を厳しく調べるのは倫理的な理由からではなく、愛された実感や「基本的信頼（basic trust）」を獲得するために他ならない。「していただいたこと」の回想が母性的で、「迷惑をかけたこと」の回想が父性的・超自我的という二分法で内観三項目をとらえてしまうと、内観の本質を見落とす恐れがある。内観三項目は基本的信頼を実感させる装置であり、決められた型に従って、「迷惑をかけた」視点から厳しく回想を繰り返すのは、ウィニコットやバリントが精神療法で「生き残り」や「非破壊性」を重視した、あの発想に通じている。

内観三項目（一次的内枠的治療構造）は依存的防衛と正反対な形でセッティングされており、防衛処理と同時に基本的信頼感や深い共感（深い転移——河合[5]）を醸成する無駄のない組み立てである。精神分析の「転移」や「解釈」は説明概念であり、実践的な精神分析の書物には治療者がいかに「転移」の様相を区別し、どのような時期に、何をどう解釈すればよいか、こまかいHow toの技法が存在する。ところが内観三項目とその回想のシステムは「転移」のような説明概念ではない。内観者が内観三項目に深くコミットし、内省さえすれば、おのずと防衛は処理され、基本的信頼感や被愛が実感される仕組みになっている。ウィニコットやバリントが難解な理論で記述した原理が、内観では洗練されたHow toの方法論として結晶化されている。深い思想・哲学や超越論的方法が目に見える「形」に表現されるという「型」や「行」の伝統がそこには息づいている。

(2)内観三項目の「水路づけ機能」と内観者の認知パターンの変化

①「迷惑」への「水路づけ」

内観では「してもらったこと」「して返したこと」「迷惑をかけたこと」を母親なら母親に対して、生まれてから現在に至るまで三〜数年ごとに年代をこまかく区切って調べていく。内観を実際に体験すれば容易にわかるが「してもらったこと」「して返した」ことを思い出すのは比較的やさしい。しかし、「迷惑をかけたこと」の想起は思いのほかむずかしい。「迷惑」は心理的防衛と密接に関連しているのはすでに述べた通りだが、それは次のように言い換えることもできる。「してもらったこと」「して返したこと」の組み合わせは、表面的・即物的に思い起こすことが可能であり、それが何を意味するかイメージするのもむずかしくない。しかし、「迷惑」については、一体何が迷惑なのか、あるいは迷惑をかけたとは一体何を指すのか、「迷惑」の意味自体が問題となり、「迷惑」を表面的・即物的にやり過ごすことができない。そこには内観者の心理的抵抗や防衛がおのずとかかわってくる。

「迷惑」の想起について、柳田は、[46] (a)相手の立場に立って「迷惑」を調べること、(b)「迷惑」を相対的な次元で調べないことが肝要だと述べている。(b)について言えば、仮にお金持ちの人から千円借りたまま返していないとして、その人にとって千円は特段迷惑な金額でないかもしれないが、内観では「自分」がお金を返していないという絶対的な事実から「迷惑」を調べていく。さらに内省する人との関係においても、相対的ではなく、絶対的な視点が強調される。たとえば、《どちらがより迷惑をかけたか、という観点では、内観は成り立たない。相手に九九パーセント迷惑をかけられ、自分がかけた迷惑はたった一パーセントであっても、その一パーセントの迷惑を調べる》ように指導される。冥想の森・内観研修所で集中内観の経験のある内観者に対して、事前に配布される資料には内観を深めるための実際的なポイントが簡潔にまとめられている（冥想の森・内観研修所所長、清水康弘氏によれば、この資料は通常の内観研修者に配布されるものでなく、こうした資料による知的理解が必ずしも内観に役立つかどうか別問題であると筆者に強調している）。

表3　内観を深めるために心掛けたいこと　（瞑想の森・内観研修所配布資料より）

〈内観の三つの設問〉

1、していただいたこと

自分に対する相手の方の善意による行為。

2、して返したこと
自分が相手の負担を肩代わりした行為、
または負担を軽くした行為。
3、迷惑を掛けたこと
自分の未熟さ・根性の悪さにより
相手に対して自分が与えた被害の行為。

〈内観の想起・面接に際しての留意点〉
◆常に「自分」の言動を観る。
△妻に、私の母の面倒を見ていただきました。
△子どもが仕事場に入っていたずらをしたので、主人に迷惑を掛けました。（自分が居ない）
△母は幼いときに両親を亡くして、母の愛情を知らなかったと思います。だから私に対する愛し方がわからなかったのでしょう。その気持ちを汲み取れなかった私は、母にとって迷惑だったと思います。（母の紹介。想像。決して自分が悪いとは思っていない。抽象的）
◆出来る限り、具体的に、その時のその場面をリアルに絵に描くように、相手に対する自分の言動を観る。（特に日常生活の中から）
△夫は大変ケチだったので、私は夫を軽蔑し、冷淡な態度をとっていました。夫にとって私は、非常に傲慢で優しさのない、自己本位な妻であったと思います。申し訳ありませんでした。（言い訳。抽象的。具体的な言動がわからない）

〈内観の深まりの一例〉
何から何までしていただきました。
↓
毎日ご飯を作っていただきました。
↓
私の好きなあじの干物を焼いて下さいました。
↓
私の好きな干物を焼いて下さり、私の喉に刺さらないように丁寧に小骨まで取って下さって、美味しい身のところを食べさせて下さいました。その時母は骨に残った身でご飯を食べていましたが、私はそれを全く当たり前のこととして、平気で頂いておりました。母はそんな私を、自分が食べるよりも嬉しそうに見て下さっていました。私を思って下さる母の気持ちが、今やっと分かりました。ありがとうございました。

◆自分がしていただいた事実、して返した事実、迷惑を掛けた事実の部分を詳細に観る。そこに至る説明は出来る限り無い方が良い。
また分析・解説・原因研究も、深まりを妨げる場合が多い。
△夏休みに、母と弟の次郎と従兄弟の健太君と千葉の親戚のおばさんの家に行きました。海で一日中泳いで、夕方帰ったら、お母さんがスイカを冷やして下さっていて、お母さんに勧められて沢山食べたせいか、海に長時間居て冷えたものを食べたせいか、お腹をこわして、母に迷惑を掛けました。
○夏に、母に親戚に連れていって頂いたとき、スイカを食べ過ぎてお腹をこわしました。その為母に、私が汚した下着を洗ったり、吐いた始末までさせてしまいました。母は一晩中一睡もせず私のお腹をさすって下さいました。ご苦労をおかけしました。

◆相手の立場に立って、自分を観る。
相手の立場に立つというのは、相手を観るということではなく、また、「自分が相手だったら」ということでもありません。「自分の要素は全く無く、相手の要素で」ということです。

◆「したこと」を観る。
内観の三つの質問、していただいたこと・して返したこと・迷惑を掛けたことは、全て「自分がやったこと」を調べることになります。

「しなかったこと」「出来なかったこと」は無限にあり、幾らでも設定できますので、自分を観ることになりません。

「期待に添えなかったこと」も、「しなかったこと」に入ります。

◆架空の話をしない。
「〜すれば良かった」「〜しなければ良かった」は、事実を観ることになりません。

◆必ず一対一の関係で観る。
直接、相手に自分がしていただいたこと・して返したこと・迷惑を掛けたことに限る。

実際そこに他の家族等がいたとしても、その中で相手と自分のみにスポットを当てる。
△父は、私たちのために働いて下さいました。
○母に、鉛筆一本一本に私の名前を書いていただきました。

◆一パーセントの迷惑を観る。
どちらがより迷惑を掛けたか、という観点では、内観は成り立たない。
相手に九九パーセント迷惑を掛けられ、自分が掛けた迷惑はたった一パーセントであっても、その一パーセントの迷惑を調べる。
◆善悪・正邪を超えて、その時のありのままの自分の姿をただ観る。
◆内観による「気付き」は、「あっ、そうか」と、瞬間にわかるものです。「〜だからこうなって、そしてこうなるということか」と頭で構築するものではありません。
ただひたすら過去の事実の中から、自分のありのままの姿を見ることにつきます。
◆「迷惑を掛けたこと」に最重点をおき、一度調べたことでも再度深く掘り下げましょう。

表にもあるように相手の立場に立って自分を観ること、「迷惑」を調べることは大変重要である。「迷惑」は相手の立場に立たない限り、本質的に調べられない。相手の立場に立って「迷惑」を調べるのを日本的集団主義に基づく配慮性ととらえてしまうと、「迷惑」の普遍性や深さが見えなくなり、内観を誤解する。相手の立場に立つということは「視点の転換」を意味しており、患者の防衛を揺さぶる力がある。内観に限らずカウンセリングでも、治療者が患者に「相手の立場からするとそれはどうでしょう。相手はどう感じるでしょう?」などの質問を投げかけることがある。物事を「迷惑をかけられた」と受け取る姿勢は防衛的なそれであり、「自分の都合」「自分の立場」で物事を解釈し、「自分の都合」に合わせた行動を相手に要求する。相手の立場に立って「迷惑」を調べる作業は、こうした防衛的態度とはまったく反対で、患者の防衛に痛烈な打撃を与え、哲学的・実存的な表現を使えば自己超越の契機となる。

集中内観の最初の二〜三日間は内観三項目に沿っての想起がむずかしく、特に「迷惑」の想起は困難である。内観面接者は内観者に対して「内観になっていない」などの批判や非難がましい指導は行なわない。しかし、内観者が

「迷惑」の想起に関連して質問した場合には、具体的な譬えで短く説明する。内観四~五日目に面接者の方から「何か質問はありますか?」と問いかけて質問を誘導することもある。その際の内観指導者の喩え話は、まさに内観の「迷惑の構造」をよく表わしている。筆者自身が集中内観を冥想の森・内観研修所で体験していた際に、同室の内観者が「迷惑ってどんなふうに思い出すのでしょう?」と面接者に質問をした。そのとき、面接者であった清水志津子氏は小声で次のように説明をしていた。《生まれて間もない赤ちゃんが夜中にお母さんからおっぱいをもらう場合、赤ちゃんはわざと迷惑をかけているわけでないし、それを意識もしていない。それに夜中に母親が赤ちゃんにおっぱいをあげるのは社会的に当たり前のことだけれど、母親の立場に立って考えれば、昼間疲れているのに夜中に何度も起こされておっぱいをやるのは辛くて疲れることです。仕事やお金でとうていやれることではありません。お母さん自身もそれを迷惑と感じていないかもしれませんが、あくまでお母さんの立場から『迷惑』を調べてみて下さい》。氏の喩え話を筆者なりに整理すると、内観における「迷惑」は、(a)当人に迷惑をかけようとする意図や意識がなくても、(b)社会的・常識的にそれがいかに当然な行為であっても、(c)相手がそれを「迷惑」と感じていなくとも、相手の立場に立って「迷惑」を調べるのである。氏の喩え話は具体的かつ平易で、口調も丁寧で優しいが、防衛処理の視点からすると、それは大変に厳しい。つまり、氏の喩え話は「迷惑をかけた覚えはない」とする心理的抵抗や言い訳の道を徹底的に塞ぎそれを打ち砕く力がある。集中内観では、こうした面接者の短い指導以外にも「してもらったこと」「迷惑をかけたこと」の想起を助けるさまざまな工夫がなされている。代表的なものが「養育費の計算」と「嘘と盗み」のテーマである。集中内観ではしばしば内観三項目以外にこの種のテーマが内観者には与えられる。

「養育費の計算」は自分の養育に際して、両親にどの程度の金銭的負担をかけてきたかを実際に計算させる課題であり、「してもらったこと」の大きさをまさに金額として思い知らされる(表4参照)。「嘘と盗み」は迷惑に直接かかわるテーマであり、これまでの人生で自分がどんな嘘や盗みをしてきたかを時系列的に年代を区切って回想する。アルコール依存症の患者の場合には「酒代の計算」や「酒の上の失敗」といった形でこれと類似したテーマが与えられる。いずれにせよ、内観療法では「してもらったこと」「迷惑をかけたこと」を具体的にリアルに想起するために、さまざまな工夫が凝らされており、それらが治療者・患者関係の文脈ではなく、内省の課題として与えられるのが特徴である。こうした内観療法の治療戦略は森田療法において、不問と目的本意によって患者が具体的な生活行動や作業に「水路づけ」られ、そこでの深いコミットを通して心理的防衛が処理される仕組みと似ている。つまり、内観療法では内観三項目とそれを支えるセッティング(屏風、面接者の態度、内観の「場」全体の組み立て)によって回想が「迷惑」へと「水路づけ」られ、防衛が処理される仕組みになっている。

②「迷惑」を「てこ」にした認知

表4　養育費の集計

19歳専門学校男子学生(現在の物価高に換算して計算)		
食費	日1,500×30×12カ月×20年	10,800,000円
住宅	月60,000÷4人×12カ月×20年	3,600,000
光熱費他	月5,000×12カ月×20年	1,200,000
服飾費	年70,000×20年	1,400,000
家具(引越し，増築含む)		1,400,000
医療費	年50,000×7年+200,000(手術代)	550,000
		小計　18,950,000
保育園	月30,000×12カ月×4年	1,440,000円
小・中学校	月7,000×12カ月×9年+40,000(支度金)	796,000
高校	月10,000×12カ月×3年	360,000
専門学校　入学金他		1,300,000
教室	年50,000×5年+80,000×2年	410,000
進学塾他	年300,000×3	900,000
交通費		378,000
		小計　5,584,000
おもちゃ	年20,000×12年	240,000円
ペット	年20,000×7年	140,000
こづかい	小学校月×1,000×12カ月×6年+中学校月3,000×12カ月×3年+高校月5,000×12カ月×3年+専門学校10,000×12カ月×2年	600,000
旅行		300,000
借金		200,000
		小計　1,480,000
		総額　26,014,000円

(出典：横山茂生，長島美稚子：内観・こころは劇的に変えられる，法研，東京，1997)

パターンの変化

「迷惑」に関連して内観者の回想がどのように変化していくかを見ると、内観者の認知パターンの変化と共に「迷惑」の意味を窺い知ることができる。一般に集中内観の二〜三日目までは「迷惑」を思い出す作業は困難であり、一方「してもらったこと」「して返したこと」は比較的やさしい。これをあえて図示すれば、初期の内観想起の認知パターンは内観認知［Ｉ］のごとくであり、そこでは「してもらったこと」と「して返したこと」が貸借対照表、バランスシートのごとくになっている（図13）。

こうした貸し借りの感覚や態度は我々の通常の心理によくあることであって、なんら実存的な超越を必要としない。しかし、「迷惑」の回想となると内的・実存的・精神療法的な深化が必要となる。なぜなら、「迷惑」を調べるためには「相手の立場に立つ」視点の転換が必要であり、これは「迷惑をかけられ

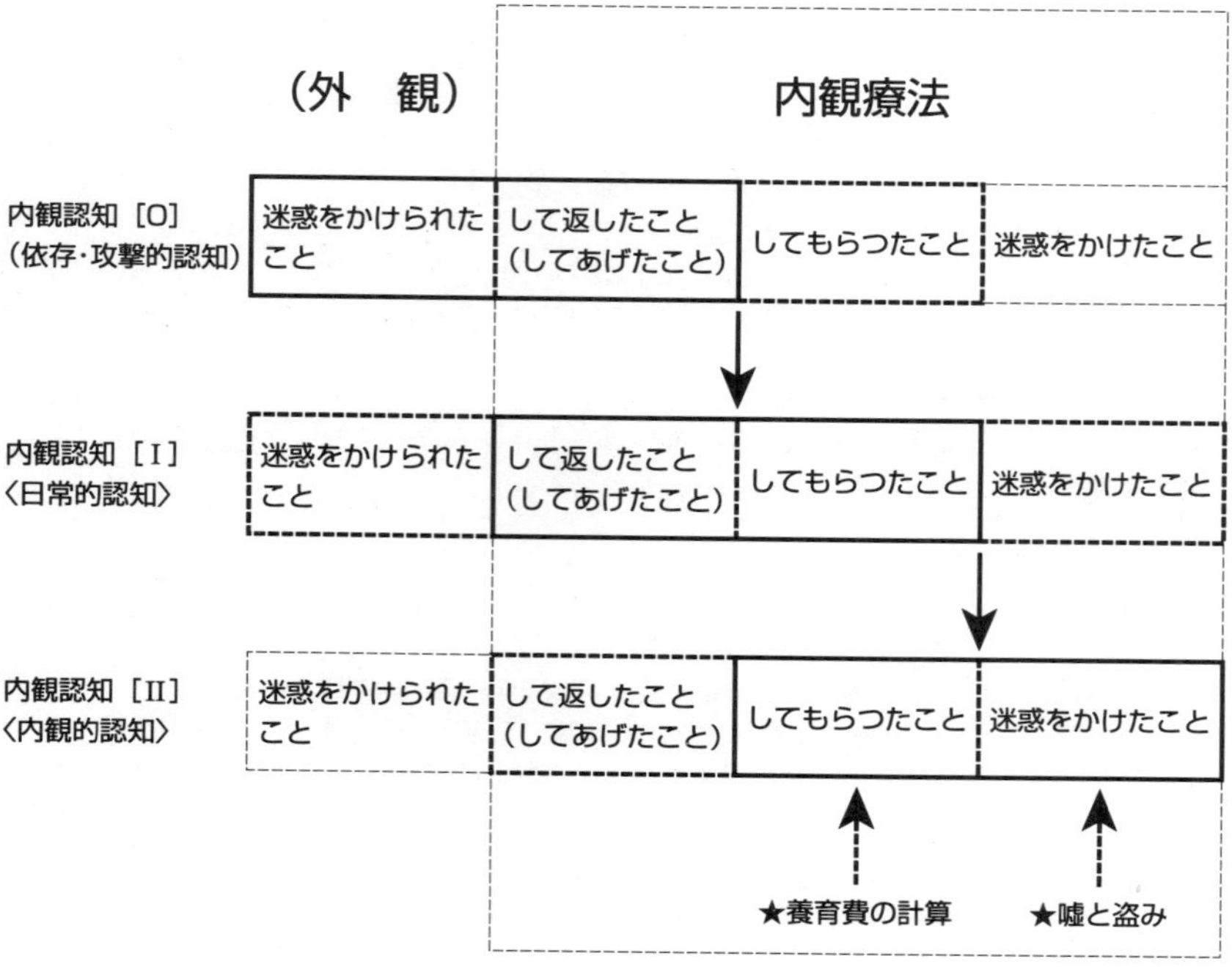

図13　内観療法における認知パターンの変化

た」と自分の都合で物事を解釈する依存防衛的な態度とは相容れないからである。まさに内観は心理的抵抗に抗して「迷惑」を思い出す作業だと言っても過言ではない。内観の内的・外的構造を「迷惑」の視点から照射するとき、隠された強烈な意図が浮かび上がってくる。

内観の内省三項目は「してもらったこと」「して返したこと」「迷惑をかけたこと」であるが、そこに依存・攻撃的な「迷惑をかけられたこと」を付け加え、さらに回想の順序を入れ替えて認知パターンを整理すれば図13のごとくになる。依存攻撃的で防衛的な内観者（患者）の認知は、いわば『迷惑をかけられた・してあげた』組み合わせから成り立っている。しかし、内観では相手に何か「してあげたこと」は「して返したこと」として最初から位置づけられており、「して返した」ことは、そもそも「してもらったこと」が暗黙の前提になっている。さらには、「迷惑をかけられたこと」は〈外観〉と称して厳しく禁じられており、「してもらったこと」「して返したこと」「迷惑をかけたこと」を二・二・六の割合で調べるように治療者から指導される。このように内観者（患者）の依存・攻撃的認知は治療構造上、最初から表出を制限されており、反対に「してもらったこと」や「迷惑をかけたこと」についての回想は養育費の計算や嘘と盗みのテーマも加わって深められる仕組みができている。内観療法の内省テーマは内観者（患者）の依存防衛的な認知［O］を内観認知［I］さらには内観認知［II］へと「水路づけ」するように組まれており、そこに明確な治療的意図を読み取ることができる。

内観面接者は内観者の内面に可能な限り踏み込まないように注意し、内観そのものの出来不出来を論評せず、なかんずくマイナスの評価は厳に慎むのが大切であるとされる。この点は面接者の倫理的な心得や態度として諸家[61・62]が繰り返し指摘するところだが、これは防衛処理の観点からも大切なポイントである。内観者の自発性を最大限に尊重することは、内観者を尊重すると同時に、自分の問題を「みずからのこと」としてとらえる自己責任を意味し、言い訳や甘えを許さない厳しさと表裏一体である。こうした自己責任は内観に限ったことではない。それは己を理解するという精神的作業に共通する要素である。森田療法においても、患者が己の「生の欲望」にのっとって、「自発的」に作業に打ち込み、作業に深くコミットする過程が大切であり、精神分析においても然りである。精神分析では患者の『内発的』で濃密な感情体験、すなわち「転移」を治療者・患者関係に醸成し、治療者はそれを「てこ」に洞察を導こうとする（精神分析家は、その種の「内発性」を無意識的動因に衝き動かされたものと解釈するであろうが……）。この種の基本原理は己自身を知るという体験に不可欠なものであって、単に精神療法という限られた領域の問題ではない。

「迷惑」を思い出す作業は第一に内観者の自発性に任されており、その絶対的受容と尊重は面接者の深い礼拝と合掌に象徴されている。集中内観の「場」においては、共感を醸成する先輩内観者のテープが食事時に流され、内観者は「迷惑」を思い出すヒントを間接的に与えられる。さらに同室で複数の人が内観している場合には、柳田は内観者から質問があった際には、他の内観者にも聞こえるように返答を少し大きめにするという。柳田は内観では間接話法が大事であると繰り返し述べており、直接的解釈や内面への侵入を特に諫めている。これは、「真の自己」の発見や洞察が「自発的」な一人での精神作業を通して可能になることをよく知っているからである。内観療法では「型」としての作法を通して、内観者をそのまま受け入れること、尊重することが伝えられる。面接者みずからが食事を配膳、下膳し、また内観者の立場に立ってもろもろの「お世話」がされる。共感的な雰囲気がふんだんに供給される一方で、他者からの視線は遮られ、一人で内省に集中する環境が用意される。言い方を変えれば、過去を内省する集中内観の「場」では、今、現在の内観者は周囲の人々からさまざまな形で配慮され、お世話になり「していただいている」図式となっている。面接者に「して返す」ことは、まさに「迷惑」を思い出す作業に絞られてくる。集中内観では巧妙に言い訳の出口を塞ぎ、「迷惑」を思い出すシステムが作り上げられている。内的な構造、外的構造のいずれからも、内観者は相手の立場に立って「迷惑」を調べるよう繰り返し誘導・要請され、内省が繰り返される。こうした心的操作やセッティングによって、内観者の抵抗や防衛は次第に崩れ、「迷惑をかけたこと」と「してもらったこと」は内的に深く結びついていく。

内観が深まるにつれて、「してもらったこと」は「迷惑をかけたこと」となり、「迷惑をかけたこと」は「してもらったこと」に他ならず、両者は互いに切り離せない実存的な組み合わせになってくる。こうした内観認知のパターンが内観認知［II］であり、そこでは内観三項目が『してもらったこと・迷惑をかけたこと』・「して返したこと」の組み合わせになっている。内観が深まるにつれて、「して返したこと」がほとんど消えることがこれまで臨床的に知られていた。しかし、その理由は心理学的に十分説明されてこなかった。内観が深まるというのは、内観者の想起のパターンが『してもらったこと・迷惑をかけたこと』へと質的に転換し、その必然的結果として「して返したこと」が少なくなるのである。認知パターンが質的に変化するということは、とりもなおさず内観者の依存的防衛の処理を意味しており、被愛感と相手の立場から物事を見直す「大人の態度」へとつながる。

罪意識の変容を促進する内観の外的治療構造（二次的外枠的構造）

依存防衛の処理を別の言葉で言い換えれば、「母子分離」の達成とも言える。日本では文化的に母子の一体感が強調されやすいので、「分離」というと「見捨てられること」と勘違いしやすい。しかし、「分離」と「見捨てられる」ことはまったく異質な出来事であり、「見捨てられ」不安は精神分析でいう「分離不安」に他ならない。そうした不安ゆえに、患者は依存防衛を手放せないのである。

集中内観の二次的外枠的構造（川原）[63]の意味は「母子分離」という両義的な出来事を理解するとき、おのずと見えてくる。ここでは屏風と内観指導者の礼拝の作法からそれを理解してみよう。

(1)屏風の治療的機能（遮断していて、しかも通じている両義的な装置）

屏風は言うまでもなく日本の伝統家具の一つであり、内観では屏風を治療上、大変うまく利用する。屏風は視線を遮り、部屋の一定の空間を随意に仕切る目的で使われる。内観では通常、部屋の四隅を屏風で仕切り、そこを内省のための空間として使用する。屏風はふすまと同じく木枠と紙（布）でできており、可動式で折りたためる。屏風で部屋の空間を仕切るとはいっても、西洋式のドアと違い、屏風の上半分は開放空間であり、他の部屋の空間と通じている。実際に集中内観を体験すればわかるが、屛風の中から外の話し声は明瞭に聞きとれないものの、外の「雰囲気」や「気配」「様子」ははっきり感じ取れる。半分遮蔽して、半分通じている曖昧な構造は屛風に限らず、ふすまや障子で各部屋を仕切る伝統的な日本家屋の特徴である。外部の自然空間を屋内に巧妙に取り込みつつ、同時に遮蔽する「半遮蔽」や「可動性」が日本家屋や屛風の特徴である。屛風に象徴される「遮断していて、しかも通じている」という二面性、両義性は他の精神療法でも重要なポイントであり、それは内観の専売でもなければ、単なる日本的特質でもない。

①森田療法の臨床から　内観と同様、日本で創始された森田療法にも、内観の「屛風」に相当する「間合い」をとるための仕組みが存在する。遮断という意味合いでは最初の一週間に行なわれる絶対臥褥がその典型である。森田療法の絶対臥褥と「屛風」を使った集中内観は遮蔽の期間も一週間と同じであり、治療者が患者のもとへ数分間様子を窺いに顔を見せるやり方まで似ている（内観療法では一時間半〜二時間に一回程度の訪問であり、食事は治療者みずからが配膳するが、森田療法の絶対臥褥では治療者は日に一〜二回程度しか訪問せず、食事の配膳も当番の他患者が行なうという違いがある）。森田療法の絶対臥褥は内観の「屛風」体験より、一層遮断の意味合いが強い印象を受けるが必ずしもそうではない。まず第一に森田療法の場合、絶対臥褥に入る前にすでに外来で何回かの治療面接が行なわれており、治療者・患者間にある程度のラポールが出来上がっており、そうした手順を抜きに、いきなり絶対臥褥に入れたりはしない。もし、そうしたやり方を無理やり行なうと一種の「拘禁反応」を引き起こすことさえある。絶対臥褥で大切なのは患者を「一人にして」みずからの症状に直面させることであり、けっして「一人ぼっち」に捨て置くことではない。

「一人になる」ためには「受容されている雰囲気」や「理解され、つながっている感覚」「人の気配や温もり」が不可欠である。こうした意味で内観の「屛風」は他者の侵入を防ぎ、身を隠しつつ、なおかつ人の温もりを伝える心憎いセッティングである。森田療法でもこれと同じ治療的配慮から、慈恵医大の森田療法室が古いプレハブの建物から近代的な鉄筋の森田療法専用棟に移る際、設計の段階から絶対臥褥の個室をわざわざ生活雑音が聞こえやすい食堂や作業室の前に持ってきた経緯がある。[18] 森田療法では絶対臥褥が明けて、作業期に入ると「遮断」や「距離をとる」効果は物理的な絶対臥褥から「不問技法」へとバトンタッチされることはすでに論じたところである。

②精神分析の理論と臨床から　「遮断していて、しかも通じている」という二面性、両義性は「間合い」という日本語で表現されるが、それは「一人でいる」という普遍的体験の本質的な特徴である。精神分析で「一人でいる」体験を理論化した人として、ウィニコットやバリントの名が挙げられる。ウィニコット[64]は「一人でいられる能力」が一人ぼっちでいることではなく《誰か他の人と一緒にいて、しかも一人でいるという体験》を基礎に生まれることを明らかにした。それはまた遊びに伴う「夢中」や「引きこもり」、創造の過程とも深くかかわっている。バリント[65]もウィニコットと同様、治療の重要な転回局面では、治療者の言語的解釈がきわめてマイナスに作用することを指摘し、その際、患者は《治療者はうるさすぎる、くたばってしまえ》《話さないでくれ、静かにしていてくれ》と述べると同時に、治療者が共に居ることを示すかすかなサイン（椅子をきしらせる音とか治療者の呼吸音など）を望むという。精神分析においても患者が「一人で」己に直面する深い治療局面では、わずかな関係さえ侵入的に働き、せっかくの治療の「場」の雰囲気やプロセスが台無しになることをウィニコットやバリント、そして筆者も「すむ‐あきらめる（あきらむ）」体験で明らかにした。「一人の空間」に「お邪魔」する際の慎重な配慮が内観では作法として端的に表われている。内観指導者は実習者に面接する際、まず屏風の前で二〜三度深々と礼拝し、その後、「失礼いたします」「お邪魔します」と声をかけて、屏風を開ける。屏風の開け口の手前で内観者の報告に耳を傾けた後、面接者は再び礼拝して屏風を閉じる。屏風を開閉する際の礼節を保った態度や作法から、内観が「一人でいる」ことをいかに大切にし、無遠慮な侵入を戒めているかが窺える。まさに内観では対人「関係」ではなく、「気配」や「雰囲気」「存在感」「臨在」が大切にされている。

③「一人でいる」象徴としての屏風　内観療法も森田療法も「集団」で治療することで、大きな治療効果が得ら

れる。しかし、内観では一部屋に複数の人が内観していても、内観者同士が会話することは一切禁じられている。内観は西欧流には「個人」療法とも、「集団」療法とも言えない。他の内観者の存在は治療の「場」に共感的雰囲気や温もりを与え「深い転移」を醸成するように働く。「集団」のこうした利用の仕方を日本的特性として文化的に理解することもできるが[66]、それは「一人でいる」体験や「母子分離」[46]の具体的構造化であるという点を見逃してはならない。複数で内観する方が治療効果が高い点について、柳田は他の内観者のお陰で、一人ぼっちではないという温もりが生まれると同時に、他者の存在は面接者と内観者の間に一対一の特殊な依存や馴れ合いが入り込むのを防ぐ意味合いがあると言う。同じ部屋で複数の内観者が深い内観をするとき、部屋全体に清冽で荘厳な雰囲気が漂い、強烈な感覚に打たれると柳田は筆者に語っている。

屏風の両義性や内観の「集団」の利用の仕方は、受容的・共感的雰囲気をふんだんに実習者（患者）に供給しつつ、同時に一人で厳しく己に直面してもらう巧妙な仕組みである。屏風は妙な依存を許さないという点で大変厳しいが、他方「一人でいられる」保護された「胎内空間」の役割を果たす。屏風に見られる父性機能・母性機能の絶妙なバランスは内観三項目、すなわち「一次的内枠的治療構造」の機能を効果的に引き出し、内観者に「すむ - あきらめる（あきらむ）」体験に必要な「絆」や「枠」を提供する。村瀬が内観の特徴として上げた退行促進的な面と超自我的側面の相反する組み合わせは、「一人でいる」という普遍的な体験から理解することができる。屏風はまさにその具体的な「形」の表われであり、また象徴である。

(2)内観面接者の礼拝の作法

父性・母性の絶妙なバランスは内観面接者の礼拝の作法にも表われており、屏風の両義性は内観面接者の態度で生きもするし、また死にもする。「礼拝」は内観者の尊重と受け入れを端的に表わす所作であり、「礼拝」に心がこもればこもるほど、そこには強烈な「深い転移」（河合[5]）が生まれる。さらに面接者自身が三度の食事を内観者のもとに配膳する仕組みも、世話をされ、保護されていることを実感させ「深い転移」を醸成する。「受容」や「深い転移」

は防衛処理の厳しいプロセスと表裏一体であり、それは母性と父性のバランスの中でしか語りえない。柳田が内観面接中に発する「ハイ」という気合のこもった返事の仕方も象徴的である。氏によれば[46]そうした礼拝の所作や返事によって、内観の「場」に礼節と神聖さが保たれ、気合を込めた返事で相手を内観に引き入れると言う。

二時間おきに繰り返される面接は大変短く、返答も判で押したように変わらない。内観面接は内観三項目に沿ってどの程度内省が進んでいるかをチェックする意味合いがあり、カウンセリングのような関係を結ぶための面接ではない。重要な変化は屏風の中で一人内省している際に起きてくる。[46,67]柳田は内観面接者は「内観者の僕」、「産婆のようなもの」であり、「内観者の一歩後をついていく姿勢が大切である」と繰り返し述べている。これらは内観面接者の「倫理」として理解することもできるが、精神療法的にはバリントやウィニコットが治療のターニング・ポイントで重視した非侵入性を端的に表わす態度として理解できる。それは、患者の防衛処理や洞察に必要な「自発性」や深いコミットを尊重する姿勢であり、屏風を開ける際の深々とした礼拝は内観者個人を尊重するにとどまらず、大いなるものの「境界」を開き、「お邪魔する」ことへの『畏敬』の念を表わしている。内観者「個人」を含みつつ、なおかつそれを超えた「大いなるもの」に向けて面接者が礼拝し、畏敬の念とともに身心を同調（チューニング）させることが「深い転移」であり、こうした本質的な要件を内観療法は無駄のない「美的な所作」として様式化している。

こうした受容、尊重にもかかわらず、依存的な内観者の場合には面接者の父性的な礼節を「冷たい」「突き放されている」と感じることがある。こうした場合、柳田は内観の途中に内観者を別室に呼んで一対一で話を聞くことがあるという[46]。柳田はその際、内観者に《これは内観とは直接関係がない》旨を伝え、内観者の話を受容的に傾聴する。氏によれば、その最大の眼目は内観者に安心感を与えることであり、内観にスムーズに入ってもらう工夫であると言う。内観面接の作法や態度には屏風と同様、母性的受容と父性的厳粛さの両側面が認められる。バリントはみずからの治療論の中で患者の依存防衛を処理し、破壊不能性を示すためには、そのプロセスを治療者個人が受け持つよりは、治療の「場」が受け持つほうがよいと論じている[68]。「迷惑」を中心とした内観三項目に患者の依存病理を凝縮させる

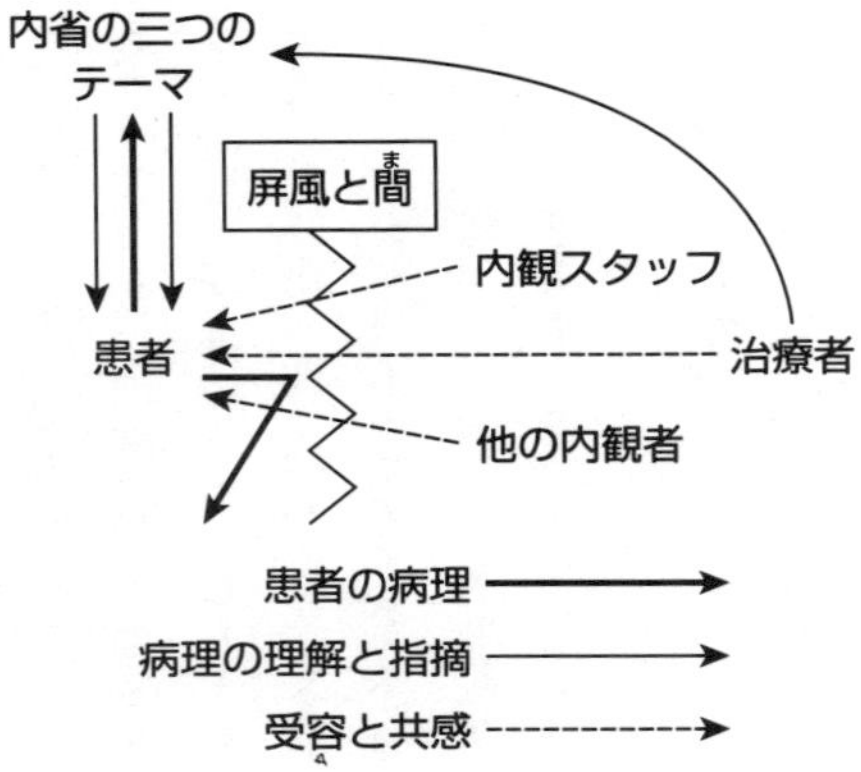

図14　内観療法の治療構造

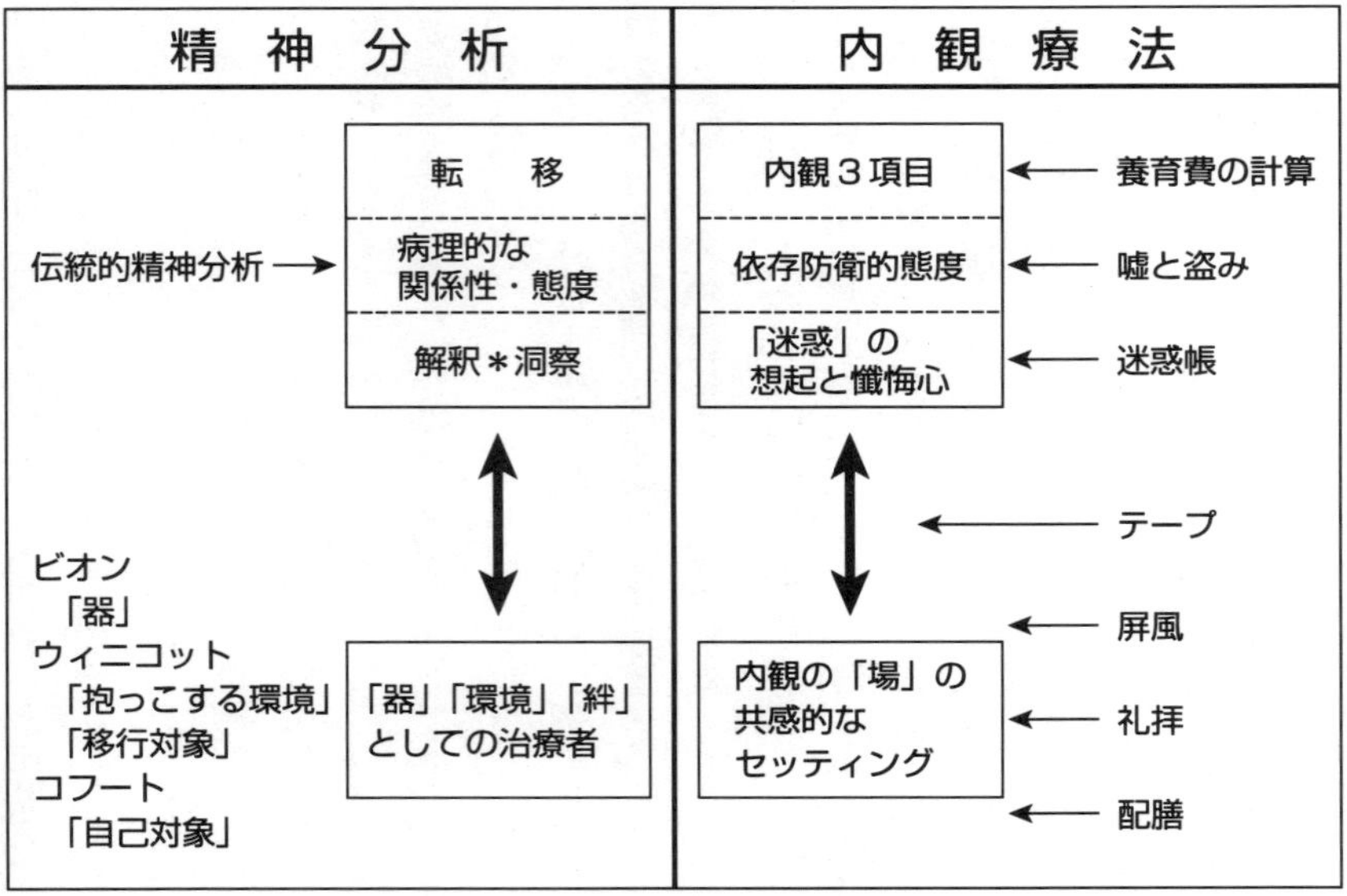

図15　内観療法と精神分析の比較

仕組みやシステムは、バリントが言う「場」による依存防衛の処理を見事に「様式化」して実現している。内観療法の治療構造を森田療法にならって図示すれば図14のようになるし、また内観療法と精神分析を「深い転移」と「強い転移」の視点から比較して模式化すれば、図15のようになるであろう。精神分析において「深い転移」とかかわる諸家の理論は次の第V部で言及する予定である。

三　日本的精神療法における治療理論の特異性——ダイナミック（力動的）な治療概念

（森田療法の「生の欲望」と内観療法における罪意識）

力動的精神療法といえば、精神分析をその代表とすることに異を唱える専門家はまずいない。一方、日本的精神療法（森田療法、内観療法）は、これまで治療理論の曖昧さや概念化の不十分さから単なる生活指導や精神修養とみなされるきらいがあった。しかし、筆者自身の臨床経験からいえば、森田療法と内観療法はある意味で精神分析より一層力動的であり、皮肉な物言いをすれば、あまりに「力動的すぎて」明瞭な概念化が阻害されてきたとさえいえる。内観療法の研究者として名高い村瀬孝雄[69]は内観では治療理論と呼べるほどのものはなく、森田正馬の治療理論でさえ、ある意味で治療を行なうための「方便」にすぎないと述べている。日本的精神療法の概念化の乏しさは、治療者や研究者の単なる怠慢で片づけられる問題ではない。栗田勇が日本文化のバックボーンとして提起した天台本覚思想の思想系譜では、「行」への深いコミットが第一に重視され、身体を巻き込んだ「行」体験の深まりを介して、人間的な成長や「超越」が成し遂げられる。こうした「行」の実践という大きな道筋からすれば、言葉は「方便」の意味しか持ちえなかったといえる。「行」の伝統を受け継いだ日本的精神療法（森田療法、内観療法）が西欧のような明確な治療「理論」を持ちあわせていないのもある意味では自然である。しかし、概念化の乏しさや「方便」としての言葉の使い方を、ただ単に日本の文化特性ととらえるのは適切でない。生田[70]が指摘するように、西欧でもピアノの実技指導のような「わざ」の習得にかかわる指導言語は技術的（実践的）用語（technical［practical］jargon）と呼ばれ、理論・概念としての「明確」な言葉とは違った質を有することが知られている。内観療法や森田療法の治療構造・技法は、本書で見てきたように心的防衛を処理するHow toのスキル、「わざ」として目を見張るものがある。こうした「わざ」にかかわって言葉が使用されるのだから、その際の言葉はピアノ指導の場合と同じく、技術的（実践的）用語として概念用語に比して明晰さを欠くのは当然である。これは言葉が、どのような知（知識）の様態とかかわって使われるかに関連しており、言葉が「わざ」やHow toのスキルに深く組み込まれていればいるほど、それは論理的整合性や「明晰さ」より、How toのスキル（認知科学的用語で言えば手続き的知識）に役立つか否かが大切となる。

精神療法のHow toのスキルに密着した「理論」用語として、森田療法の「生の欲望」を取り上げてみよう。そこには「わざ」の向上と「わざ」言語の密接不可分な関係を見ることができる。森田療法の治療理論の中核ともいえる「生の欲望」は概念としてあまりに包括的で矛盾に満ちており、これまでしばしば学問的批判に晒されてきた。しかし「生の欲望」の曖昧さや論理矛盾を具体的な治療構造や治療実践とのかかわりから見詰め直すとき、そこにきわめてダイナミックで合目的な意味合いが隠されていることがわかる。「生の欲望」はまさに矛盾や両義性を「本質」とする技術的（実践的）用語なのである。

「生の欲望」という語は森田正馬が比較的晩年になってから使い始めたとされており[12・71]、森田正馬自身、「生の欲望」を理論的に整理することなく、その時々に応じて種々の意味合いで使っている。「生の欲望」は森田療法の治療論の中核として、これまで諸家によってさまざまな形で論じられてきた[72]。個々の議論の詳細は省略して、ポイントのみを示せば次のようになる。「生の欲望」という語は森田神経質者の観念過剰の強迫性病理を示すと同時に、「生の力」とも表現される生命的エネルギーの溢れる様をも意味する[73・74]。両者は同じ言葉（生の欲望）で表現されながら、まったく正反対な現象であり、前者はヒポコンドリー性[75]（＝死の恐怖）や適応不安[76]と表裏一体の関係にある。また後者は流動する生命エネルギーの観点から考察が加えられてきた[77・78]。

強迫性病理を示す「生の欲望」――観念的な生の欲望――と生命的エネルギーに溢れる「生の欲望」――生の力――の二つは現象的にも理論的にもはっきり区別される必要があり、これまではこの点が曖昧であったために多くの誤解や混乱が生じていた。[79・80] つまり治療を通して破壊されるべき病理と、その反対に治療によって育成、助長するべき目標の現象を、同じ「生の欲望」の一語で表現するという論理矛盾を森田学派は踏襲してきた。この論理矛盾の真の意味を読み解く必要がある。「生の欲望」をめぐるこれまでの諸家の議論には、次のような視点が欠けていた。「生の欲望」のエネルギー論的、力動的理解は治療の結果生じる「生の力」に限定されるのではなく、病理現象である「観念的な生の欲望」がいかにして「生の力」に転換されるのかという全体的観点が必要である。治療的なダイナミズムの中核として「生の欲望」を理解するには、森田療法の治療プロセス、特に心理的防衛の破壊のプロセスと「生の欲望」の関係をみることが肝要であり、ここから森田正馬が正反対な二つの「生の欲望」をなぜ、わざわざ一つの言葉――生の欲望――で表現したのかの理由が見えてくる。

前項ですでに論じたように、森田療法的な体得、洞察が生じるためには、生活行動や作業への「深いかかわり」↓観念過剰の病理の再現↓病理の破壊、という治療プロセスが必要であり、こうしたプロセスがスムーズに進行するためには、森田療法の治療システムと同時に患者側の要因も重要である。つまり、いかに治療システムがうまく組み立てられていても、患者側に社会的な価値感や規範をなんとか達成しようとする「観念的な生の欲望」――強力性を伴う強迫性の病理――がないと、森田療法の治療プロセスはスムーズに進展しないのである。森田神経質者の病的・防衛的な「観念的な生の欲望」と森田療法の治療システムが鍵と鍵穴のようにうまくかみ合うことで、患者の「観念的な生の欲望」は徐々に「生の力」という自然な状態へと転換される。これは精神分析流に表現すれば、患者の防衛処理のプロセスであり、このプロセスを破壊されるべき当の「観念的な生の欲望」のエネルギーを逆手に使って推進するという仕掛けがそこには見られる。このパラドックスこそが「生の欲望」の治療論としての核心であり、これはウィニコットが「生き残り」理論の中で患者の病理――依存に伴う攻撃性・破壊性――を治療上肯定的に位置づけようとしたあの逆説的な発想に通ずる。森田正馬が「生の欲望」を理論的に整理しなかったのは、彼が森田療法の実践に終生深くかかわったことと無縁ではない。森田正馬は当初、森田神経質者の性格特性をヒポコンドリー性あるいはヒポコンドリー性基調（＝死の恐怖）という病理的な表現で説明していた。ところが晩年になると、これを「生の欲望」という肯定的な表現で説明するようになっていった。ヒポコンドリー性（＝死の恐怖）→生の欲望、という変化は藤田[71]がいみじくも指摘するように、森田正馬が治療の実践を通して病者のヒポコンドリー性（病理）の背後に治療力動的なものを直感するようになったからに他ならない。患者の病理（ヒポコンドリー性＝死の恐怖）と表裏の関係にある「観念的な生の欲望」は森田療法の治療システムの中で処理され、次第に「生の力（＝生の欲望）」へと変換される。こうした一連の治療プロセス全体を「生の欲望」の一語で表現するのは精神病理学的には混乱と映るが、治療実践的にはこちらのほうが有効で正しい態度である。なぜなら、「観念的な生の欲望」は治療力動的には「生の力（＝生の欲望）」の生成と密接にかかわっており、両者は別々に切り離すことができないからである。正反対な二つの現象を「生の欲望」という肯定的な一語で表現したのは、森田正馬の治療者としての卓見であり、その方が治療者の「主観」の深い関与を生み出し、治療プロセスがスムーズに進みやすい。「生の欲望」に見られる論理矛盾は単なる混乱ではなく、精神療法の本質的なパラドックスを彼が臨床家として直感的に摑み取ったからである。こうした治療者の深い「主観」の関与が生きてくるためには、患者の病理――観念的な生の欲望――を処理する合理的で無駄のない治療構造・技法が不可欠である。これについてはすでに前項で詳しく見てきた通りである。無駄のない合理的な治療システムと「生の欲望」に見られる治療者の深い関与、そして森田神経質者の病理特性の三者が相まって、森田療法は創始された当初から高い治療効果を上げえたのであろう。

　内観療法には森田療法の「生の欲望」に相当するまとまった治療的概念は存在しない。内観の治療論としては村瀬の「素直論」[53・54・55]がよく知られている。しかし、「素直」は依存的防衛が処理された後の精神現象を描写するには向いていても、内観療法全体のダイナミズムを描写する概念としては役不足である。村瀬の「素直」は森田療法で言う「生の力」に相当する。これは、村瀬自身が内観の「素直」と森田療法の「純な心」の現象的な共通性を指摘[81]していることからも窺える。森田療法の「純な心」は、治療の結果生じる「生の力」を別の角度から表現したものであり、それは「生の欲望」の一つの側面を指すにすぎない。内観療法で森田療法の「生の欲望」に相当するダイナミックで包括的な治療概念の「候補」を探すとすれば、それは内観が臨床的に真正面から取り組んできた罪意識であり、日本語の「すまない」であろう。「すまない」は本書の第II部第一章、第III部第一章でも論じたように、「生の欲望」の場合と同様、処理されるべき防衛的罪意識と治療の目標である懺悔心の両者を同時に包含している。依存防衛としての罪意識には、恨み、つらみ、嫉みなどの依存攻撃的エネルギーが内在している。これはちょうど、森田神経質者の「観念的な生の欲望」が物事を思いのままに動かそうとする強迫的な強力性を内在させているのと事情がよく似ている。森田療法ではこの病理的なエネルギーが作業への深いコミットを生み出し、患者の心的防衛を処理する原動力となっている。内観においては「迷惑」の想起を中心とする内観三項目と患者の依存攻撃的エネルギーが真正面からぶつかり合い、精神療法的なダイナミズムが生じる。依存防衛的な罪意識は「迷惑をかけた」ことの想起に烈しく抵抗する。

一方、内観は柳田[67]が強調するように「迷惑」を具体的に時系列的に想起することが最大のポイントであり、内観者は内省にあたって検事が被疑者を調べるごとく、「迷惑」を徹底して詳細に事実に基づいて調べ上げるよう要請される。内観療法の外的・内的治療構造はすべてこの一点に集約されているといって過言ではない。内観は己の過去を内観三項目に沿って想起する作業であり、そこでは、迷惑をかけた覚えはないとして内観的内省に抵抗・防衛する依存攻撃的エネルギー（図13で言えば内観的認知［O］）と内観の「形」が烈しくせめぎあう。内面の葛藤を乗り越えて内観的内省にコミットしてゆくとき、内省の「形」の実践は、そのまま内的・実存的な意味合いをもってくる。これは芸能の「型」の習得において、修行のある段階からは単に形の模倣を超えて、修行者自身の心のありようや精神的成長・飛躍が課題になるのと同じである。表面的な形に沿っただけの内省が次第に内観的な「型」として身に付くとき、内観者の認知パターンは『していただいたこと・して返したこと』・迷惑をかけたこと（内観認知I）から、『していただいたこと・迷惑をかけたこと』・して返したこと（内観認知II）へと転換する。このとき、罪意識は罪業感から懺悔心へと転換し、防衛に費やされていた心的エネルギーは内観者の自然な生きるエネルギーへと解放される。森田療法で言えば、これは「観念的な生の欲望」が「生の力」に転換するプロセスに相当しており、内観療法では「すまない」罪意識が理論化の鍵を握っている。吉本伊信の創始した内観法を受け継ぎ、内観を「型」として練り上げた内観法の大家、柳田鶴声(82)が晩年に《罪は己が命の栄養である》と語っているのも、「すまない」罪意識の奥深いダイナミズムを実感したからであろう。このことは森田正馬が晩年にしばしば「生の欲望」に言及し、それを臨床上重視したことを連想させる。

四　日本的精神療法の治療構造・技法・理論の特性から見た「型」

「行」の文化伝統を受け継いだ日本的精神療法（森田療法、内観療法）の治療構造・技法・理論の特性をもとに、諸家の論考を踏まえて、筆者なりに「型」の原理をまとめれば以下のようになる。

洞察的・教育的プロセスに共通するもの

(1)「己自身を知る」自己超越的な作業に不可欠な内発的コミットメント
――「その人」のありようを露呈させる契機

患者が森田療法の作業や内観三項目に深くコミットし、目の前の課題をこなそうと内発的に努力、工夫するとき、そこにおのずと患者自身の心理行動特性、すなわち過去から引きずってきた患者のありようが反映される。森田療法の入院の「場」が患者の内発的行動を促すよう仕組まれているのも、また病理性を含むにもかかわらず、強迫性を帯びた患者の『自発性』を「生の欲望」と肯定的に評価するのも、それが作業へのコミットを生み出すのに有用だからである。内観の面接者が内観者の自発性を最大限尊重し、それを育成するように内観の「場」をコーディネートするのも、単なる倫理的問題ではない。真の洞察を産み出すためには内観者の内発的コミットメントが不可欠であることを知っているからである。なんらかの課題に人が深くコミットするとき、外面的な課題と、その人自身の内的問題は別個なものとして切り離せなくなってくる。すなわち、外の課題がそのまま内的な「私」の問題へと価値的・認知的・実存的に結びついてくる。

生田は「型」の習得の第一段階では学習者がみずから「善いもの」として認め同意する師匠の「形」に価値的にコミットすることが大切で、それがあってはじめて、学習者は師匠の示す「形」を繰り返し模倣して没頭し、ついには模倣を超え出ることが可能になると言う。こうしたコミットの大切さは精神療法でも同じであり、それは「型」の学習に特異なものでなく、また単なる文化特性でもない。精神分析でもそれは大切な要素であり、分析家が治療の場に患者の「転移」を開花させ、転移を介して無意識的葛藤を洞察させようとするのも同じ発想である。物事に内発的にコミットすることと、己自身を知ることの不可分な関係は一般的なものであり、仕事を通して人格陶冶が図られるのも、これゆえである。コミットする対象が芸能の「型」のように身体的なスキルであっても、学問的な概念であっても事情は同じである。

(2) 症状「不問」的態度——目先の How to の技巧を超える基本姿勢
——「その人」のあり方を問うための症状「不問」

森田療法の巧妙な作業システムや内観の内省三項目は森田神経質者の強迫性病理や内観者の依存防衛を解消し、自立を援助するための How to の結晶といえる。芸能における「型」にしても How to のスキルのエッセンスであることは共通する。ただし、この場合の How to は超越論的な視座から見た How to であって、実際にそれを学習する患者（学習者）サイドからみれば、How to の通用しない自己超越が核心部分には含まれている。たとえば、患者が治療者のもとを訪れるのは、症状を取り除くための How to を知りたいからである。しかし、洞察志向的な精神療法では症状は患者の自我、すなわち「私」の心理的な歪みに由来すると考えるので、焦点は症状ではなく、患者自身の「私」の歪みに当てられる。治療原理や構造が異なる精神分析や森田療法、内観療法に共通して「症状」不問的契機が含まれるのはこれゆえである。症状を問わないのは患者（学習者）自身を深く「問う」ために他ならない。洞察志向的な精神療法や芸能の「型」の習得のような自己超越的学習においては［不問／問い］は表裏の関係にある。日本的精神療法で不問的側面が一見めだつのは、患者自身のあり方を「問う」具体的システムがHow toとして治療構造の中に精緻に組み立てられ用意されているからであり、その結果、治療者の態度や姿勢に不問的側面がめだつにすぎない。

己自身を理解する自己超越的学習では指導者は学習者に直接、そのHow toを知的に伝授することができない。なぜなら、How toを理解する「私」自身が問題であり、治療者（指導者）がいくら知的に正しいことを伝えても、それは学習者の「私」の認知枠の中で解釈されてしまい、枠そのものの再構成は原理的に行なわれないからである。こうした自己超越的な学習では、実存的な「行き詰まり」局面とその打破が不可避な要素として含まれる。源が「型」の訓練のある段階では、修行者は技の修練の壁に突き当たり、心のありようの再検討が迫られ、主観的な「行き詰まり」を経験すると述べているのはこれである。指導の際に使われる言葉にしても、論理的で直接的表現より、生田が言う「わざ」言語のような間接的比喩的表現が使われる。これは言葉の使用目的が概念形成の場合とは異なり、その時々の患者（学習者）のありようや治療（学習）システムの状況と深くかかわっており、本質的に「状況依存的」だからである。

(3)自己超越的学習における指導者の「臨在」の意義（「深い転移」と非侵入性、一人でいること）

「型」の習得においては、学習者は師匠の家に住み込み、生活の場や時間をともにして、「わざ」の世界に身体ごと潜入することが重視される。森田療法や内観療法でも患者は「身ぐるみ」、治療の場に身を任せる仕組みになっている。これは深い共感や「場」を醸成する合理的なやり方であって、必ずしも「型」の修行に特異なものではない。己自身を知る自己超越的な学習では、治療者（指導者）の存在そのもの、「臨在」が大きな意味を持つ。治療者（指導者）は患者（学習者）に直接何かを教えるわけでなく、重要な治療局面（学習局面）では、逆に治療者（指導者）の余計な口出しや対人「関係」は阻害的に作用する。治療者（指導者）の存在は、患者（学習者）を支える「場」の機能と関連しており、これは各種精神療法において共通するところである。河合がみずからの心理臨床の経験からカウンセリングとは《何もしないことに全力を傾けることだ》と述べているのはこうした事情を物語っている。ウィニコットが「一人でいられる能力」や「移行対象」で表現したのは、この治療者（指導者）の『臨在』『絆』『非侵入性』である。内観療法における面接者の礼拝や屏風、「集団」の利用の仕方、あるいは森田療法の巧妙な「場」のセッティングには精神療法に重要な「深い転移」や治療者の「臨在」「絆」「非侵入性」が具体的な形となって現われている。

(4)治療構造（あるいは「型」）の「生き残り」と病理的エネルギーを逆利用した自己超越の推進
——基本的信頼感を生み出す「地固めの作業」と葛藤外の自我機能の拡大

一対一の治療者・患者関係を基本とする精神分析においては、しばしば患者は治療者に依存・攻撃を向けてくる。ウィニコットはこうした患者の攻撃性に治療者が「生き残る」とき、すなわち患者に振り回されたり、心理的に傷ついたり、復讐したりせず、安定した共感を治療者が維持できるとき、治療の中で肯定的な変化が生じると言う。こうした現象はバリントも治療論の中で言及しており、筆者が「すむ‐あきらめる（あきらむ）」で論じたのもこれである。患者は治療者という対象ではなく、治療の「場」を信頼してそこに身を任せ、みずからの内面に一人沈潜する。治療者は患者と関係するのではなく、信頼の絆として機能する。

森田療法や内観療法でも同様の「生き残り」が観察される。森田療法では治療の「場」が共感的に維持され、入院生活や作業は目的本意の原則で貫かれ、患者の観念過剰の病理に作業が生き残り、振り回されないシステムができている。内観療法でも治療の「場」は共感的に維持される一方で、患者の依存攻撃的エネルギーは内観三項目の内省へと振り向けられる。とりわけ「迷惑」の想起は具体的かつ詳細に「検事が被疑者を調べるごとく」誤魔化しなく調べるよう要請される。「迷惑」を中心とした内観三項目へのコミットの中で内観の「形・型」と内観者の依存攻撃的エネルギーがせめぎあい、みずからの病理的エネルギーを原動力に依存的防衛が処理されていく。

精神分析、森田療法、内観療法に共通する右記のダイナミズムあるいはパラドックスは、己自身を知るという自己超越的な学習過程（自己洞察）に共通する特徴であり、それは基本的信頼感の獲得のプロセスである。学習者（患者）がわざわざ自分のエネルギーを使って、他者との間になぜこうした「生き残り」を実現する必要があるのかと言えば、ウィニコットが明らかにしたように、そうした心的作業によって患者の「主観」の世界とは別の外在性（externality）の質、対象恒常性（object-constancy）が生み出されるからである。これは言い方を換えれば、身体ごと自分を委ねる「信頼」という基盤を産み出す「地固めの作業」である。エネルギーを使って地面を打ち固め、土を叩く作業を通してのみ、わが身を預けられる揺るがない「信頼」の基盤は獲得される。こうした基盤を「外部（これは内部とも言える）」に作り出さずに、己自身を知る自己超越的作業に踏み出せば、山鹿素行が宋学の心法論の実践で陥ったのと同じ堂々めぐりの神経症的とらわれの悪循環に嵌まり込む。

右記の臨床的知見は「行」や「型」の修行の深まりにともない修行者が心理的な行き詰まりや烈しい葛藤を経験する修行の段階と一致している。そこでは修行者は単なる技巧や外面的な形の習得から一歩踏み込んで、みずからの心のありようの再検討や自己超越が求められる。生田が「型」の学習の第二段階において、学習者の内面で「形」の模倣に専心する主観的な認識活動の「自分」を師匠の価値を取り込んだ視点から冷静に眺める客観的認識活動を担う別の「自分」が立ち現われてくると述べているのも、こうした段階の体験である。この種の体験を精神分析流に説明すれば、わが身をあずける基本的信頼感が「生き残り」によって生み出され、その信頼の基盤を借りて己を知る自己超越的学習が可能になる。これは葛藤外の自我機能ともかかわっており、右記のダイナミックな自己超越的作業を「自我による自我のための退行」として説明することも可能である。

日本的精神療法と「型」の修行の共通点
——日本的精神療法と精神分析の「問い」方の違い

(1)〜(4)までの項目は己自身を知る自己超越的な学習に共通する要素であって、表現や形は違っていても精神分析、日本的精神療法（森田療法、内観療法）、「型」の修行のいずれにおいても認められる。他方、日本的精神療法と「型」の修行には共通するが、精神分析には見られないいくつかの特性も存在する。

(5)日本的精神療法と「型」の修行に共通する基本構造
——「深い転移」と「強い転移」を区別する構造上の仕組み

精神分析は一対一の治療者・患者関係を防衛処理の舞台として使い、いわば人間関係を通して直に患者の病理を処理しようとする。ところが、日本的精神療法では患者がコミットする対象（相手）は精神分析のような治療者ではな

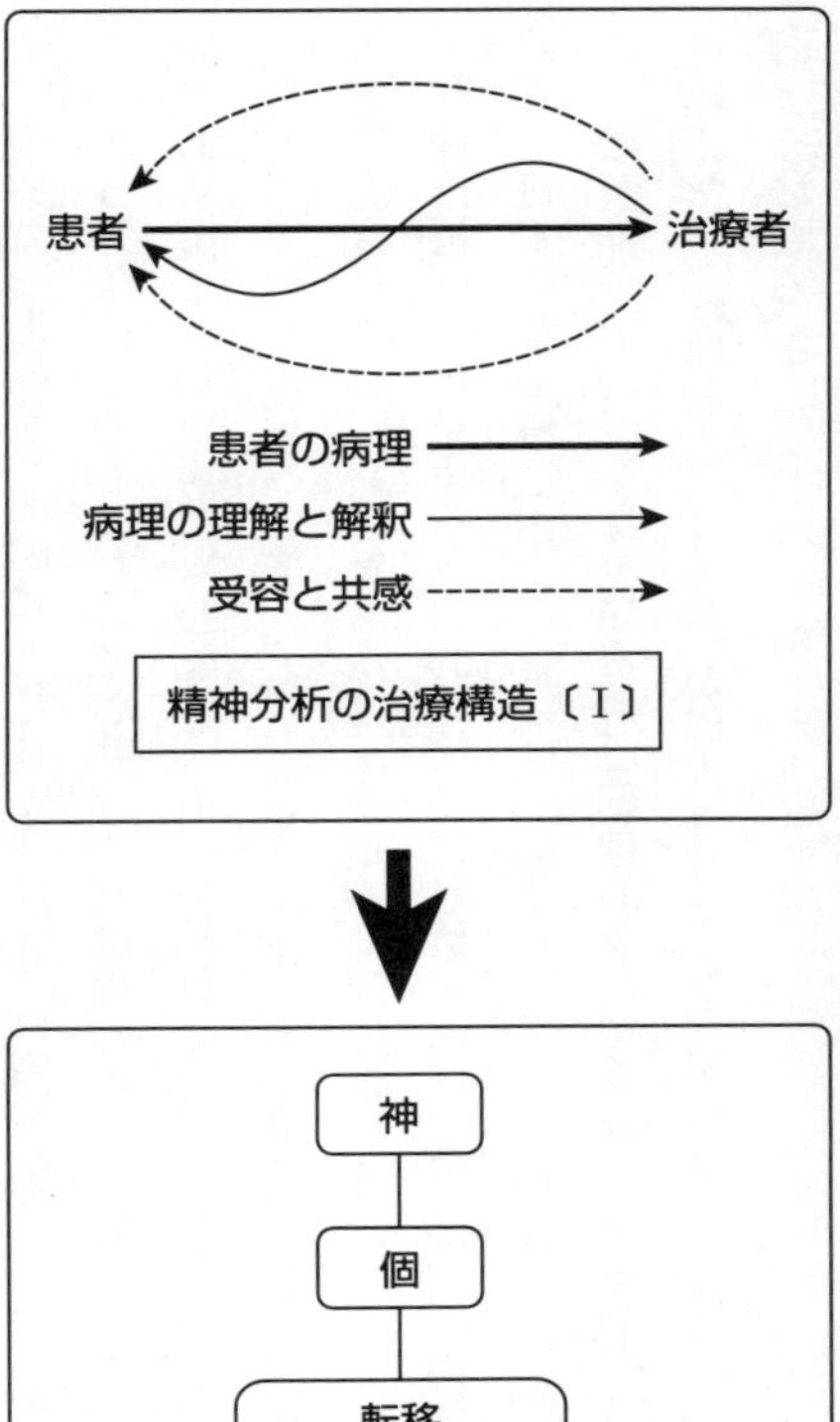

図16　精神分析における転移

く、治療者（指導者）を超えて存在する作業や内省のシステムである。治療者（指導者）、患者（学習者）、そしてコミットする対象は三角形をなしており、これは箱庭療法やプレイセラピーなど道具を使った精神療法に共通する基本構造である。こうした構造は芸能の「型」の修行にも共通している。治療構造が三角形になっていることで、(1)、(2)で述べた患者の心の歪み（病理、強い転移）の再現と処理の過程、(3)で述べた治療の「場」の共感的雰囲気（深い転移）は構造上区別され、システム全体が安定的に運用される。

精神分析は目に見える具体的な構造に着目すれば、図16の［精神分析の治療構造Ⅰ］のごときわめてシンプルであり、日本的精神療法のように「強い転移」と「深い転移」を区別する構造上の手助けがない。では一体何を「てこ」に精神分析は己自身を知る自己超越的な学習を遂行するのだろうか。それは目の前に展開する治療者・患者関係を超えた、「転移」という視座が導入されることで可能になる。これを図示すれば図16の［精神分析の治療構造Ⅱ］のようになる。

転移概念の導入によって、今まさに展開されている治療者・患者関係に垂直方向の要素が導入され、「関係の質」を解釈によって変化させることが可能になる。精神分析において転移概念は単なる思弁や理屈ではなく、まさに転移・逆転移の操作にかかわる実際的でダイナミックな「投錨点」である。精神分析はこうした抽象度の高い「理論」「概念」を含む三角形をなしていることで、伝達性に優れた壮大な理論体系が生み出されるようになった。皮肉な見方をすれば、そうした理論体系なくしては、精神分析という臨床自体が成立せず、それを維持することが困難なのである。

(6)日本的精神療法と「型」に共通する防衛処理方法と人間関係

――「形・型」の照らし返しと、「形・型」に規定された人間関係――「形・型」を通して思考する態度

内観療法では「迷惑」を中心とした内観三項目を「てこ」に患者の防衛の諸相を観察し、それを処理していこうとする。内観が深まっているか否かは、内観三項目が表面的な「形」として遂行されているのか、あるいは内観者の実存がかかわる「型」となっているか否かがポイントになる。ただし、実存としての「型」はなんら抽象的「精神的」

な事柄ではない。それは「迷惑をかけたこと」を余分な言い訳や説明を抜きに、具体的・リアルに時系列的に回想できるかどうかである。ある意味でそれはきわめて単純で具体的であるので内観の内省の「形・型」は内観者の心底を深く照らし返す鏡となる。森田療法では目的本意の作業体験がこれに相当する。森田療法では柔軟な生活行動が身につくことが、とりもなおさず、患者の観念的防衛の処理過程を意味している。両者の間になんらの間隙もない。森田療法流にこれを表現すれば、外相整えば、おのずと内相は整うのであり、具体的な行動実践は単なる生活上の方便に止まらない。源が「型」の〈思想〉は具体的に目に見える「形」においてしか自己を示さず、「型」における超越は超越と内在が一つになった超越であると述べているのはこのことである。日本的精神療法は具体的な「形」を通して患者の防衛を処理しようとするが、これは治療構造が(5)で述べた三角形をなしていることで可能になる。内観療法の内省の「形」や森田療法の作業へのコミットの中で、作業結果や内省の形が心的防衛に抗して「生き残り」、それが患者の心のありようを照らし返す鏡となる。同じことが「型」の修行に際しても、師匠の「形・型」と弟子の実存的葛藤をめぐって起きている。

「形・型」はそこに関与する人間関係のありようを規定し、それを包含する。つまり、型をめぐって展開される人間関係のありようは「形」がどの程度「型」として実現されているのかと深くかかわる。言い方を換えれば、自己超越的学習の「場」に身を置く人間(の『関係』)は「型」を生み出す不可欠な要素であり、逆にまた人間『関係』の様式や性質、深さ自体が「形・型」から規定されると

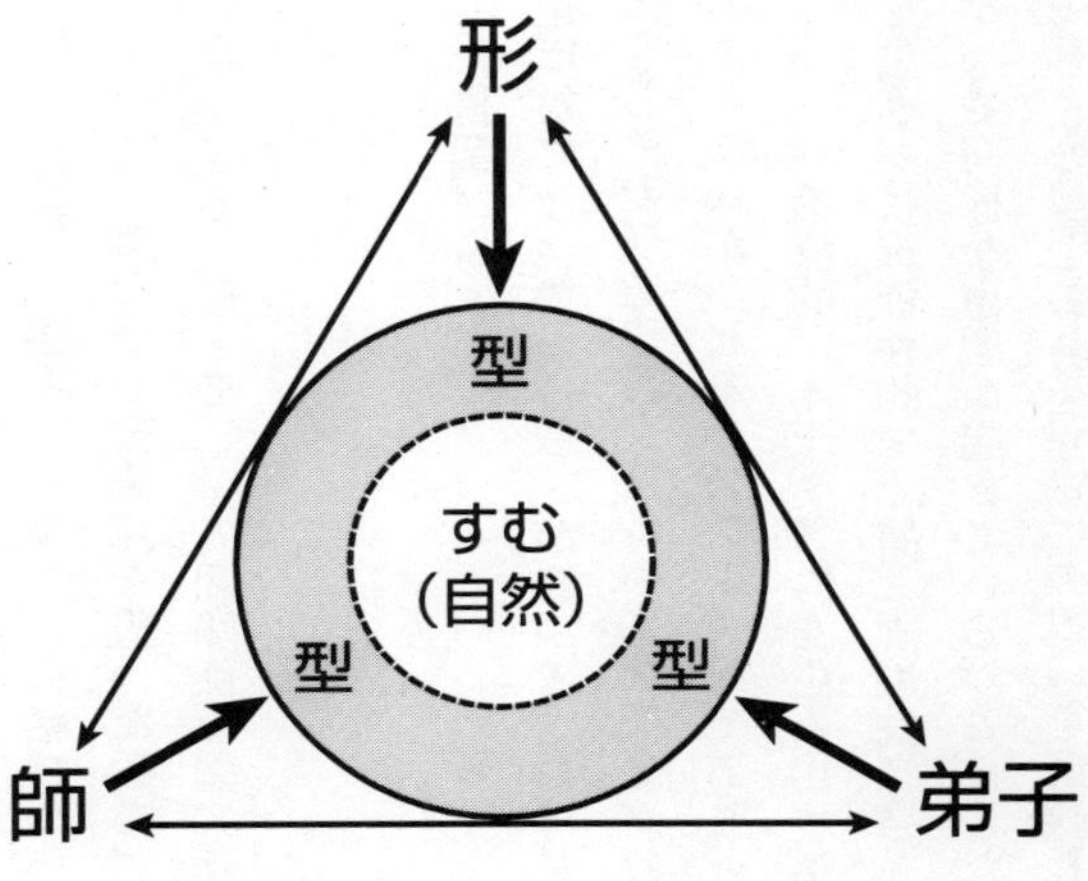

図17　形・型・すむのモデル

いう関係にある。「型」はそこにかかわる人間の「深い転移」や「信頼の絆」「理解」「臨在」と不可分に結びついており、これゆえ、「形・型」の原理を抜いて日本的な人間関係を語ろうとすると、あたかも投錨点を失った船のごとく、とらえどころないものとなってしまう。日本的精神療法や芸能の修行における「形・型」と人間関係を図式化すれば前頁のようになる（図17）。

(7)日本的精神療法と「型」に共通するダイナミックな現象把握
——超越論的スキルの「用具」としての言葉——両義的で矛盾に満ちた言葉

日本的精神療法と精神分析を比較すると精緻な部分とルーズな部分が正反対になっていることがわかる。精神分析で精緻に組み立てられているのは理論的な概念（言語）であり、実際のHow toの構造や設定はルーズな部分が残されている。一方、森田療法や内観療法で精緻なのは、具体的なHow toのスキルにかかわるシステム構築であり、森田療法では「生の欲望」という中核的な治療理論すら、治療者の深いコミットや治療的ダイナミズムを生み出す道具として使われる。このため治療理論は「概念」としての論理性・整合性を欠き、状況依存的で矛盾と両義性を孕んでいる。内観療法では［依存／自立］にかかわる「すまない」罪意識をめぐって同様な事態が起きている。こうした理論の曖昧さや状況依存性は日本的精神療法と精神分析の知のありよう（手続き的知識と宣言的知識）の違いを反映しており、防衛処理の具体的方法論の違いとも関係する。

日本的精神療法や芸能における「型」では、How toの洗練された「形・型」こそが哲学・思想であって、そこに実践合理性が備わっている。「型」「行」の実践に際して、形を離れて概念の入り込む余地は少なく、精緻な概念と精緻な理論が両立することは困難である。なぜなら両方ともに精緻な「堅さ」で組み立てられていると、ダイナミックな自己超越や真の「自発性」が生起する隙間がなくなり、そこでは価値観の圧入が起きる危険がある。

日本的精神療法と精神分析の違いは文化伝統や思想・哲学の違いを反映している。すなわち、日本的精神療法は具体的感覚的な「形」を伴った「行」に深くコミットし、それを介して自己超越を成し遂げる天台本覚思想の文化伝統を受け継いでいる。一方、精神分析はキリスト教文化と「個」の文化伝統を受け継いでいる。「転移」を治療的な「投錨点」とする精神分析の基本図式はまさしくキリスト教世界（「個」の歴史）の写し絵であり、そこでは横の人間「関係」の質が（転移）概念によって規定され、概念を「てこ」に秩序とダイナミズムが生み出される。西欧と日本のこうした違いは思想・宗教的に見れば、清明心の章で言及したように「液体の中の沈澱（ヒュポスタシス）」という元型的な出来事をどこに力点を置いて理解するかの違いであり、これを認知科学的に言うならば、二つの知の様態（宣言的知識と手続き的知識）のどちらを精緻化して物事の本質に迫ろうとするかの方法論の違いである。

V　結語「清明心」と「型」のダイナミズム

一　「しがみつき依存」「すむ‐あきらめる（あきらむ）」「甘え」の対人様式の違いと同時把握

近年の発達心理学的な依存、愛着研究からわかってきたことは、人間は幼小児期に依存状態にあり、それが成長するにつれて、依存から脱却して自立するという単純な図式になっていないという点である。[1,2] 大切なのは依存や愛着がいかに社会化、構造化されていくかであり、成長に伴う依存、愛着の社会化、構造化のプロセス自体が「自立」に他ならない。[1]「しがみつき依存」や「甘え」が、依存の範疇に入るのはもちろんだが、自立へとつながる「すむ‐あきらめる（あきらむ）」体験もバリントの治療的退行論で見てきたように、きわめて退行的側面を含んでいる。ウィニコット[3]も言うように、そこには「甘え」や「しがみつき依存」より一層自己愛的で絶対依存的な側面が含まれている。こうした事情を勘案すると、依存という語でこれらの諸現象を論ずるのがいかに危険であるかがわかる。すべてが依存でくくられかねないからである。そもそも「依存」と「自立」を対置させて問題設定すると、依存の本質も自立の本質も両方とも見え難くなる。こうした意味からすれば、本書の表題――依存と自立の精神構造――は不適切であり、正しくは「依存／自立」の精神構造と表記すべきだろう。しかし、筆者があえて書名を「依存と自立の精神構造」としたのは、依存と自立という一般的な表記の仕方の中にすでに本質的・根本的な問題が含まれることを読者に暗に提起したかったからである。「しがみつき依存」「すむ‐あきらめる（あきらむ）」「甘え」の三領域の対人関係は質的に大変異なっている。自他の心理的距離の観点からすれば、距離感が最もあるのは「甘え」であろう。一方、「しがみつき依存」は膚接性と表現される息苦しいまでの距離感の無さが特徴であり、しがみつかれるほうは相手に呑み込まれる恐怖心を感じる。それゆえ、なるべく相手から距離をとろうとする心の動きが、しがみつかれるほうには生まれる。しがみつくほうも相手が潰れたり、逃げてしまっては元も子もないので、相手の出方や心の動きを敏感に察知して、みずからの依存・攻撃を一時的に『我慢』することがある。バリント[4]が原初的な依存関係をオクノフィリア（原義：臆しながらの執着）と命名したのはこうした事情を物語っている。つまり「しがみつき依存」は対象への接近を渇望する側面と、カウンター・バランスとして反対に距離をとろうとする相反する心の動きから構成されている。ついで付言すれば、我慢という日本語は現在では、じっと堪え忍ぶこと、辛抱すること、などの意味で使われるが、そもそも我慢は我意を張るさま、強情であるさま、さらには我《が》をたよりとして心が高慢であることの意味で使われ、本来「己たかぶりて人を凌ぐ」意味の仏教用語から由来している。[5]こうした「我慢」の原意はしがみつき依存・攻撃の心性から、容易に了解しやすい。

「しがみつき依存」と正反対なのが「すむ‐あきらめる（あきらむ）」である。「すむ‐あきらめる（あきらむ）」では「しがみつき依存」と違い、相手を近くに引き寄せようとか一体化を図ろうとする心の動きが見られない。これは相手が必要でないからではない。そこではいちいち意図しなくても「その人」はすでに、アプリオリに与えられているという体験様式になっているからである。つまり、言い方を換えれば、相手は自明なものとして主体の内的・心的構造に組み込まれている。自分を理解してくれる「その人」は心理的にすでに「わが身」の一部となっており、対人「関係」という属性でその体験を描写することはむずかしい。一体化という表現を使えば、「すむ‐あきらめる（あきらむ）」は「しがみつき依存」のように自他の一体化を求める欲求ではなく、一体化がすでに生じた状態として描写される。心理的な距離という観点からは、「すむ‐あきらめる（あきらむ）」は「しがみつき依存」より一層距離のない側面を含んでいる。「すむ‐あきらめる（あきらむ）」ではアプリオリにわが身をあずけられる「大地・身体」に支えられて、一人で居られる空間が安全友好なものとして体験され、外的対象や内的な「己」を冷静に眺める心的距離が生まれる。これは哲学宗教的には自己超越の契機と深くかかわっている。つまり「しがみつき依存」と「すむ‐あきらめる（あきらむ）」では距離のあるところとないところが正反対に構造化されており、また空間や対象に対する態度も正反対である。

「甘え」は心理療法のプロセスでは、「しがみつき依存」と「すむ‐あきらめる（あきらむ）」の両者を経て生まれてくる。それは現象的にも「しがみつき依存」と「すむ‐あきらめる（あきらむ）」の両者の要素を受け継ぎ、「甘え」は中間的様態を特徴とする。すなわち「甘え」は相手に接近する対象希求性を「しがみつき依存」から受け継ぎ、一方、空間的融合と自他の距離感を「すむ‐あきらめる（あきらむ）」から受け継いでいる。自我の関与の程度からすれば、「甘え」は「しがみつき依存」や「すむ‐あきらめる（あきらむ）」より退行が浅く、自我関与的といえる。しかし、「しがみつき依存」「すむ‐あきらめる（あきらむ）」「甘え」の三現象のうち、どれが最も心理的距離があるかについては、見方によって違ってくる。「すむ‐あきらめる（あきらむ）」が最も心的距離があるとも言えるし、「甘え」がそれだとする見方も成り立つ。さらに複雑なことに、「しがみつき依存」「すむ‐あきらめる（あきらむ）」「甘え」の三つの心的領域は「すむ‐あきらめる（あきらむ）」という存在論的体験をアンカー・ポイントに相互に密接に結びついており、日本人はあたかもそれらを一つのものと受け取り、別々な体験として意識するのは思いの外むずかしい（図18参照）。

「すむ‐あきらめる（あきらむ）」と「（淡白な）甘え」の同時把握――現象を超えた共通特性――『素直』

「甘え」の章で論じたように、「すむ‐あきらめる（あきらむ）」と「（淡白な）甘え」は対人関係を希求するか、あるいは避けるかで対照的な現象であり、相互に相容れない。しかし両者は現象的な違いを超えて、(イ)「中空性‐境界・排他性」、(ロ)「身体性と場への住み込み」、(ハ)「自然な自発的展開 -（原）自分体験」などの特性を共有している。「すむ - あきらめる（あきらむ）」では右記の特性が存在論的・空間的な出来事として表現され、一方、「甘え」では融合的・依存的な対人様式として表現される。これゆえ、「すむ - あきらめる（あきらむ）」と「（淡白な）甘え」は、現象としては異質でありながら「素直」という日本語で一くくりにされる事態が起きる。村瀬の「素直論」を援用してこの点を整理すれば、「個人の内的態度としての素直」は実存的・存在論的な「すむ - あきらめる（あきらむ）」体験とかかわっており、一方、「社会化された素直」は「（淡白な）甘え」とのかかわりが深い。土居が「甘え理論」の核心で「素直（な甘え）」という表現を使ったのは単なる偶然ではなく、村瀬が内観の理論化に際して「素直」に着目したのと同じである。「素直」は日本人が根源的な「哲学」や「価値観」を語る際にはしばしば使われ、それは「清明心」の問題とも直結している。土居の「甘え理論」に見られる混乱は、ある意味で日本人の無意識的な呪縛やジレンマを正確に反映している。

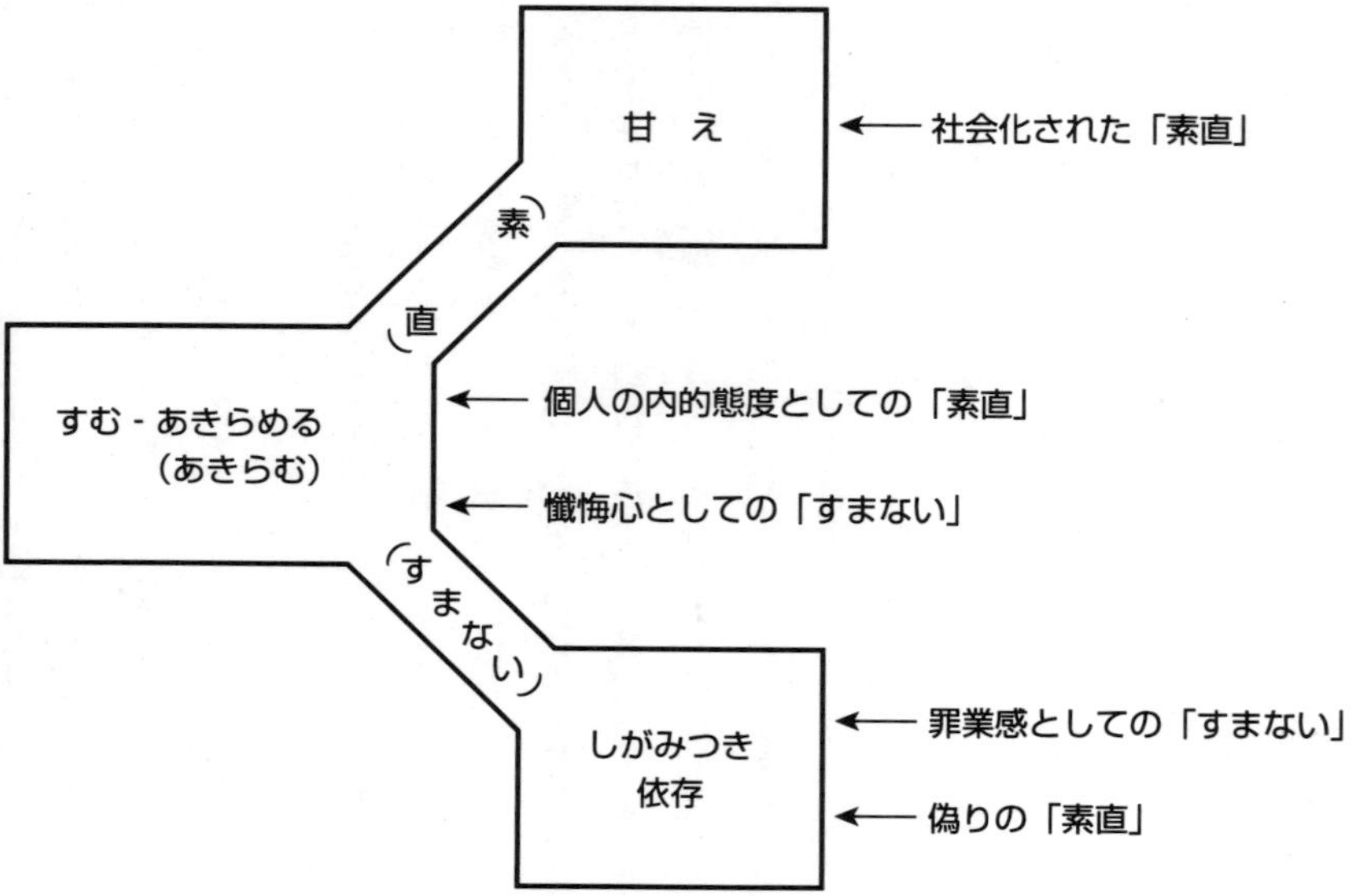

図18　依存／自立をめぐる「日本的」三位一体

「すむ‐あきらめる（あきらむ）」と「しがみつき依存」の力動的な同時把握――「母にすまない」罪意識

母親への依存を巡る罪意識は治療上、「罪業感」と「懺悔心」の二つに区別され、それらは各々、妄想‐分裂的態勢における罪悪感と抑うつ的態勢のそれに相当する。しかし、日本ではそれら二つの罪意識が「母にすまない」という一つの言葉で表現され、そこにある種の両義性と曖昧さがつきまとう。しかし、これは単なる言葉や表現の問題ではない。「母にすまない」罪意識を患者がいかに「罪業感」と「懺悔心」に分けて体験するかは、とりもなおさず抑うつ的態勢を通過し、母子分離を成し遂げる精神療法的な課題に他ならない。

「罪業感」は依存・攻撃の病理と密接にかかわっており、そこには攻撃的エネルギー（恨み）が内在している。治療者がこの種の依存・攻撃に振り回されずに「生き残る」（ウィニコット）ことができたとき、「罪業感」の攻撃的エネルギーは精神療法的には「すむ‐あきらめる（あきらむ）」体験や「懺悔心」を生み出す原動力となる。「罪業感」と「懺悔心」は相反する罪意識であり、前者は治療上破壊されるべき病理、後者は治療の目標の体験である。これら相反する二つの罪意識を「母にすまない」の一語で表現するのは精神病理学的には混乱以外の何物でもない。しかし、治療力動的にこれを見直すとき、相反する二つの罪意識は「罪業感」の攻撃的エネルギーが「懺悔心」を生み出すというパラドックスな関係にある。つまり相反する二つの罪意識は一つのダイナミズムを形成し、両者は力動的に表裏の関係にある。それゆえ、「罪業感」と「懺悔心」を一つの体験ととらえることは治療力動的には可能であり、こうした発想がウィニコットの「生き残り」論にも認められる。ウィニコット[6]は「生き残り」論で、従来現実原則に出会ったときの反応として仮定されていた攻撃性に創造的、肯定的価値を見いだした。これは患者と治療者の共同作業によってアプリオリな基本的信頼感を創出するプロセスとも言えるし、自己超越に必要な「地固めの作業」と言い換えることもできる。

この種のダイナミックな同時把握は右に述べたように、普遍的なものだが、西洋の場合、それは深い精神分析治療を通して直感されるのに対して、日本ではそうした論理矛盾が文化的に許容されやすく、日常的な意識として共有される点に大きな違いがある。この種の曖昧な現象把握が阿闍世理論にも認められることは第II部第一章で指摘した通りである。

二　対人関係の様式を区分けする実践的な原理――「型」

「しがみつき依存」「すむ‐あきらめる（あきらむ）」「甘え」は現象的、力動的に密接に関連しており、相互に区別するのは思いの外むずかしい。では日本人は伝統的にどのようにこれら三領域の対人関係様式を区別して、精神的健康や成長を図ってきたのだろう。「素直」の両義性や「母にすまない」罪意識の両義性を、いかに区分けして体験するかは患者の自立や精神的健康と直結する問題であり、思弁的・学術的論議にとどまるものではない。「素直」が個人の体験レベルで整理されていないと、第III部第二章で述べたように日本人は個人の主体性と疑似家族的小集団への一体的参加をめぐって必要以上の葛藤やジレンマに悩まされる。また「母にすまない」罪意識にしても、その両義性が個人の体験レベルで整理されていないと、母親からの自立をめぐって日本人は無意識的な葛藤やジレンマに悩まされる。「母にすまない」罪意識や「素直」をめぐって、日本人が肯定、否定のどちらかの極に振れやすいのも、そこに「すむ‐あきらめる（あきらむ）」という存在論的な原理が絶ちがたく包摂されているからに他ならない。この区分けが曖昧で無意識的であればあるほど、それは創造的なダイナミズムや存在論的な「源泉」として働くよりは、捨てるに捨てられない無意識的な呪縛として作用する。大切なのは「母にすまない」罪意識や「素直」を丸ごと肯定するか否定するかではなく、その中身をいかに区分けするかであり、そうした作業を通して精神のダイナミズムは動き出す。

この区分けの作業は日本では西洋のように言語を介して行なわれない。そもそも日本語自体、村瀬[7]が指摘するように「区別」や「厳密さ」より、さまざまな体験を包摂する点に特徴があり、言語学者の牧野成一[8]は日本人が「すく」

「すき間」「間」という現象に文化的・言語的に多くの注意・関心を向け、価値を見いだしてきた点を指摘する。実際の日本語文は英語文と比較して通例「すき間」だらけであり、主語や代名詞など予測のできる部分はすべてゼロから出てくると言う。日本の伝統において厳密な区分けを実現するツールは言語や概念でなく、実践的な「行」に見られる洗練された「型」である。「型」が精神療法のダイナミズムを産み出す「てこ」として働く様子を本書では日本的精神療法（森田療法、内観療法）を通して見てきた。日本的精神療法の治療構造や体験過程の分析から「型」には洞察的・教育的作業に共通する以下のような普遍性があることがわかった。①内発的コミットメントを引き出すプロセス――「その人」のありようを露呈させる契機。②症状「不問」的態度――目先の How to の技巧を超える基本姿勢――「その人」のありようを問うための症状「不問」。③治療者との「関係」ではなく、「臨在」「つながり」「信頼の絆」の重視――「深い転移」における非侵入性と「一人でいる」体験。④治療者、あるいは治療構造（「型」）の「生き残り」と病理的エネルギーを逆利用した自己超越的作業――基本的信頼感を獲得する「地固めの作業」と葛藤外の自我機能の拡大。

一方、同じ洞察的・教育的作業でありながら、精神分析と日本的精神療法（森田療法、内観療法）は具体的な方法論で以下のような違いがあり、後者は「型」の修行と方法論を共有している。①日本的精神療法と「型」の修行に共通する基本構造――「深い転移」と「強い転移」を区別する仕組み。②日本的精神療法と「型」に共通する防衛処理方法と人間関係――「形・型」の照らし返しと、「形・型」に規定される人間関係――「形・型」を通して思考する態度。③日本的精神療法と「型」に共通するダイナミックな現象把握――超越論的スキルの「用具」としての言葉――両義的で矛盾に満ちた言葉。

さまざまなレベルの「間柄」や「関係」が錯綜する中に生きた「型」が導入されるとき、依存三領域をめぐるダイナミズムは動き出し、「澄む＝住む」（清明心、ヒュポスタシス）という存在論的で元型的な体験が生まれる。「型」はそうした自己超越的作業を支える鋳型であって、生きた自然や自己存在感を個人に体験させる超越論的ツール、あるいは「通路」となる。それは錯綜して捉えどころのない関係性のカオスに碇をおろす投錨点ともなる。精神分析と比較した場合、日本的精神療法ではHow toに相当する具体的構造が精緻に組み立てられており、いわば「構造を介して思考する」態度が顕著で、そのエッセンスともいえる「型」はそれ自体が『思想』『精神』を表わしている。

　身体を巻き込んだ反概念ともいえる「行」や「型」の原理は栗田[9]が指摘するごとく、歴史的には天台本覚思想の伝統に連なっている。これに対し、目の前の錯綜した関係から「転移」という概念を「てこ」に自己超越的作業を推し進め、言語的解釈や洞察を最大限重視する精神分

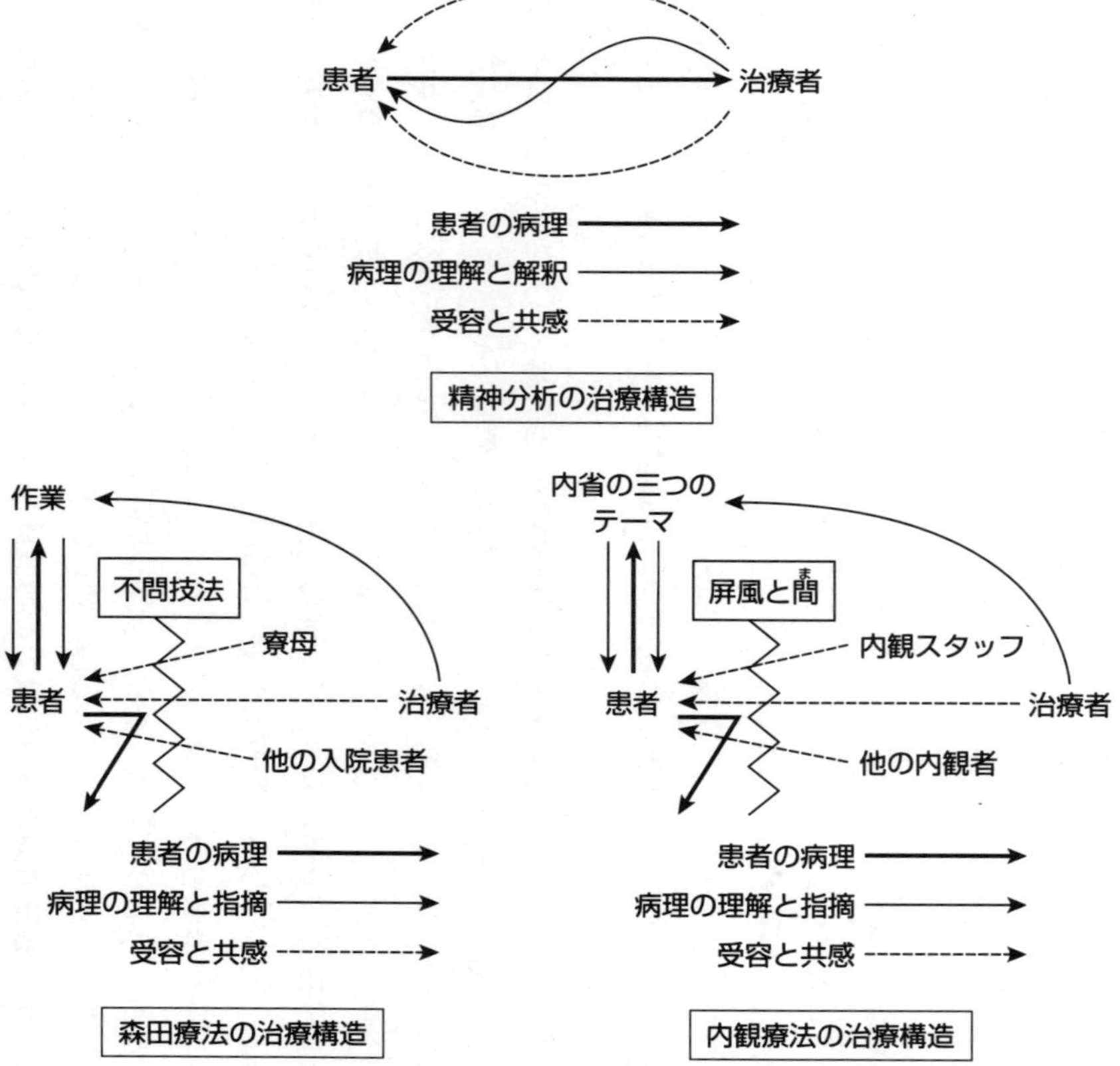

図19　精神分析と日本的精神療法の治療構造

析の態度は、脱身体化された言語というツールを使った超越論的方法であり、これはキリスト教神学的な伝統[10]に連なっている。

西洋において人間関係の様式を規定するのは［神・個・概念・社会］という一連の原理であり、哲学・宗教的にはそれは垂直軸の上方への超越、究極的には脱身体化された一神教的な「神」へとつながる。一方、日本において人間関係の様式を規定するのは［清明・自分・型・間柄（世間）］であり、哲学・宗教的にはそれは下方への超越（脱底）、すなわち身体を巻き込んだ「自然」という包括的世界への参入を意味する。西洋の「個」の原理においても、ヒュポスタシス＝ペルソナで示されるように、流動変転する自然、ダイナミックな「関係性」が背後に隠されており、この存在論的原理に根差した両義性が西洋精神にダイナミズムを産み出し、また逆にジレンマも産み出してきた。筆者が本書で指摘した「澄む＝住む」や清明心をめぐるダイナミズムやジレンマも、西洋の「個」ヒュポスタシス＝ペルソナと同様、存在論的な両義性に深くかかわっている。天皇をめぐる日本人の無意識的葛藤は優れて日本的でありながら、同時に普遍的な根を持っている。西洋において、存在論的両義性のうち、流動性、関係性、自然が失われるとき「個」はばらばらなものとして固化する危険がある。一方、日本においては反対に、生きた「型」が失われるとき、「区分けの原理」や投錨点が失われ、無原則に多くのものを呑み込む関係性のカオスや中空が出現する。

三　「間柄・型」の理論化につながるいくつかの学問潮流

これまで本書で見てきたように、「型」は言語による概念化や理論化とは逆方向のモーメントを内在させており、これは精神療法の臨床的知見からも、歴史的・思想的文脈からも言えることであった。精神分析の創始者であるフロイトと森田療法、内観療法の創始者である森田正馬や吉本伊信を臨床家として冷静に比較するならば、実践家としての力量やその治療法の How to の完成度の点では、後の二者はフロイトのそれより明らかに勝っている。これは単なる優劣の問題ではなく、両者の「知」のありようが違うことに由来する。森田療法や内観療法は認知科学用語を使えば、「手続き的知識」の「知」を型の文化伝統に従って洗練させたものであり、精神分析は「宣言的知識」の「知」を「個」の文化伝統に従って洗練させたものである。それゆえ、前者は知のありようからしても当然 How to に優れ、後者は概念化に優れている。

「個」にしても「型」にしても、それは「液体の中の沈澱」という存在論的な出来事をいかに文化的に掬い取るかという点で共通しており、そこには本質的な両義性が不可避に含まれている。言語や概念化を重視する西洋文化の中にも自他の不可分な関係性やダイナミズムに着目する視座が歴史的・思想的に連綿と息づいており、そこには「型」の理解に大切な鉱脈が潜んでいる。ここでは知覚心理学におけるギブソンの「アフォーダンス理論」(11・12)と精神分析の最近の動向からそれを探ってみたい。

アフォーダンス理論と「型」

ギブソンの「アフォーダンス理論」については佐々木正人のわかりやすい解説書(13)があり、ここではそれに沿ってアフォーダンス理論と「型」の関連性を探ってみたい。伝統的な知覚心理学では、人間が視覚的に物を認知するプロセスは、まず対象の表面から反射した光が眼球のレンズを通って網膜に像を結び、その像が感覚刺激として視神経を通して脳(中枢神経)に運ばれ、その情報が統合されて脳に蓄積されていた記憶をもとに解釈され、対象が認識されるという考え方である。つまり伝統的な知覚心理学では外界からやってきた知覚刺激は脳(中枢神経)に「局在する精神(14)」によって解釈され認識される。脳は「世界像の構成者としての精神(14)」の位置を占め、周囲の環境に関する知識表象を作り上げ、人間が物事を認知したり、行為する際のガイドとしての「地図」として働く。伝統的な視知覚理論は網膜「像」が視覚の原因と考えるので、対象や知覚者の「動き」は実験に際してもっとも邪魔な要因と考えられてきた。このため、種々の知覚実験においては、知覚者の頭部を固定したり、対象が目の動きに影響されないように、わずかな時間幅で知覚刺激を被験者に提示できる瞬間露出機が使われる。こうした伝統的な知覚理論モデルは現象理解の方略としては精神分析の基本図式と一致している。精神分析では一対一の治療者・患者関係の中で生起するさまざまな相互関係、感情のやりとりを「転移」という地図に照合することで患者の病理や認識パターンを理解し、治療を進めてゆこうとする。伝統的な知覚実験で被験者の頭を固定するように、伝統的な精神分析では患者は寝椅子に横たわり行動が制限され、分析家は患者の無意識的葛藤を映し出す「スクリーン」の役目を果たすとされる。伝統的な知覚心理学や精神分析における「局在する精神」や「転移概念」は、流動変化する事象をなんらかの概念や地図を基準に解釈するという西洋の伝統的手法を踏襲している。

一七世紀のデカルトに源を発する知覚心理学にコペルニクス的転換を図ったのがアメリカの知覚心理学者ジェームス・ギブソンである。彼は豊富な実験データに基づき、一九六〇年代にアフォーダンス理論といわれる理論を完成した。佐々木[15]によれば、ギブソンの死後アフォーダンス研究は一部の心理学者（ギブソニアンと呼ばれる）によって続けられ、一九八〇年代に入って、「人工知能（ＡＩ）の設計」や「人と機械のコミュニケーション」について研究する認知科学者に注目され、現在ではこの領域のキーワードの一つになっている。佐々木に従ってアフォーダンス理論の基本的な考え方を見てゆこう。

ギブソンは空軍パイロットの知覚研究に参加した経験から、網膜の静止した像や「形」で知覚を説明することは不可能と考えるようになった。なぜなら、空軍のパイロットの場合、対象も知覚者もあまりに素早く動き、そこにはさまざまな成分が含まれ、これが完全に補正されて一つの「像」が成立すると考えるのは困難だからである。ギブソンは伝統的な知覚理論の発想を根本的に転換した。「静止した形」ではなく、それまで邪魔物とされてきた「動き」や「変形」にこそ、知覚情報として大きな意味があると考えた。知覚における「動き」や「変形」の意味を佐々木は次のような具体例を上げて説明している[16]。スクリーンにグニャグニャに折り曲げた針金を投影する場合、影が静止しているときには折れ曲がった一本の曲線が知覚されるだけである。しかし、針金を回転させて、影がくるくると回り始めると、誰もがスクリーンの向こうにある立体的な針金そのものを知覚し、手元に用意されたまっすぐな針金でスクリーンの裏にある針金を正確に再現できる。またヨハンソンは図20のように、人間の関節部分に光点だけを十数個つけて、観察者に提示した。光点が静止している時には図の右側のような無意味な光点のパターンが知覚されるだけだが、光点が動いたとたんに左側のような人間が認知される。しかも、光点を付けている人が男性が女性か若者か年寄りかなどきわめて容易にかつ正確に知覚されるという[17]。

こうした例からもわかるように、重要なのは変化しない動かない「形」ではなく、動きによる変化や「変形」を通して「変化」の中に埋め込まれている「不変」が知覚されることである。つまり、知覚で重要なのは「変化という次元」であり、知覚者は対象の変化から「形(form)」ではなく、対象そのもののリアルな「姿(shape)」を知覚する[18]。「姿(shape)」は形からではなく、それ自体は形をもたない「変形」から知覚されるという理解がアフォーダンスの基本にある[19]。こうした動きや変形からピックアップされる不変をアフォーダンスでは「不変項」と呼ぶが、不変項はさらに二種類に分けられる[20]。第一は「構造不変項」と呼ばれ、対象が「何であるか?(ハエ、鳥、人、男性、女性)」、「誰であるか」といった、恒常的に保たれている対象の性質の知覚である。第二は「変形不変項」と呼ばれ、今生じている変化がどのような変化である

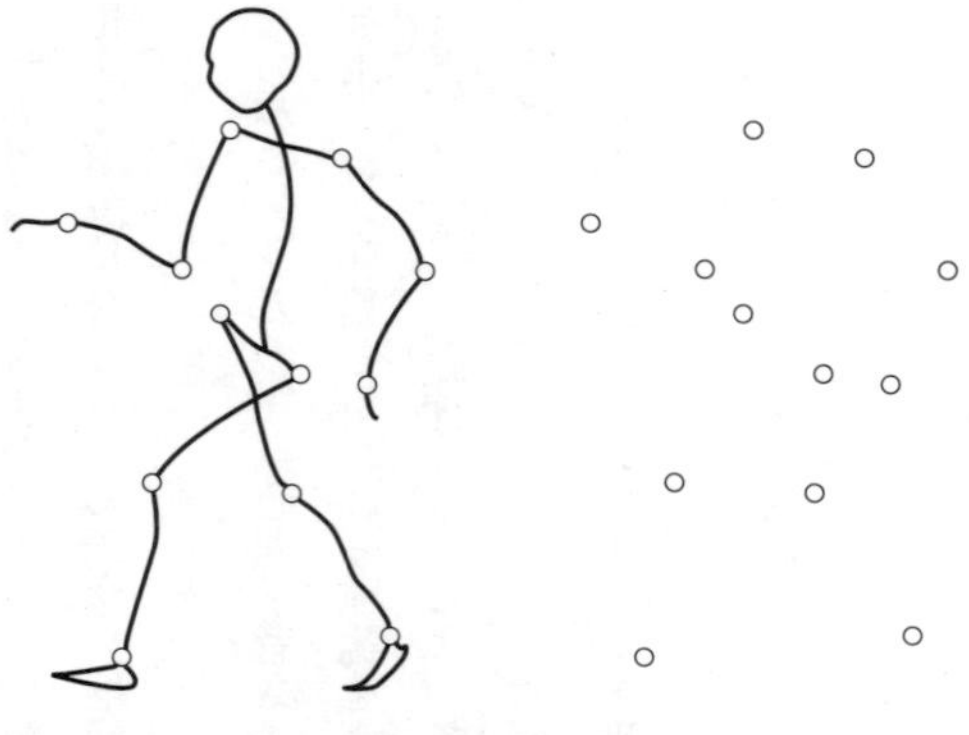

図20　光点をつけた人

(C. F. Michaels and C. Carello: *Direct Perception*, Prentice-Hall 1981 より)

のかを特定する不変項である。たとえば、ある動物が知覚されたとして、それが通常の速度で移動しているのか、あるいは危険を察知して走っているのか、その対象がどのような状態にあるのかを特定するのが変形不変項である。

さらに重要なのは、対象の形の「見えの変化」や周囲の環界の「変形」は知覚者自身の姿勢や移動の情報を不可分に含んでいる点である。[21] 環境の知覚と自己の知覚の相補性は一九八〇年代にギブソニアンらによって具体的な研究[22]がなされている。たとえば、手や膝をつかずに脚だけで登れる高さは視覚的には絶対的な「メートル法」の基準値で判断されるのではなく、知覚者の股下の長さの〇・八八の値が基準となることが実験的にわかっている。[23] また種々の幅の隙間をすり抜ける人の肩の回転をビデオで記録すると、隙間の幅が肩幅の一・三倍を下回ると肩が急速に回転し始めることが観察されており、知覚者の肩幅の一・三倍より狭い隙間は「肩を回さなければすり抜けられないところ」と知覚される。[23] こうした研究によって、観察者が環境に見いだしているのは何メートルという絶対値ではなく、「観察者の身体」にとっての意味や価値であることがわかる。良いものであれ、悪いものであれ、環境が動物に与えるために備えている「価値」をギブソンはアフォーダンスと呼んだ。アフォーダンスはアフォード（afford, ～ができる、～を与える）という動詞をもとにギブソンが作った造語であり、「動物にとっての環境の性質」を意味する。アフォーダンスは事物の物理的な性質ではなく、また知覚者の主観が構成するものでもない。アフォーダンスで言う「不変項」は視知覚だけでなく、聴覚、触覚といった他の知覚においても確かめられている。

アフォーダンスはミクロな受容器ではなく、環境と持続して接触するマクロに組織化された身体によって知覚される。ギブソンはこうした知覚のための身体の行為、知覚のために組織化された身体を「知覚システム」[24]と呼んでいる。知覚学習は伝統的には感覚印象と脳に貯蔵された記憶との間に新しい連合を作り上げること、すなわち脳が新しい刺激を解釈し、分類し直すこととされてきた。[25] しかしアフォーダンス理論の知覚システムによれば、「学習」とは環境に多様に存在する情報を特定できるように、システムの動作を不断に豊かにしていく過程、システムの「分化」の過程であるとされている。人間の「発達」もアフォーダンス理論においては知識を「蓄える」ことでなく、環境と持続的に反復して接触することで、それまでは発見できなかった情報を特定できるようになること、すなわち知覚システムの動作を洗練して、「身体」のふるまいをより複雑に分化させることとされている。(26)

知覚システムは環境の中に情報を探索し、それ自体がまるで「意図」を持つかのように環境の多様性に応じて複雑に動きを組織していくが、その「意図的」なふるまいを「制御」する原理をギブソニアンは「協応構造」と「知覚と行為のカップリング」で説明する。(27) 古典的なモデルでは運動の制御は事前につくられるプランによってなされると考えられてきた。しかし、ギブソニアンは運動研究の単位を筋や関節などの要素ではなく、そのマクロな「結合」と考える。人間の運動ばかりでなく、自動車や飛行機などの動作システムも制御すべき要素が互いに結合され、多数の要素間の動きが拮抗する動きによって吸収され、全体としての動揺の幅が限定される「協応構造」が作り出され、動作システム全体が「制御」される。つまり、「協応構造」のモデルにおいては、運動制御は複雑な運動システムそれ自体のダイナミックなふるまいに起因すると考えられ、制御は事前に作られたプランによってではなく、状況に依存した事後的なものとされる。(28) こうしてマクロに結合された動作システムはさらに知覚とリンクされることで有効に運動制御される。昆虫などでは行為が知覚で「制御」されていることは実験心理学的によく知られているが、種々の人間の運動研究においても「感覚されたものが脳で処理されて運動を制御する」という旧来の説明図式では理解不能な実験結果が次々と明らかになっている。こうした現象をギブソニアンは「知覚と行為のカップリング」で理解する。つまり、運動系は身体の内部に閉じて組織化されているのではなく、環境の中の情報とも協応の関係を結び、知覚情報をもそのシステムの一部とする、より大きな「知覚と運動の協応システム」に埋め込まれていると考える。(29)「知覚と行為のカップリング」による制御を理解するためには、古典的な力学に基盤をもつ「感覚→解釈→指令→実行」という一連の過程を制御の流れとした発想、すなわち内部と外部を分離し、内部と外部の「力」による因果的連関を前提とする古典的力学モデルを超える必要があると佐々木は述べている。またギブソニアンは、ギブソンが「生態光学」という名で構想していた「心理学と生物学と物理学の垣根を取り払って成立するまったく新しい科学」を展望するために、複雑なシステムの非線型的ふるまいについての最新の物理学の成果、すなわち「自己組織化の物理学」という複雑系の成果を知覚理論に取り込む必要があると考えている。[30]

右記のアフォーダンスの説明は佐々木の著作から筆者がそのまま引用、あるいは整理したものであり、筆者自身の考えは入っていない。本書では精神療法の臨床をもとに、錯綜した関係性のエネルギーを治療的ダイナミズムとして発動化させる「スキル」の結晶、あるいは装置として「型」を捉えてきた。それはまた混沌として捉えどころのない不可分な自他の関係性・流動性の投錨点、あるいは不変項の役割を果たしている。こうした「型」のありようはアフォーダンスの発想とよく符合することが読者には了解できるであろう。そもそもアフォーダンス理論は知覚研究、運動研究など身体を巻き込んだ「わざ」の研究、How to にかかわる「手続き的知識」の研究を基盤にしている。それゆえ、日本的精神療法の How to の「知」のありよう——型——と共通するのも肯ける。認知科学では知識を大きく「宣言的知識」と「手続き的知識」の二つに分けて考える。これらは互いに質的に異なった知識の様態であり、各々が異なる神経学的基盤を持つことがわかっている。[31] 宣言的知識とは事実にかかわる知識であり、「何であるかを知っていること」(knowing-what) である。これは言語を媒介にした論理的思考に最もよく特徴が現われており、明確な意識化が可能で、それは特定の用途に制限されない一般的な知識の形態を持ち、知識の柔軟な利用を可能にする。一方、手続き的知識は行為に関する知識で、「やり方を知っていること」(knowing-how) であり、《特殊化された用途にたいして、知識を早く正確に適応する能力、すなわち知識の適応を最大限に効率化するシステム[32]》である。

アフォーダンスが扱っているのは「型」の場合と同様、単純な言語化に馴染まない身体を巻き込んだ手続き的知識の世界の出来事である。しかしながら、アフォーダンス理論は事象を説明し、証明する手法として、あくまで実験や概念を駆使している点を忘れてはならない。

(1) アフォーダンス理論と「型」の類似点

アフォーダンス理論と本書で考察した「型」の原理の類似点と相違点を整理してみよう。

①内部と外部を分離せず「知覚と行為のカップリング」を理論の基本に据えていること。つまり内部（自己）と外部（対象、環界）の関わりそのものを第一義的な出発点としている点。

アフォーダンスでは内部と外部を別々なものとして分離せず、それらはより大きな「知覚と運動の協応システム」に埋め込まれていると考え、理論の出発点を「知覚と行為のカップリング」に置いている。本書で詳しく論じたように、「甘え」に代表される日本的対人関係や関係の「場」においては、自他は切り離せない形で相互に結びつき、影響しあい、また浸透しあっている。こうした錯綜した対人関係や「場」のありようを、旧来のように「他者」と「自己」を分離して、一定の概念的な枠組み（地図）で理解しようとすると、それはまさに捉えどころがなくなる。空軍パイロットの知覚実験の際に起きた難問が人間関係のレベルで起きてくるわけである。これまで日本人の相互浸透的な人間関係のありようはさまざまに論じられてきたが、「知覚と行為」が不可分な単位であるとするアフォーダンスの考え方は、日本人の心理特性（型、間《ま》、間柄、甘え、素直）を普遍的な観点から読み解く鍵を与えてくれる。「甘え」や「間柄」においては、主体の「行為」とそれが他者や「場」に与える影響の「知覚」とは不可分に結びついている。つまり、そこでは「自分」の行為と環境・対象の知覚が「カップリング」して連動する。そもそも日本語の「自分」という言葉自体、西欧の「個」と違い、「場」における「自《おの》」ずからの「分」け前という基本属性を引きずっている。明確な「個」や「対象性」に乏しいつかみどころのない「中空の場」「間柄」「自分」にダイナミズムを与え、それらが混沌に陥るのを防いでいるのが「型」である。「型」は相互に切り離せない［自・他］の関係や「知覚と行為のカップリング」の中に立ち現われる姿（shape）であり、不変項である。アフォーダンスにおける知覚・行為の連関的理解はメルロ＝ポンティーの『知覚の現象学』[33]を彷彿とさせる。網膜に映った映像を脳が受動的・静的に認知するのではなく、身体全体を使ってダイナミックに知覚はつかみとられるとメルロ＝ポンティーは考える。そのダイナミックな知覚論は実験心理を基盤とするギブソンのアフォーダンス理論と重なる部分が大きい。

②「制御」は事前に中枢で作られた「地図」やプランをもとに行なわれるのではなく、事後的に環境との関わり合

い を通して決定されるというダイナミックな理解。

身体その他の動作システムが中枢の「地図」やプランに従って制御されるという中枢統御のモデルは、精神分析において治療者・患者関係を「転移」概念をもとに理解し、治療的に操作しようとするあの発想に通じる。こうしたモデルは概念的には理解しやすい。これに対して、森田療法や内観療法など日本的精神療法は創始されたはじめからすでに理解を拒むものがある。森田療法も内観療法も、精神療法としてのシステムはいずれも創始者が試行錯誤の末、一気に全体像を作り上げた観がある。治療構造のそれぞれの要素や技法がどんな役割を果たしているのか、その意味づけ、理論化はひどくむずかしい。こうしたシステムの作られ方やシステムの中の各要素の意味づけ・理論化の困難さは必ずしも文化的なものではない。それは How to の「手続き的知識」の学習に共通する特性である。たとえば、我々がパソコンやワープロのキーボード操作を習得する過程を考えて見よう。私たちはパソコンのキーボードを繰り返し練習して習熟するにつれ、それを自在に使いこなすこと（手続き的知識）ができるが、逆に個別のキーの位置の記憶（宣言的知識）は曖昧になってくる。それを思い出すためには実際にパソコンの前に座るか、それをイメージして指を動かしてみる必要がある。手続き的知識が「身体」に『明確に』習得されるとき、個々の要素、たとえばキーボードの位置や個々の指の動きについては、キーボード操作という一つのスキルに有機的に組み込まれて曖昧になってくる。こうしたアフォーダンス的「知識」は外部に存在するキーボードを具体的にどのように操作するのかといった実際的な交渉過程を抜きにピックアップすることは困難である。

身体・感覚的なスキルの習得は、長い試行錯誤と訓練の末、ある時点から急速かつ不連続的にスキルが身につくという特徴がある。「手続き的知識」では個々の身体の動きや各要素は一つの有機的なシステムに組み込まれて急速に身体的なスキル、あるいは「型」として形成される。これは複雑系の科学において、自己組織化のプロセスが各要素の自己触媒的過程を介して、ある「沸点」を境に急速に局面が変化して、有機的なシステムが姿を現わしてくるのと[34]同じ理屈である。森田療法や内観療法の創始者が精神療法的な「型」をある時点から突如産み出したように見えるのも、それが身体の「わざ」、How to のスキルの領域にかかわる出来事だからであり、自己組織化の原理に従うと考えられるからである。

こうした How to の知識は「知」のありようからして、そもそも状況依存的であり、日本的精神療法が具体的な How to の精緻なシステムを持ちながら、理論化・概念化に乏しいのは「知」のありようが状況依存的であるからに他ならない。森田療法が森田神経質という一群の神経症に有効であることは臨床的によく知られており、内部のシステム（森田療法の治療システム）と外部（治療適応としての森田神経質）が鍵と鍵穴のように「協応」し、相互に連関している様子は手続き的知識の特徴をよく表わしている。

③動きや変形から「不変項」が抽出されるアフォーダンス的原理。

我々がパソコンのキーボード操作を習得する際、個々のキーボードの位置や指の動きについては曖昧となるが、それは「手続き的知識」が漠然としていることを意味しない。宣言的知識のように直接分離した形で How to や「こつ」を言葉で表現しにくいだけにすぎない。「スキル」自体が身についたことを我々ははっきり自覚することができ、何よりパソコンの前で実際にそれを明確な行為として遂行できる。佐々木の曲がった針金の譬えで言えば、そこで習得されるのは静止した「形（form）」ではなく、物事のリアルで全体的な「姿（shape）」である。「姿（shape）」は形からではなく、それ自体は形をもたない動きや「変形」からピックアップされ、「不変項」として浮かび上がってくる。こうしたアフォーダンスの基本原理は「型」の本質をよく表わしている。

森田神経質の治療を考えるとき、森田療法の不問技法や目的本意の行動原則、入院システムはまさに無駄なく組み立てられており、そこには精神療法に共通する普遍原理が How to の結晶体として具体的な「型」として、また有機的な「姿（shape）」となって現われている。集中内観におけるシステムの組み立て方にも同じことがいえる。自立や成長を促すシステムとして内観療法を見るとき、内観三項目がいかに深い意味を持つかは本書で繰り返し述べた点である。集中内観の治療構造は川原[35]も指摘するように、すべて内観三項目のために組み立てられているといえる。内観指導者として著名な柳田鶴声は内観の実践に際して、さまざまに工夫を凝らしたことでも知られているが、氏は「型」を崩すそれらの工夫はすべて内観三項目という基本的な「型」をどうしたら深く実践してもらえるかの方便で[36]あると筆者に語っている。

精神療法は森田療法や内観療法に限らず、本質的にダイナミックなものだが、とりわけ日本的精神療法は治療理論や治療者自身もそこに巻き込むダイナミズムが際だっている。村瀬[37]は内観の体験過程について、他の精神療法に比較して大きな振幅が認められやすいと指摘する。日本的精神療法では「不問技法」や「目的本意の原則」、内観三項目など精神療法の基本原理が具体的なHow toの「型」、あるいは「不変項」としてピックアップされているために、それを投錨点に治療者自身もそのダイナミズムに深くコミットし、探索することが可能になる。流動・変化するダイナミズムと「不変項」としてHow toの「型の智恵」はまさに相補的関係にある。「液体の中の沈澱（ヒュポスタシス）」という始原の存在論が「澄む＝住む」体験として「剝き出し」で露呈するのも、アンカー・ポイントとしての「型の智恵」があればこそである。「型」が失われるとき、投錨点は失われ、混沌とした関係性が無秩序に氾濫する。そこでは、ダイナミックに物事を産み出す「澄む＝住む」は姿を消し、代わりにあらゆるものを無秩序へと呑み込む「中空」が口を開ける。複雑系の科学では「自己組織化」は秩序とカオスの縁《へり》で動き出すとされているが[34]、これは不変項としての「型（の智恵）」と流動変転する「自然」「澄む＝住む」をめぐる緊張関係に通じると筆者は考える。生田[38]が芸能における「型」や「間」の習得に際して、修行者はどれが変更の許されない必然的な動きや形であるのか、つまり「型」であるのか、またどれが自分流の工夫が許される偶然の部分なのかを身体全体で解釈し納得していく作業が大切であると述べているのは、生きた「型」と堅い秩序（師匠の形の物真似）の関係をうまく表わしている。生田が例に上げている三味線の鶴沢寛治の言葉[39]、《きっちりしたらいかん、がどうでもいいということではないんですな。きっちりしたらいかんが、きっちりしなければいかんのです》は実践的な動きや工夫を通して、「不変項」が体得されるさまを表現している。これは精神療法との関連で言えば、第Ⅳ部第二章で言及した北山の「内容に合わせない父親的構造」と「内容に合わせる母親的設定」という表現に象徴される治療構造の二面性と深くかかわっている。

(2)アフォーダンス理論と「型」の相違点

「型」は優れてアフォーダンス的出来事であり、それは知覚システムの動作を分化させ、「身体」のふるまいを洗練させていくHow toの「知」の結晶といえる。しかし、「型」は単なる「手続き的知識」やHow toのスキルと大きく異なる点が一つある。それは「型」が目先のHow toを超えて、主体の価値観や態度、ものの感じ方や受け取り方といったアフォードの仕方自体を「問う」超越論的な契機を不可避に含んでいる点である。「型」は人間の精神的成長や自立、成熟という、より広い視野から見れば、見事なHow toの結晶、あるいはアフォーダンス的な「知」といえる。しかし、実際にそれを経験する側からすれば、目先のHow toが通じない、何もアフォードできない袋小路や行き詰まりを不可避に含んでいる（精神療法的には防衛の処理過程）。つまり「型」は実存的・超越論的観点からは優れたHow toのスキルの結晶化だが、経験主体のこれまでのスキルや価値観を包括的に問い直し、再構成する「脱」スキルのためのスキルという矛盾した存在である。通常の「手続き的知識」においても、その習得には主体の自発的な工夫や試行錯誤、行き詰まり、探索、訓練が不可欠であり、それは宣言的知識のように他者に容易に移し替えることができない。「型」という超越論的スキルにおいては、これは言わずもがなである。生きた「型」においては、それを経験する主体のみならず、指導者側の深いコミットや臨在、そして不可侵と「自発性」の尊重が重要である。「型」という不変項、投錨点を「てこ」にして、「液体の中の沈澱」（「澄む＝住む」、ヒュポスタシス）から、自分（「自《おの》」ずから「分」かたれるという「自発」の原体験）が立ち現われてくる。

天台本覚思想や「型」の伝統が、なぜあれほどまでに言語化・概念化を忌避するのかという理由がここに至って明らかとなる。まず第一に「型」はHow toの「わざ」の知にかかわる出来事であり、それは身体を巻き込んだ「手続き的知識」の系譜に連なっている。「手続き的知識」やアフォーダンス的「知」は本質的に状況依存的であり、その「知」は宣言的知識のように言葉や概念として状況から切り離して、静的・固定的に取り出すことができない。さらに第二に「型」は目先の「手続き的知識」やアフォーダンス的「知」を問い直し、再構成する超越論的方法であり、それゆえ、一層徹底して静的「概念化」を排するダイナミズムが存在する。

精神分析の最近の学問潮流と「間柄・型」

心理学という学問領域において、普遍的な記述言語となるのは、おそらく認知科学と精神分析が産み出した力動的心理学の概念や用語であろう。両者は実験と臨床という大変異質な方法論を基礎にしているが、物事を立体的に理解し、説明する縦軸と横軸を我々に提供してくれる。「型」は対人関係や「間柄」に一定の距離を産み出すだけでなく、逆に生きた「型」が成立し、機能するためには非侵襲的な自他の「絆」や他者の「臨在」が不可欠である。これまで本書では精神分析の人間観や方法論的な枠組みを伝統的なフロイトのそれを念頭に置いて論述してきた。しかし、精神分析という膨大な臨床体系はフロイト的な人間観や方法論だけでとうてい納まりきれるものではない。特に近年の精神分析の流れの中にはこれまでのフロイト的な概念モデルを大きく修正するものが含まれている。最近の精神分析研究の潮流を小此木のレビュー論文[40]を参考に概観し、「間柄・型」との関係を簡単に展望してみたい。

精神分析治療の二大要素はバリントも指摘[41]するように言語的な解釈と対象関係である。言語的解釈による無意識の意識化、明確な洞察を重視したのは、まさにフロイトである。フロイト的な精神分析では小此木[40]が指摘するように、《個の独自性を尊重し、その個が自己を十全に表現することを目的に設定された治療構造——患者は寝椅子に仰臥して自由連想し、頭に浮かぶことを話し、治療者はその背後に座って隠れ身と受け身性、中立性を守り、できるかぎり「空白のスクリーン」になって、転移と投影の対象となり、転移を過去をそのまま再現するものとして解釈し洞察を得ることを目的とする治療観》が基本に据えられる。こうした精神分析の伝統的な治療モデルは思想的・歴史的には、「個」の文化伝統が生まれたキリスト教教理のモデルにまさに重なっている。キリスト教教理モデルは精神分析のみならず、デカルト以来の伝統的な知覚理論体系にも大きな刻印を残している点はすでにアフォーダンス理論で言及した。自他を区別し、要素還元的に物事を思考し、線型的に概念化を推し進めるやり方は西洋における学問の王道の位置を占めてきた。その背景には、坂口[10]が言うようなキリスト教文化の長い歴史的・思想的伝統が息づいている。

「個」の独自性、治療者の中立性、言語的解釈を重視するフロイトに対して、情動の交流や前言語的な相互交流を重視するもう一つの流れが精神分析には存在する。それはフェレンツィを源流とする精神分析の流れであり、それを受け継いだのが筆者が本書でしばしば言及したバリントである。バリントをはじめ、スピッツ、アレキサンダー、マーラーなどのハンガリー系の精神分析家たちは母子関係や依存・自立の問題、治療における情動の役割を探求し、また理論化を試みた。フロイトが精神分析を作り上げようとしていた当時、シャルコーを筆頭とする催眠療法がすでに大きな潮流として存在していた。フロイトはみずからの学問の独自性を主張するために、精神分析が「暗示」とは異なる点を示す必要があった。それゆえ、彼は治療関係づくりの上で情動の役割は認めつつも、それ自体を治療機序とみなすことに強く反対し、その種の精神分析的態度を「感情的技法」と呼び拒否した。フロイトとフェレンツィの烈しい論争や両者の決別はまさにこの点をめぐるものであった。

フェレンツィの流れを直接受け継ぐものではないが、精神分析における対象関係や治療者・患者間の情緒的交流を臨床的・理論的に重視したのが、英国で発展した対象関係論学派であり（ウィニコットはここに属する）、また米国における最近のコフートの自己心理学[42・43・44]の流れである。特にコフートの自己心理学では言語的解釈による知的洞察より、治療者の情緒的共感や共感されることによる情緒的な自己感の癒しや成長を治療機序として重視する。こうしたコフートの治療感覚を乳幼児研究に適用して、従来のフロイトの個体論モデルから脱出しようとしたのが、スターン[45]やトロニック[46・47]らのボストングループと呼ばれる人たちである。彼らの考え方の集大成が一九九八年のＩＰＡのジャーナルの「精神分析療法における非解釈的な機序――言語的な解釈以上の何か（Non-interpretive mechanisms in psychoanalytic therapy : The ‘something more’ than interpretation)」であり[48]、この表題自体に彼らの基本姿勢がよく表われていると小此木は指摘[40]する。ボストングループの研究は近年の認知科学の「手続き的知識」の研究と大変近接しており関連性も深い。たとえば、トロニック[46・47]は乳児期の一定の時点での情緒的・関係的機能を決めるのは、母子間の相互調整の手続き的知識――「いつもこうやって交流した」であり、患者の現在の他者とのかかわりを理解するためには知的洞察が伝える内容を超えて、それがいかに行なわれるか（how）に関する implicit な手続き的知識を理解する必要があると述べている。手続き的知識における治療者・患者間の相互調整（mutual regulation）が精神療法のプロセスでは大変重要な役割を果たしているとボストングループでは考えている。たとえば、スターン[49]は治療関係の中で治療者と患者が言語的解釈などのエピソードをきっかけに、それまでの関係を微妙に、しかし確実に書き改めるような出会いが繰り返し起こり、その関係性の変化が他者と共に在る、あり方に関する「手続き的知識」として新たな形で体得されるという。

コフートの自己心理学を直接的に受け継ぎ、臨床的・理論的にそれを発展させたのがストロロウ（Stolorow, R.）の「間主観的アプローチ」[50]である。コフートは自己愛人格障害と呼ばれる患者の治療を通して、鏡転移や誇大自己転移、双子転移といった特有の転移（これらを総称して自己対象転移という）が表われることを発見し、それら自己対象転移の体験を介して患者が癒されていくさまを観察した。当初、こうした自己対象転移は自己愛人格障害の治療に特有なものとみなされていたが、ストロロウはそれをすべての精神療法の基本的治療関係の重要な「絆」と理解している。継続的共感（sustained empathy）によって得られる自己対象の絆（self-object tie）の陽性の情動交流そのものを治療機序としてストロロウは位置づけている。精神療法における諸現象を「間主観的」なコンテキストの中で理解し、治療者と患者が分割不可能な一つの心理システムを形成していると考えるストロロウの「間主観性モデル」は、知覚心理学のアフォーダンス理論の発想と驚くほど類似している。アフォーダンス理論や右記の新しい精神分析の潮流を卑近な日本語を使って表現するならば、「間柄」の理論化と言える。坂口が宗教・思想的考察を通して明らかにしたように、西洋の「個」の思想は「ヒュポスタシス＝ペルソナ」で示されるある種のダイナミズムを内包している。整然とした理性や概念を重視するギリシャ的精神に強烈なインパクトを与えたのが、まさにユダヤ人フロイトの創始した精神分析である。しかし、精神分析の学問体系のモデル自体は、旧来のデカルト的な「知」を踏襲するものであった。これに対して、精神分析の最近の潮流やアフォーダンス理論、さらに広くは複雑系の科学は変転流動するダイナミックな世界のヒュポスタシス的側面を正面から扱おうとする試みといえる。

非侵襲的な「絆」や患者を支える「器」としての治療の場は、「型」の理解に大変重要な意味を持っている。これまで内観療法の理論化がほとんど進まなかった理由として、通常のカウンセリングや精神療法に見られる一対一の治療者・患者関係をあたかも排除するかのように内観の構造が組み立てられている点が挙げられる。これまで、内観の治療者・患者関係をどのように理論的に位置づけたらよいのかわからなかったのである。集中内観の「場」に充満する濃密な情緒的共感は強烈であり、内観の「型」がダイナミックに動き出すためには「絆」としての内観指導者の「臨在」が必須な要件である。

内観の研究や「型」の思想、天台本覚思想などは、一見古臭く見えるが、そこには最新の精神分析の潮流やアフォーダンス理論などの認知科学の最先端のテーマが内包されている。内観はある意味で大変日本的で、文化的な伝統を継承しているが、それは同時にきわめて普遍的である。内観を臨床的に研究していく上で、アフォーダンス理論や近年の精神分析の「間主観性モデル」は大いに参考になる。これは西洋由来の理論を使って内観療法を説明するのにとどまらず、逆に西欧の最先端の学問潮流に内観の研究が大きく寄与する可能性を秘めている。内観療法や「型」は絶好の臨床的材料を我々に提供しており、それを単に日本的であるとか、言葉で説明できない「体験」として片づけるべきではない。アフォーダンス理論や右記の精神分析の近年の潮流、さらには複雑系の科学自体が、単純な概念化を受けつけない「生きた世界」をなんとか言語化しようとする努力に外ならず、内観や「型」の研究は今後、そうした新しい「知」の模索と関連して探求される必要がある。内観法の実践や技法にさらに踏み込んだ「理論化」には、それだけで一書が必要となる。具体的な内観の技法にかかわる、さらなる論考は別の機会に譲りたい。

四　これまでの日本人論について

本書では筆者の臨床経験に基づき「清明心」と「型」をめぐって日本人の深層心理を探ってきた。そこで明らかとなったのは、自・他の「間柄」や「絆」としての他者存在は「手続き的知識」の結晶体——型——と有機的に結びついて作用するという点であった。従来の日本人論は両者を同時に扱ってこなかったために、ステレオタイプな日本人論が繰り返されるか、あるいは理論的混乱に陥るかのいずれかになっていた。「型」の原理や思考様式を考慮に入れず、直接日本人の対人関係のありように踏み込むと、まさに空をつかむような話になりかねない。土居の甘え理論や古沢・小此木の阿闍世コンプレックス論の理論的混乱はこれを如実に物語っている。土居の甘え理論があまりに包括的で、甘えで何でも説明できてしまうと諸家から批判されるのも単純な理論的誤謬ではない。土居は本書で述べた依存三領域を区分けする原理を導入しないまま、曖昧で包摂性に富む日本語——甘え——を学術的な「概念化」のツールとしてそのまま使用してしまったのである。

同様なことが木村敏の「間《あいだ》」理論にも見受けられる。木村は西田幾太郎、和辻哲郎など日本の哲学的伝統を基礎に「間《あいだ》」という存在論的な概念を使い、精神病者の精神病理理解に新たな局面を開いたことはつとに知られている。氏が[51]「人と人の間」と言う場合、それは二人の独立した個人の間の「関係」を指しているのではなく、《おのおのの個人がそこから生まれて来るような、個人以前のなにものかに関するアイデンティティー》《いわば存在論的な「以前」、つまり存在の根拠の意味での「以前」》《自分が自分として自覚されてくるような自覚の源泉》を指している。木村の「間《あいだ》」概念は本来、始原的な中空性や自発性、「原自分」体験を存在論的にとらえたものだが、彼は〈自己〉と〈自然〉が出会い、かかわりあう存在論的な「間」——これは筆者流に言えば「すむ - あきらめる（あきらむ）」体験——と、〈自己〉と〈他者〉が出会う対人関係的な「間」——これは筆者流に言えば甘え——を現象的に区別せず「人と人の間」として同時に把握する。たとえば、彼は[52]日本的な自覚構造においては、自己は自己の根拠を自己自身の外部（つまり「人と人の間」）に見いだしていると述べた上で、それが《対人関係の場でも自己と自然の出会いにおいても全く同じ構造が見出せる》（傍点筆者）と述べている。しかし、「すむ‐あきらめる（あきらむ）」体験の空間や場と日本的な〈自己〉〈他者〉のかかわりあう場（甘えの場）には質的な違いがあり、そこでは自己意識――「自分」――のあり方も対象関係の様式も異なっている。木村の「間《あいだ》」理論では次元の違う二つの体験が「人と人の間」という言葉で一括して表現され、両者の異質性や相互関係が十分整理されていない。土居の甘え理論と同様、異質な「間《あいだ》」を区分けする原理が導入されなかったために起きた混乱である。「間《あいだ》」概念の曖昧さは、そのまま彼の土居批判にも陰を落としている。木村は[53]土居の甘え理論を批判して、甘えを《一体化の既に成立している状態》と定義しておきながら、いざ甘えの実際を論じる段になると、今度は甘えを一体化への願望として扱うとの矛盾を犯している（一体化への願望とはそもそもそれが成立していないからこそ起きてくる。こうした木村の矛盾は竹友[54]も同じく指摘している）。

河合隼雄[55]は中空均衡構造論の中で日本人の心性が本来的に「中空」を特徴とするため、無理に概念化を焦ると水に目鼻を書き入れるような事態が起きかねないと指摘する。河合の中空均衡構造論では日本の社会や日本人の心性が西洋的な「個」のような中心を持たず、きわめて流動的でダイナミックであることが論じられている。しかし、この考え方自体は日本文化の無思想雑居性を指摘した丸山真男[56]の思想や外来思想を無原則に包摂する日本文化の特性を凹型文化としてとらえた上山春平[57]の考えを心理的観点から言い換えた観がぬぐえない。ドナルド・キーン[58]は宗教・思想的に「戒」や「礼」などの決まり事を受け入れてこなかった日本人が、文芸の領域（たとえば連歌など）では極めて細かい規則を発展させてきたのはなぜだろうと疑問を呈している。これに対して、河合は曖昧な日本文化の一種の補償作用として、芸術の世界に限局した形でその種の決まり事が発展してきたのだろうと述べている。しかし、「型」を単なる補償作用で説明するのは妥当でないことが本書の議論から理解できるだろう。ダイナミックで流動的な「自然」、生き生きとした「自己存在」を可能たらしめる創造的な中空――間――を実現させる装置が「型」であり、中空と「形・型」は本質不可分な一つのセットとして働く。言い方を換えれば、中空の質を論じ、そのダイナミズムを理解するためには「形・型」の原理を入れ込んで考える必要がある。さもなければ、中空という出来事を前に我々はたじろがざるをえないのであり、そこから「一歩」が踏み出せないのである。日本人論の多くが、同じ時点を前にぐるぐると周回運動を繰り返しているのはこれゆえである。

社会学的な手法を用いて日本の社会や日本人の行動特性を論じたのが村上泰亮らの大著、『文明としてのイエ社会』[59]であり、また中根千枝のタテ社会論[60]である。村上らは日本の社会を理解するには、西洋由来の「個」と「集団」といった概念を捨て、「間柄」自体を一つの実体概念として捉えて、そこから出発する必要があると説いている。[61]村上らの著作は日本社会を理解する上で多くの示唆に富んでいるが、日本人の心理行動特性となると、今一つ物足らない感がぬぐえない。筆者のこうした印象を明確に指摘したのが、濱口恵俊であり、村上らの著作について、彼は次のように論評している。[62]『文明としてのイエ社会』は日本の近代化を学際的かつ大胆に論じた点で高く評価され、実際、それは日本の社会学の水準を一挙に引き上げた金字塔である。村上らは日本の近代化の主たるエージェントであるイエ社会を文明のレベルにおいて、社会構造ないし組織原理としてとらえようとした。日本の近代化が西洋のそれと質的に異なる途をたどりながらうまく達成された点について、「血縁なき血縁原則」というイエ社会の編成原理を日本近代化の基本的な規定要因に措定して、明確な答えを出している。こうした日本の近代化理論の根本的なパラダイム革新は人間モデルの再構築なしには不可能であり、この人間モデルとして、村上らは集団における「間柄」の中で自己を対象化した人間存在を「間人」と呼び、また主体としての「間柄」に準拠する価値観を「間柄主義」と名づけた。この「間人 - 間柄主義」がいわゆる日本的集団主義の実態であり、それに準拠する社会では「間柄」それ自体を主体とみなす必要があると村上らは指摘する。しかし、濱口は分析パラダイムの革新を伴うこうした研究としては、村上らの「間柄」性の理論的追求は不徹底であると批判する。つまり、「間柄」という基本分析カテゴリーが〈個人〉対〈集団〉という二項対立を設定する従来の社会学の分析枠にとって代わるものなのか、それともたんに二分法変数の中間項にすぎないのか、はっきりした見解が示されず曖昧なままであるという。たとえば、村上らの著作の序論とも言うべき第一章の一二頁では《……『個人主義対集団主義』という概念設定自体、実は満足すべきではない》と二項対立に疑念を呈しておきながら、その直後に《……人間には個別性と集合性の二つの契機がある。人々の認識活動がそれぞれに重点をおく対象化の方向としては、自己の対象化と間柄の対象化がある。そしてそれぞれの対象化の方向の延長線上に、個人主義と集団主義ないし間柄主義とが出現する》と述べ、依然として「個別性」対「集合性」という二元的対立スキームの下で分析を進めようとするポジションが認められる。この場合「間柄主義」と「集団主義」は〈ないし〉という語で接続され、両者は概念としてアーティクレートされていないと濱口は批判する。濱口はそもそも欧米起源の二分法スキームで「間柄主義」を論じるのは、パラダイム上無理なのではないかと疑念を呈し、集団概念を捨て去れずにいる村上らに、思い切って「個別性」対「集合性」というスキームを捨て去れないものだろうかと論評している。

『文明としてのイエ社会』への濱口の批判は本書で論じてきた諸問題と深く関連している。筆者は精神療法の臨床と理論に依拠しながら「しがみつき依存」「すむ‐あきらめる（あきらむ）」「甘え」といった対人依存／自立の諸現象を描写してきた。これは言い換えれば、「間柄」にはいかに質的に違うものが含まれているかを筆者なりに分析してきたともいえる。こうした一連の「間柄」の再検討を通してわかったのは、精神分析・キリスト教世界においては物事を対象化して言語化・概念化する伝統が厳然と存在しており、これゆえ、対人関係という流動的で扱いにくい現象も言語が投錨点となって整合的に説明することが可能になる。ところが、日本では言葉は伝統的・文化的にそうした位置づけにはなっていない。曖昧模糊とした「間柄」に形を与え、ダイナミズムを産み出すのは言葉ではなく、身体を巻き込んだスキルとしての「形・型」の文化伝統である。「間柄」と「形・型」は相互に不可分に結びついており、後者を抜きに「間柄」を論じようとすれば、まさに投錨点を失った船のごとくになる。村上らが「間柄主義」を理論的に徹底することができず、あちこちに西洋由来の「個」と「集団」の二分法的スキームが顔を出す理由はここにある。つまり、村上らは「間柄主義」を議論の出発点に据えながら、間柄の本質や全体のダイナミズム、すなわち〈間柄‐形・型〉を理論的につめることができず、その結果、概念化を進めるにあたって不用意に西洋由来の「個」と「集団」の二分法的スキームが顔を覗かせるのである。本書でも同じことだが、概念化・理論化を進めるにあたって西洋由来の概念を大幅に借用せざるをえないのが実状である。しかし、そこで大切なのは「個」や「間柄」の本質を探ることであり、「個（ヒュポスタシス＝ペルソナ）」や「自分」の成り立ちを知ることである。そこにはいずれも「一人でいる」という心的体験が深くかかわっている。そもそも、「一人でいる」体験には「一人」性と同時に信頼に基づく他者存在の「絆」や「かかわり」が内包されている。つまり「個」にしても「自分」にしても、それぞれの文脈において『個』性と『間柄』性が不可分な契機として含まれている。西洋の［神・個・概念・社会］というスキームも日本の［清明・自分・型・間柄（世間）］というスキームも「液体の中の沈澱」という元型的な出来事をいかに文化的に掬い取るかの歴史的産物である。「間柄」という日本語は日本人の対人関係や社会のありようを描写するには向いているが、「澄む＝住む」のような深層心理の描写には向いていない（「澄む＝住む」は単純な対人『関係』ではないことは本書で繰り返し指摘した）。村上らのイエ社会論や中根千枝のタテ社会論は「間柄」という社会的・対人関係的な概念を使っているために、「間」「素直」「甘え」で起きたような混乱を招く危険は少ない。しかし、その代わり本書で論じたような日本人の深層心理的問題がスッポリと抜け落ちてしまう可能性がある。この点を中根千枝のタテ社会論を例に見てみよう。中根はみずからの著書の中で「甘え」を《小集団的雰囲気を前提とした人間関係の様式である》と述べている。[63] 彼女のタテ社会論はこうした小集団への一体感が社会的にどう組織化されているかを明らかにした論考である。中根自身、タテ社会論の最大の弱点を《タテの構造をもった相互に独立した諸集団を結び付け、社会全体の統合を可能にするメカニズムについて、理論的に満足すべき説明ができなかった》ことだと的確に述べている。[64] 彼女はこうした問題意識からタテ社会論の続編[65]を著しているが、この弱点が理論的に克服されたとは言い難い。これは小集団的な人間関係のあり方や人間心理を社会学的な手法で論じることの限界であり、ある意味では仕方のないことである。日本人の特性を論ずるにあたって、心理学的手法と社会学的手法は相補的関係にあり、木村[51]が中根のタテ社会論と土居の甘え理論は同じ日本的な血縁史的アイデンティティーを異なった方向に投影したものだと述べているのはこれを示している。本書の第Ⅲ部第二章で明らかにした「すむ‐あきらめる（あきらむ）」と「甘え」の同時把握――「素直」によって、中根のタテ社会論の問題点はうまく説明できる。つまり、日本社会は表面上、異なった主義主張や目的で小さく集団が分派しているように見えて、その実、深層には共通の価値感や態度（無為に、自然に、素直に）が『個人』と『集団』の双方を貫いて存在しており、それゆえ、社会全体として強い均質性と統合が保たれるのである。『個人』と『集団』を貫く「中空性」や「素直」「清明心」が投影される伝統的な装置がまさに天皇である。

あとがき

筆者は本書で精神療法の臨床をもとに、［依存／自立］にかかわる日本人の心性を深層心理学的、思想的に探求してきた。筆者の考えがどれほどの意味を持つのか、あるいは普遍性があるのかについては今後、諸家の批判を待つしかない。筆者が最も多く学ばせてもらったのは、患者さんたちとの出会いであった。精神療法においては臨床と理論はともに大切であり、それは車の両輪であると一般に言われる。しかし、理論的探求と臨床実践をほどよくバランスをとるのは意外とむずかしい。少なくとも筆者はそう感じる。両者は質的に違った才能が要求されるような気がする。才能の有無は別にして、筆者が前者の理論的探求の方にアイデンティティーを感じていることは、本書を読んだ読者はすぐに気づくであろう。これは私自身にとってはごく自然なことだが、私という治療者に出会った患者さんからすれば、ある意味で大変「迷惑」な話である。患者さんは筆者と違った治療者と出会ったなら、もう少し違った展開が開けたかもしれないからである。しかし、それを言い出したら際限がなくなる。その時々で筆者なりに力を尽くしてきたのも事実であって、それでご容赦いただくしかない。これまで筆者にいろいろなことを治療の中で教えてくれ、また鍛えもしてくれた患者さんに深く感謝したい。

内観法の実際については、今年の一月に亡くなられた柳田鶴声氏に多くのご示唆をいただいた。柳田先生は内観の世界において存在感の実に大きな方であった。生前に先生にお会いして、内観の奥深さを垣間見させてもらったのは私にとって大変ありがたいことであった。柳田先生の後を継ぎ冥想の森・内観研修所所長となられた清水康弘氏、また清水志津子氏に教えられるところ多々あり、紙面を借りてお礼を申し上げたい。

本書は第二十一回「日本生命財団」の出版助成金を得ている。本書は精神療法の実践的な書物ではなく、それゆえ、具体的な臨床に役に立つところは少ないであろう。また内容的にも地味であり、かつ難渋であるので読者は限定されると予想される。こうした書物が世に出ること自体、「日本生命財団」や法政大学出版局とのご縁がなければありえなかったであろう。筆者としては本書がこれまでの日本人論に一石を投じることができれば、望外の喜びである。法政大学出版局の平川俊彦氏、秋田公士氏には出版助成や編集にあたって大変お骨折りをいただき謝意を表したい。

風はらむ
森の緑に
われ在りて
これより外に
思いとてなし

二〇〇〇年九月　法政大学多摩キャンパスにて

(49) Stern, D. et al : The process of therapeutic change involving implicit knowledge : Some implications of developmental observations for adult psychotherapy. Infant Mental Health Journal 19 ; 300-308, 1998

(50) Stolorow, R., Brandchaft, B. & Atwood, D. : Psychoanalytic treatment : An intersubjective approach. The Analytic Press, Hillsdale, 1987（丸田俊彦訳：間主観的アプローチ——コフートの自己心理学を越えて，岩崎学術出版，1995）

(51) 木村敏：人と人の間，1頁—19頁，弘文堂，東京，1978

(52) 木村敏：前掲書（人と人の間），85頁—86頁

(53) 木村敏：前掲書（人と人の間），147頁—166頁

(54) 竹友安彦：メタ言語としての「甘え」，思想，768号；122頁—155頁，1988

(55) 河合隼雄：中空構造日本の深層，中央公論社，1982

(56) 丸山真男：日本の思想，岩波書店，東京，1961

(57) 上山春平：思想の日本的特質，『日本の思想』岩波講座「哲学」18巻；1頁—51頁，岩波書店，東京，1969

(58) 河合隼雄：明恵　夢を生きる，86頁，京都松柏社，京都，1987

(59) 村上泰亮，公文俊平，佐藤誠三郎：文明としてのイエ社会，中央公論社，1979

(60) 中根千枝：タテ社会の人間関係，講談社，東京，1967

(61) 村上泰亮ほか：前掲書（文明としてのイエ社会），214頁—223頁

(62) 濱口恵俊：村上・公文・佐藤著「文明としてのイエ社会」再読，日本研究　第6集（国際日本文化研究センター紀要），175頁—180頁，1992

(63) 中根千枝：タテ社会の力学，56頁—57頁，講談社，東京，1978

(64) 中根千枝：前掲書（タテ社会の力学），4頁

(65) 中根千枝：前掲書（タテ社会の力学）

(29) 佐々木正人：前掲書（アフォーダンス），98頁
(30) 佐々木正人：前掲書（アフォーダンス），100頁
(31) 福沢一吉：記憶の喪失，高野陽太郎編：認知心理学 2 記憶，189頁—208頁，東京大学出版会，1995
(32) 三輪和久：記憶のコンピューター・シュミレーション，高野陽太郎編：認知心理学 2 記憶，253頁—278頁，東京大学出版会，1995
(33) メルロ＝ポンティー：知覚の現象学，中島盛夫訳，法政大学出版会，東京，1982
(34) Stuart Kauffman : At Home in the Universe, The Search for Lows of Self-Organization and Complexity. Oxford University Press. Inc., London, 1995（米沢富美子訳：自己組織化と進化の論理，日本経済新聞社，東京，1999）
(35) 川原隆造：内観療法の技法と治療効果，川原隆造，東豊，三木善彦編：心理療法の本質，3頁—14頁，日本評論社，東京，1999
(36) 柳田鶴声：personal communication
(37) 村瀬孝雄：体験課程・内観・フォーカスィング，自己の臨床心理学 3 内観 理論と文化関連性，126頁—141頁，誠信書房，東京，1996
(38) 生田久美子：「わざ」から知る，37頁，東京大学出版会，1987
(39) 生田久美子：前掲書（「わざ」から知る），38頁
(40) 小此木敬吾：精神分析の最近の動向，精神医学，42巻；241—253頁，2000
(41) Balint, M. : 前掲書（治療論からみた退行），209頁
(42) Heinz Kohut : The Analysis of the Self, A Systematic Approach to the Psychoanalytic Treatment of Narcissistic Disorders. International University Press Inc., Madison, 1971（水野信義，笠原嘉監訳：自己の分析，みすず書房，東京，1994）
(43) 丸田俊彦：コフート理論とその周辺，岩崎学術出版，東京，1992
(44) Paul, H. Ornstain : The Search for The Self. Selected Writings of Heinz Kohut, International University Press, New York, 1978（伊東洸監訳：コフート入門，岩崎学術出版，東京，1987）
(45) Stern, D. : The Interpersonal World of the Infant : A view from psychoanalysis and developmental psychology. Basic Books, New York（小此木敬吾，丸田俊彦監訳・神庭靖子，神庭重信訳：乳児の対人世界（理論編）（臨床編），岩崎学術出版，東京，1990，1991）
(46) Tronick, E. Z. : Interactions that effect change in psychotherapy : A model based on infant research. Infant Menatal Health Journal [special issue] 19 (3), Fall, 1998
(47) Tronick, E. Z. : Intervention that effect change in psychotherapy : A model based on infant research. Infant Mental Health Journal 19 ; 227-229, 1998
(48) Tronick, E. Z. : Non-Interpretive Mechanisms in Psychoanalytic Therapy : The ‘something more’ than interpretation. The Process of Change Study Group (Stern, D. N. & Sander, L. W., et al.) Int J Psychoanal 79 ; 903-921, 1998

[V]

（1） 藤永保監修：人間発達の心理学，サイエンス社，東京，1990

（2） 高橋恵子：特別論文　女子青年における依存の発達，児童心理学の進歩，XII巻；256頁—280頁，金子書房，東京，1973

（3） Winncott, D. W.: Playing and Reality. Tavistock Publication, London, 1971（橋本雅雄訳：遊ぶことと現実，72頁，岩崎学術出版，東京，1979）

（4） Balint, M.: The Basic Fault: Therapeutic aspects of regression. Tavistock, London. 1968（中井久夫訳：治療論からみた退行——基底欠損の精神分析，257頁，金剛出版，東京，1978）

（5） 日本大辞典刊行会編：日本国語大辞典，第5巻；112頁，「がまん」，小学館，1973

（6） Winncott, D, W.: 前掲書（遊ぶことと現実）

（7） 村瀬孝雄：欧米流精神療法と比較しての内観の特質——罪責性と理論化をめぐって，季刊　精神療法，17巻；301頁—308頁，1991

（8） 牧野成一：ことばと空間，東海大学出版会，1978

（9） 栗田勇：最澄と天台本覚思想——日本精神史序説，作品社，東京，1994

（10） 坂口ふみ：〈個〉の誕生——キリスト教教理をつくった人々，岩波書店，東京，1996

（11） Gibson. J. J.: The Ecological Approach to Visual Perception. Houghton Mifflin Company, Boston, 1979（古崎敬，古崎愛子，辻敬一郎，村瀬旻訳：生態学的視覚論，サイエンス社，東京，1985）

（12） Gibson. J. J.: The Senses Considered as Perceptual Systems, Miffin Company, Boston, 1966

（13） 佐々木正人：アフォーダンス——新しい認知の理論，岩波書店，東京，1994

（14） 佐々木正人：前掲書（アフォーダンス），114頁

（15） 佐々木正人：前掲書（アフォーダンス），4頁

（16） 佐々木正人：前掲書（アフォーダンス），31頁

（17） 佐々木正人：前掲書（アフォーダンス），50頁

（18） 佐々木正人：前掲書（アフォーダンス），32頁

（19） 佐々木正人：前掲書（アフォーダンス），48頁

（20） 佐々木正人：前掲書（アフォーダンス），51頁—52頁

（21） 佐々木正人：前掲書（アフォーダンス），56頁

（22） 佐々木正人：前掲書（アフォーダンス），57頁

（23） 佐々木正人：前掲書（アフォーダンス），58頁

（24） 佐々木正人：前掲書（アフォーダンス），75頁

（25） 佐々木正人：前掲書（アフォーダンス），80頁

（26） 佐々木正人：前掲書（アフォーダンス），81頁

（27） 佐々木正人：前掲書（アフォーダンス），83頁

（28） 佐々木正人：前掲書（アフォーダンス），83頁—92頁

(64) Winncott, D. W. : The Maturational Processes and the Facilitating Enviroment. The Hogarth Press Ltd., London, 1965（牛島定信訳：情緒発達の精神分析理論，26頁，岩崎学術出版，東京，1977）
(65) Balint, M. : Thrills and Regressions. Tavistock Publications, London, 1959（中井久夫，滝野功，森茂起訳：スリルと退行，117頁―118頁，岩崎学術出版，東京，1991）
(66) 藤田千尋：日本における集団精神療法――森田療法的立場からの検討，精神医学，10巻；525頁―529頁，1968
(67) 柳田鶴声：内観実践論，いなほ書房，1995
(68) Balint, M. : The Basic Fault : Therapeutic aspects of regression. Tavistock, London. 1968（中井久夫訳：治療論からみた退行――基底欠損の精神分析，233頁―234頁，金剛出版，東京，1978）
(69) 村瀬孝雄：欧米流精神療法と比較しての内観の特質――罪責性と理論化をめぐって，季刊　精神療法，17巻；301頁―308頁，1991
(70) 生田久美子：「わざ」から知る，96頁，東京大学出版会，1987
(71) 藤田千尋：森田説において神経質素質，ヒポコンドリー性基調，生の欲望の関係はどのように理解したらよいか，精神療法研究，1巻；129頁―131頁，1969
(72) 近藤章久：森田療法，小此木啓吾編：精神療法の理論と実際，医学書院，東京，1964
(73) 藤田千尋：森田療法を通してみた人間感，神経質，1巻；111頁―120頁，1960
(74) 森田正馬：神経衰弱及強迫観念の根治法，高良武久他編：森田正馬全集，2巻，白揚社，東京，1974
(75) 森田正馬：神経質の本態及療法，高良武久他編：森田正馬全集，2巻，白揚社，東京，1974
(76) 高良武久：森田療法のすすめ，白揚社，東京，1976
(77) 藍沢鎮雄：森田療法と日本人の精神構造，高良武久監修・大原健士郎編：現代の森田療法，400頁―409頁，白揚社，東京，1977
(78) 河合博：神経質症に対する森田療法の精神病理学的研究補遺，慈医誌，74巻；1214頁―1230頁，1952
(79) 北西憲二：神経質の精神病理――診断と類型をめぐって，森温理，北西憲二編：森田療法の研究，129頁―149頁，金剛出版，東京，1989
(80) 長山恵一：森田療法の治療理論に関する考察，慈医誌，99巻；975頁―995頁，1984
(81) 村瀬孝雄：内観療法と森田療法，高良武久監修・大原健士郎編：現代の森田療法，454頁―468頁，白揚社，東京，1977
(82) 柳田鶴声：「二つの気づき，一つの心理，無限の論理」，季刊　内観，6号；4頁，冥想の森・内観研修所，1985

(41) Winncott, D. W. : Playing and Reality. Tavistock Publication, London, 1971（橋本雅雄訳：遊ぶことと現実，岩崎学術出版，東京，1979）
(42) Horton, P. C. : Solace — The Missing Demension in Psychiatry. The University of Chicago Press, Chicago, 1980（児玉憲典訳：移行対象の理論と臨床——ぬいぐるみから太洋感情へ，金剛出版，東京，1985）
(43) 西園昌久：罪の精神分析．季刊精神療法，８巻；２頁－８頁，1982
(44) Grinberg, L. : Two kinds of guilt — Their relations with normal and pathological aspects of mourning. Int. J. Psychoanal., 45 ; 366-372, 1964
(45) 土居健郎：精神分析と精神病理，医学書院，東京，154頁—156頁，1965
(46) 柳田鶴声：personal communication
(47) 日本大辞典刊行会編：日本国語大辞典，第18巻；632頁，「みにくい」，小学館，東京，1974
(48) 三木善彦：内観療法入門——日本的自己探求の世界，創元社，東京，1976
(49) 村瀬孝雄：罪意識と内観療法，季刊精神療法，８巻；34頁—42頁，1982
(50) Peterson, V. & Niesenholz, B. : Orientation to counseling. Third Edition, 85-109, Allyn and Bacon, Boston, 1995
(51) Jung, C. G. : Psychologie und Alchemie,. Psychologische Abhandlungen V, Zurich 1944（池田紘一，鎌田道生訳：心理学と錬金術，人文書院，京都，1976）
(52) 清水志津子，柳田鶴声：内観療法における罪の受容と病的罪悪感との見分け方・その対応，第16回日本内観学会大会論文集，46頁—49頁，1993
(53) 村瀬孝雄：内観の特殊性と普遍性，日本内観学会第14回大会論文集，1991
(54) 村瀬孝雄：精神医療にみられる日本的特質，精神医学，17巻；11頁—21頁，1975
(55) 村瀬孝雄：素直——日本的心理療法における中心的価値，自己の臨床心理学３　内観　理論と文化関連性，223頁—242頁，誠信書房，東京，1996
(56) 村瀬孝雄：内観法の輪郭，「心身症の治療」別冊　水曜カンファレンス治療編，123頁—128頁，小玉株式会社出版部，1988
(57) 柳田鶴声：内観実践論，204頁，いなほ書房，東京，1995
(58) 近藤章久：精神療法に於けるAcceptance（受け入れ）の意義について，神経質，３巻；13頁—18頁，1962
(59) 村瀬孝雄：罪意識と内観療法，季刊精神療法，８巻；34頁—42頁，1982
(60) Neumann, E. : The Great Mother—An Analysis of the Archetype. Princeton University Press/Bollingen Foundation Inc. 1963（福島章ほか訳：「グレート・マザー」無意識の女性像の現象学，ナツメ社，1982）
(61) 村瀬孝雄：内観の考え方と進め方，内観療法入門，13頁—36頁，誠信書房，東京，1993
(62) 横山茂夫：内観療法，内観療法の臨床，17頁—24頁，新興医学出版社，東京，1998
(63) 川原隆造：内観療法の技法と治療効果，川原隆造，東豊，三木善彦編：心理療法の本質，３頁—14頁，日本評論社，東京，1999

(19)　河合隼雄：箱庭療法の発展，心理療法論考，173頁，新曜社，東京，1986
(20)　北西憲二：森田療法の立場から，臨床精神病理，４巻；27頁，1983
(21)　河合隼雄：カウンセリングと「ゆとり」，カウンセリングと人間性，47頁，創元社，大阪，1975
(22)　藤田千尋：森田療法でいわれる不問の意味，精神療法研究，１巻；68頁，1968
(23)　内村英幸：森田療法における「とらわれ」と治療の「場」について，精神医学，12巻；741頁，1970
(24)　河合隼雄：母性社会日本の病理，中央公論社，東京，1976
(25)　橋本和幸：精神分析的精神療法と森田療法の治療構造及び治療過程をめぐって，精神分析研究，31巻；137頁，1987
(26)　長山恵一：森田療法と治療の場，臨床精神医学，24巻；35頁—40頁，1995
(27)　森田正馬：神経質及神経衰弱症の療法，高良武久編集代表：森田正馬全集，１巻；239頁，白揚社，東京，1974
(28)　立松一徳：森田療法施行中の治療者イメージの推移，森田療法室紀要，12巻；９頁—19頁，1990
(29)　藍沢鎮雄，大原健士郎，増野肇，小島洋，岩井寛：森田療法における場所的条件について，野村教授就任10周年記念論文集，東京慈恵医大精神医学教室，1967
(30)　大原健士郎，藍沢鎮雄，増野肇，小島洋，岩井寛，石田達雄：森田療法の諸問題——その理論と技法上から，精神医学，９巻；519頁，1969
(31)　岩井寛，阿部亨：森田療法の理論と実際，金剛出版，東京，1975
(32)　長山恵一：森田療法における防衛処理の仕組みと治療構造の特徴について，精神医学，31巻；467頁，1989
(33)　皆川邦直：精神科面接の構造と精神力動——神経症，パーソナリティ障害を中心に，精神科治療学，５巻；995頁，1990
(34)　三好郁男：対人恐怖について——「うぬぼれ」の精神病理，精神医学，12巻；389頁—394頁，1970
(35)　北西憲二，橋本和幸，小松順一，大橋真，立松一徳：対人恐怖者への森田療法——治療の場の集団性との関連から，季刊精神療法，13巻；313頁—320頁，1987
(36)　Menninger, K. A.: Theory of Psychoanalytic Technique. Basic Books, New York, 1958（小此木・岩崎訳：精神分析技法論，岩崎学術出版，東京，1965）
(37)　皆川邦直：精神分析的面接　その三　診断面接，小此木啓吾ほか編：精神分析セミナーⅠ　精神療法の基礎，157頁—193頁，岩崎学術出版，東京，1981
(38)　森田正馬：（高良武久編集代表）森田正馬全集第１巻；316頁—317頁，413頁—423頁，森田正馬全集第２巻；201頁—219頁，白揚社，東京，1974
(39)　森田正馬：（高良武久編集代表）森田正馬全集第２巻；186頁—200頁，白揚社，東京，1974
(40)　長山恵一：森田療法の治療論の再考——ウィニコットの“生き残り”を基点として，精神医学，32巻；949頁，1990

連性，95頁—101頁，誠信書房，東京，1996
(42)　石井光：Akira Ishii, Shaku Yoko, Josef Hartl: Das Wesen von NAIKAN. NAIKIDO ZENTRUM, Wien, 2000
(43)　柳田鶴声：内観療法講義，大正大学カウンセリング研究所紀要，11巻；1頁—8頁，1988
(44)　河合隼雄：箱庭療法と転移，心理療法論考，186頁，新曜社，東京，1986
(45)　北山修：日本語臨床の深層　第1巻　見るなの禁止，222頁，岩崎学術出版，東京，1993

［Ⅳ］　第4章
(1)　近藤喬一：治療に対する抵抗の諸相と森田療法におけるその取り扱い，季刊精神療法，2巻；139頁，1976
(2)　Ekstein, R.: Structural Aspects of Psychotherapy. Psychoanal. Rev., 1952, 39.
(3)　河合隼雄：K. ランバートの論文の解説，飯田真他編：岩波講座　精神の科学，別巻；344頁，岩波書店，東京，1984,
(4)　河合隼雄：箱庭療法の理論と実際，カウンセリングと人間性，245頁，創元社，大阪，1975
(5)　河合隼雄：箱庭療法と転移，心理療法論考，186頁，新曜社，東京，1986
(6)　立松一徳：森田療法における作業の体系と構造，精神科治療学，5巻；67頁—76頁，1990
(7)　長山恵一：森田療法の治療理論に関する考察，慈恵医大雑誌，99巻；979頁，1984
(8)　北西憲二：日本における集団と個の問題——森田療法の立場から，集団精神療法，3巻；119頁，1987
(9)　新福尚武：森田療法，神経症，井村恒郎ほか編，252頁，医学書院，東京，1967
(10)　近藤章久：森田療法，精神療法の理論と実際，小此木啓吾編，311頁，医学書院，東京，1964
(11)　高良武久：神経質の理解のために，精神療法研究，3巻；27頁，1971
(12)　大原健士郎，藍沢鎮雄，岩井寛：森田療法，文光堂，東京，1969
(13)　鈴木知準：心的転回の側面からみた森田療法による神経質の治癒機制，精神療法研究，3巻；1頁，1971
(14)　生田久美子：「わざ」から知る，45頁—66頁，東京大学出版会，1987
(15)　西谷啓治：行といふこと，「西谷啓治著作集」第20巻；54頁—67頁，創文社，東京，1990
(16)　新福尚武：心理療法（5）森田療法，井村恒郎ほか編：異常心理学講座，第3巻；195頁，みすず書房，東京，1968
(17)　阿部亨：personal communication
(18)　橋本和幸：新森田療法棟における治療上の諸問題——治療環境の設定の変化とその影響に関する考察，森田療法室紀要，7巻；33頁，1985

(19) 阿部亨：森田療法の原法，大原健士郎編：精神科MOOK19　森田療法――理論と実際，金剛出版，東京，1987
(20) 藍沢鎮雄，大原健士郎，増野肇，小島洋，岩井寛：森田療法における場所的条件について，野村教授就任10周年記念論文集，東京慈恵医大精神医学教室，1967
(21) 北西憲二：各領域での森田療法――大学専門施設の立場から，高良武久，大原健士郎，森温理編：森田療法ワークショップ　1983-1985，星和書店，東京，1986
(22) 村瀬孝雄：personal communication
(23) 畑下一男，逸見武光他：「特集」集団精神療法・指定託論および討論，精神医学，10巻；536頁―540頁，566頁―574頁，1968
(24) 吉松和哉：日本における集団精神療法の現状――過去・現在・未来，集団精神療法，3巻；101頁―108頁，1987
(25) 村瀬孝雄：精神療法　総論（2）――精神療法の科学性と特質を中心に，現代精神医学体系5A　精神科治療学Ⅰ，45頁―70頁，中山書店，東京，1978
(26) 北西憲二：森田療法の立場から，臨床精神病理，4巻；27頁，1983
(27) 橋本和幸：新森田療法棟における治療上の諸問題――治療環境の設定の変化とその影響に関する考察，森田療法室紀要，7巻；33頁，1985
(28) 村瀬孝雄：内観理論のための覚え書き，自己の臨床心理学3　内観　理論と文化関連性，95頁―101頁，誠信書房，東京，1996
(29) 源了園：型，創文社，1989
(30) 源了園編：型と日本文化，創文社，1992
(31) 立松一徳：森田療法施行中の治療者イメージの推移――鈴木診療所における平坦経過型患者の検討，森田療法室紀要，12巻；9頁―19頁，1990
(32) 立松一徳，北西憲二：入院森田療法中の危機と克服――2　専門施設の比較，精神医学，31巻；459頁，1989
(33) 立松一徳：森田療法における作業の体系と構造，精神科治療学，5巻；67頁―76頁，1990
(34) 立松一徳：入院森田療法中の治療中断危機と克服，森田療法室紀要，8巻；22頁―32頁，1986
(35) 村瀬孝雄：内観の日本的特質，自己の臨床心理学3　内観　理論と文化関連性，79頁―93頁，誠信書房，東京，1996
(36) 鈴木知準：森田療法について，精神経誌，89巻；910頁，1988
(37) 生田久美子：前掲書（「わざ」を知る），45―66頁
(38) 西谷啓治：行といふこと，「西谷啓治著作集」第20巻；54頁―67頁，創文社，東京，1990
(39) 近藤喬一：日本の心理療法，内観医学，1巻；1―8頁，1999
(40) 川原隆造：内観療法の技法と治療効果，川原隆造，東豊，三木善彦編：心理療法の本質，3頁―14頁，日本評論社，東京，1999
(41) 村瀬孝雄：内観理論のための覚え書き，自己の臨床心理学3　内観　理論と文化関

（7） 阿部亨：森田療法，精神医学体系，第5A巻；183頁—203頁，中山書店，東京，1978
（8） 武田良二：内観法，佐藤幸治編：禅的療法・内観療法，163頁—244頁，文光堂，東京，1972
（9） Menninger, K. A.: Theory of Psychoanalytic Technique. Basic Books, New York, 1958（小此木・岩崎訳：精神分析技法論，岩崎学術出版，東京，1965）
（10） 小此木敬吾：精神療法の理論と実際（三浦岱栄監修），医学書院，1964
（11） 北山修：構造と設定——小此木の「構造」，岩崎徹也ほか編：治療構造論，217頁—231頁，岩崎学術出版，東京，1990
（12） 深津千賀子：ウイニコットにおける治療構造論——『抱えることと解釈』を通して，岩崎徹也ほか編：治療構造論，217頁—231頁，岩崎学術出版，東京，1990

［Ⅳ］ 第3章

（1） 森田正馬：第35回形外会の記，神経質（旧），5巻；34頁，1934
（2） 笠松章：精神医学，602頁，中外医学社，東京，1959
（3） 土居健郎：精神療法と精神分析，257頁，金子書房，東京，1961
（4） 桜井図南男：森田神経質についての断層，精神療法研究，1巻；3頁，1969
（5） 佐藤幸治：禅と精神分析，310頁，創元社，東京，1960
（6） 奥村二吉：森田療法と人間の救われる道，九州神経精神医学，16巻；187頁，1970
（7） 新福尚武：神経症，257頁，医学書院，東京，1967
（8） 近藤喬一：森田療法に関連して，精神医学，17巻；4頁—10頁，1975
（9） 青木薫久：森田療法と禅，高良武久名誉教授就任記念論文集，93頁，東京慈恵医大精神医学教室
（10） 鈴木知準：森田療法と禅，高良武久監修・大原健士郎編：現代の森田療法，385頁—399頁，白揚社，東京，1977
（11） 藤田千尋：森田療法と人間観，高良武久監修・大原健士郎編：現代の森田療法，372頁—384頁，白揚社，東京，1977
（12） 藍沢鎮雄：森田療法と日本人の精神構造，高良武久監修・大原健士郎編：現代の森田療法，400頁—409頁，白揚社，東京，1977
（13） 近藤喬一：短期精神療法と森田療法，神経質，6巻；47頁—61頁，1966
（14） 藤田千尋：日本における集団精神療法——森田療法的立場からの検討，精神医学，10巻；525頁—529頁，1968
（15） 村瀬孝雄：内観療法，精神医学体系，第5A巻；215頁—229頁，中山書店，東京，1978
（16） 石田六郎：内観法の医学臨床，佐藤幸治編：禅的療法・内観療法，245頁—291頁，文光堂，東京，1972
（17） 生田久美子：「わざ」から知る，72頁—76頁，東京大学出版会，1987
（18） 生田久美子，前掲書（「わざ」から知る），72頁

(40)　小島康敬：前掲書（近世日本思想史における「心」と「形」)，101頁—102頁
(41)　山鹿素行：謫居童問，山鹿素行全集，第12巻；280頁，岩波書店，1940
(42)　山鹿素行：山家語類，山鹿素行全集，第７巻；48頁，岩波書店，1941
(43)　小島康敬：前掲書（近世日本思想史における「心」と「形」)，102頁—103頁
(44)　荻生徂徠：弁道，岩波日本思想体系36巻　荻生徂徠，27頁，岩波書店，1973
(45)　太宰春台：弁道書，日本倫理彙編，第６巻；221頁—222頁，育成会，1902
(46)　小島康敬：前掲書（近世日本思想史における「心」と「形」)，107頁
(47)　小島康敬：前掲書（近世日本思想史における「心」と「形」)，115頁—116頁
(48)　生田久美子：「わざ」から知る，東京大学出版会，1987
(49)　生田久美子：前掲書（「わざ」から知る)，107頁
(50)　生田久美子：前掲書（「わざ」から知る)，25頁—26頁
(51)　生田久美子：前掲書（「わざ」から知る)，29頁—30頁
(52)　生田久美子：前掲書（「わざ」から知る)，58頁—59頁
(53)　生田久美子：前掲書（「わざ」から知る)，118頁
(54)　生田久美子：前掲書（「わざ」から知る)，59頁
(55)　生田久美子：前掲書（「わざ」から知る)，37頁
(56)　生田久美子：前掲書（「わざ」から知る)，60頁
(57)　生田久美子：前掲書（「わざ」から知る)，38頁
(58)　生田久美子：前掲書（「わざ」から知る)，60頁
(59)　生田久美子：前掲書（「わざ」から知る)，61頁
(60)　生田久美子：前掲書（「わざ」から知る)，50頁—51頁
(61)　生田久美子：前掲書（「わざ」から知る)，53頁
(62)　生田久美子：前掲書（「わざ」から知る)，63頁
(63)　生田久美子：前掲書（「わざ」から知る)，131頁—132頁
(64)　生田久美子：前掲書（「わざ」から知る)，103頁
(65)　生田久美子：前掲書（「わざ」から知る)，96頁
(66)　佐伯胖：補稿　なぜ，いま「わざ」なのか，生田久美子：「わざ」から知る，145頁—163頁，東京大学出版会，1987

[Ⅳ]　第２章

(１)　栗原和彦：治療構造論，氏原寛，小川捷行，東山紘之ほか編：心理臨床大事典，213頁—216頁，培風館，東京，1992
(２)　小此木敬吾：治療構造，加藤正明編：新版　精神医学事典，551頁，弘文堂，東京，1993
(３)　小此木啓吾：精神療法の理論と実際，医学書院，東京，1964
(４)　Bennet, E. A.: C. G. Jung. p. 34, E. P. Dutton & Co, Inc. 1962
(５)　森田正馬：神経質の本態と療法，白揚社，東京，1960
(６)　高良武久：森田療法，日本精神医学全書，第５巻，金原出版，東京，1965

（3） 栗田勇：前掲書（最澄と天台本覚思想），9頁—10頁
（4） 栗田勇：前掲書（最澄と天台本覚思想），51頁
（5） 栗田勇：前掲書（最澄と天台本覚思想），45頁
（6） 栗田勇：前掲書（最澄と天台本覚思想），53頁—54頁
（7） 栗田勇：前掲書（最澄と天台本覚思想），56頁—57頁
（8） 栗田勇：前掲書（最澄と天台本覚思想），62頁
（9） 栗田勇：前掲書（最澄と天台本覚思想），63頁
(10) 栗田勇：前掲書（最澄と天台本覚思想），31頁
(11) 栗田勇：前掲書（最澄と天台本覚思想），32頁
(12) 栗田勇：前掲書（最澄と天台本覚思想），28頁
(13) 栗田勇：前掲書（最澄と天台本覚思想），75頁
(14) 栗田勇：前掲書（最澄と天台本覚思想），69頁
(15) 栗田勇：前掲書（最澄と天台本覚思想），191頁
(16) 栗田勇：前掲書（最澄と天台本覚思想），82頁—83頁
(17) 栗田勇：前掲書（最澄と天台本覚思想），156頁—157頁
(18) 栗田勇：前掲書（最澄と天台本覚思想），201頁—202頁
(19) 栗田勇：前掲書（最澄と天台本覚思想），213頁
(20) 栗田勇：前掲書（最澄と天台本覚思想），216頁
(21) 栗田勇：前掲書（最澄と天台本覚思想），33頁
(22) 栗田勇：前掲書（最澄と天台本覚思想），195頁
(23) 栗田勇：前掲書（最澄と天台本覚思想），159頁
(24) 栗田勇：前掲書（最澄と天台本覚思想），194頁
(25) 源了圓：型，創文社，1989
(26) 源了圓編：型と日本文化，創文社，1992
(27) 源了圓編：前掲書（型と日本文化），12頁—31頁
(28) 源了圓編：前掲書（型と日本文化），27頁
(29) 源了圓編：前掲書（型と日本文化），29頁—30頁
(30) 源了圓編：前掲書（型と日本文化），31頁—32頁
(31) 源了圓編：前掲書（型と日本文化），41頁
(32) 源了圓：前掲書（型と日本文化），51頁—52頁
(33) 源了圓：前掲書（型）56頁
(34) 源了圓：前掲書（型）289頁—290頁
(35) 源了圓：前掲書（型）276頁
(36) 源了圓：前掲書（型）97頁
(37) 源了圓：前掲書（型）286頁
(38) 小島康敬：近世日本思想史における「心」と「形」——本居宣長と「型」・宣長論への助走，源了圓編：型と日本文化，98頁，創文社，1992
(39) 小島康敬：前掲書（近世日本思想史における「心」と「形」），99頁—100頁

(58)　Waldrop, M. M.: Complexity: the emerging science at the edge of order and chaos. Sterling Lord Literistic Inc., New York, 1992（田中三彦，遠山峻征訳：複雑系，新潮社，東京，1996）
(59)　坂口ふみ：前掲書（〈個〉の誕生），284頁
(60)　坂口ふみ：前掲書（〈個〉の誕生），266頁
(61)　Bennet, E. A.: C. G. Jung. p. 34, E. P. Dutton & Co, Inc. 1962
(62)　河合隼雄：心理療法論考，7頁，新曜社，東京，1986
(63)　益田勝美：秘儀の島――日本の神話的想像力，筑摩書房，1976
(64)　湯浅修一，高木正勝：分裂病者と「一心同体」の恐れ，季刊精神療法，26巻；263頁―270頁，1981
(65)　Winncott, D. W.: Playing and Reality. Tavistock Publication, London 1971（橋本雅雄訳：遊ぶことと現実，135頁―146頁，岩崎学術出版，東京，1979）
(66)　Winncott, D. W.: The Maturational Processes and the Facilitating Enviroment. The Hogarth Press Ltd., London 1965（牛島定信訳：情緒発達の精神分析理論，26頁，岩崎学術出版，東京，1977）
(67)　Winncott, D. W.: 前掲書（遊ぶことと現実），152頁
(68)　Winncott, D. W.: 前掲書（遊ぶことと現実），138頁―139頁
(69)　Winnicott, D. W.: 前掲書（情緒発達の精神分析理論），79頁―92頁
(70)　Balint, M.: 前掲書（スリルと退行），117頁―118頁
(71)　Balint, M.: 前掲書（スリルと退行），119頁
(72)　Winncott, D. W.: 前掲書（遊ぶことと現実），72頁
(73)　Balint, M.: 前掲書（スリルと退行），101頁―103頁
(74)　Balint, M.: 前掲書（スリルと退行），106頁
(75)　Balint, M.: 前掲書（治療論からみた退行），181頁
(76)　村瀬孝雄：罪意識と内観療法，季刊精神療法，8巻；34頁―42頁，1982
(77)　Neumann, E.: The Great Mother―An Analysis of the Archetype. Princeton University Press/Bollingen Foundation Inc. 1963（福島章ほか訳：「グレート・マザー」無意識の女性像の現象学，ナツメ社，1982）
(78)　Balint, M.: 前掲書（治療論からみた退行），234頁
(79)　Balint, M.: 前掲書（治療論からみた退行），25頁―34頁
(80)　河合隼雄：宗教と科学の接点，138頁―167頁，岩波書店，東京，1986
(81)　中村元：東洋人の思惟方法3，271頁，春秋社，東京，1962
(82)　村瀬孝雄：欧米流精神療法と比較しての内観の特質――罪責性と理論化をめぐって，季刊　精神療法，17巻；301頁―308頁，1991

[Ⅳ]　第1章
(1)　栗田勇：最澄と天台本覚思想――日本精神史序説，作品社，東京，1994
(2)　栗田勇：前掲書（最澄と天台本覚思想），8頁

(25) 坂口ふみ：前掲書（〈個〉の誕生），31頁
(26) 坂口ふみ：前掲書（〈個〉の誕生），38頁
(27) 坂口ふみ：前掲書（〈個〉の誕生），54頁—55頁
(28) 坂口ふみ：前掲書（〈個〉の誕生），75頁
(29) 坂口ふみ：前掲書（〈個〉の誕生），147頁
(30) 坂口ふみ：前掲書（〈個〉の誕生），276頁
(31) 坂口ふみ：前掲書（〈個〉の誕生），124頁
(32) 坂口ふみ：前掲書（〈個〉の誕生），128頁
(33) 坂口ふみ：前掲書（〈個〉の誕生），77頁
(34) 坂口ふみ：前掲書（〈個〉の誕生），129頁
(35) 坂口ふみ：前掲書（〈個〉の誕生），120頁
(36) 坂口ふみ：前掲書（〈個〉の誕生），123頁
(37) 坂口ふみ：前掲書（〈個〉の誕生），124頁
(38) 坂口ふみ：前掲書（〈個〉の誕生），116頁
(39) 坂口ふみ：前掲書（〈個〉の誕生），118頁
(40) 坂口ふみ：前掲書（〈個〉の誕生），220頁
(41) 坂口ふみ：前掲書（〈個〉の誕生），114頁
(42) 坂口ふみ：前掲書（〈個〉の誕生），115頁
(43) 坂口ふみ：前掲書（〈個〉の誕生），131頁
(44) 坂口ふみ：前掲書（〈個〉の誕生），133頁
(45) 坂口ふみ：前掲書（〈個〉の誕生），136頁
(46) 坂口ふみ：前掲書（〈個〉の誕生），138頁
(47) 坂口ふみ：前掲書（〈個〉の誕生），139頁
(48) 西郷信綱：スメラミコト考，文学，43号；1頁—10頁，1975
(49) 坂口ふみ：前掲書（〈個〉の誕生），113頁—117頁
(50) Balint, M.: Thrills and Regressions. Tavistock Publications, London 1959（中井久夫，滝野功，森茂起訳：スリルと退行，117頁—118頁，岩崎学術出版，東京，1991）
(51) Balint, M.: 前掲書（スリルと退行），75頁
(52) Balint, M.: Basic Fault — Therapeutic Aspects of Regression. Tavistock Publications, London 1968（中井久夫訳：治療論からみた退行——基底欠損の精神分析，209頁—211頁，金剛出版，東京，1978）
(53) 福沢一吉：記憶の喪失，高野陽太郎編：認知心理学2　記憶，189頁—208頁，東京大学出版会，1995
(54) 荒木博之：前掲書（日本人の心情論理），168頁—185頁
(55) 河合隼雄：明恵　夢を生きる，86頁，京都松柏社，京都，1987
(56) オイゲン・ヘリゲル：（稲富栄次郎，上田武訳）弓と禅，福村出版，東京，1971
(57) 坂口ふみ：前掲書（〈個〉の誕生），22頁

(31)　土居健郎：前掲書（精神分析と精神病理），154頁－156頁
(32)　土居健郎：甘えの構造，27頁，弘文堂，東京，1971
(33)　日本大辞典刊行会編：前掲書（日本国語大辞典）第11巻；514頁－515頁
(34)　大野晋，佐竹昭広ほか編：前掲書（岩波古語辞典）704頁
(35)　新村出編：広辞苑（第四版），1397頁，岩波出版，東京，1991
(36)　尚学図書編：国語大辞典，1384頁，小学館，東京，1982
(37)　荒木博之：やまとことばの人類学――日本語から日本人を考える，朝日新聞社，東京，1985

［III］　第2章
(1)　河合隼雄：中空構造日本の深層，中央公論社，1982
(2)　荒木博之：日本人の心情論理，講談社，東京1976
(3)　浜口恵俊：「日本人らしさ」の再発見，講談社，1988
(4)　木村敏：人と人の間，弘文堂，東京，1972
(5)　村上泰亮，公文俊平，佐藤誠三郎：文明としての家社会，中央公論社，東京，1979
(6)　湯浅泰雄：古代人の精神世界，49頁－62頁，ミネルヴァ書房，東京，1980
(7)　和辻哲郎：日本倫理思想史（全集第12巻），東京，岩波書店，1952
(8)　和辻哲郎：前掲書（日本倫理思想史），83頁
(9)　和辻哲郎：前掲書（日本倫理思想史），381頁
(10)　相良亨：近世の儒教思想，塙書房，1966
(11)　相良亨：誠実と日本人，ぺりかん社，1990
(12)　湯浅泰雄：前掲書（古代人の精神世界），241頁－242頁
(13)　湯浅泰雄：前掲書（古代人の精神世界），78頁－86頁
(14)　湯浅泰雄：前掲書（古代人の精神世界），61頁，79頁
(15)　湯浅泰雄：前掲書（古代人の精神世界），86頁－99頁
(16)　荒木博之：前掲書（日本人の心情論理），158頁－160頁
(17)　荒木博之：前掲書（日本人の心情論理），131頁
(18)　村瀬孝雄：欧米流精神療法と比較しての内観の特質――罪責性と理論化をめぐって，季刊　精神療法，17巻；301頁－308頁，1991
(19)　村瀬孝雄：精神医療にみられる日本的特質，精神医学，17巻；11頁－21頁，1975
(20)　村瀬孝雄：素直――日本的心理療法における中心的価値，自己の臨床心理学3　内観　理論と文化関連性，223頁－242頁，誠信書房，東京，1996
(21)　村瀬孝雄：内観療法，土居健郎他偏：異常心理学講座6　治療学，341頁－395頁，みすず書房，東京，1989
(22)　坂口ふみ：〈個〉の誕生――キリスト教教理をつくった人々，岩波書店，東京，1996
(23)　坂口ふみ：前掲書（〈個〉の誕生），29頁
(24)　坂口ふみ：前掲書（〈個〉の誕生），30頁

(7) 山村賢明：前掲書（日本人と母），214頁
(8) 山村賢明：前掲書（日本人と母），213頁
(9) 山村賢明：前掲書（日本人と母），226頁
(10) 村瀬孝雄：自己の臨床心理学3　内観　理論と文化関連性，145頁—146頁，誠信書房，東京，1996
(11) 山村賢明：前掲書（日本人と母），124頁
(12) 山村賢明：前掲書（日本人と母），232頁
(13) 大日方雅美：母性神話の罠，日本評論社，東京，2000
(14) Grinberg, L.: Two kinds of guilt—Their relations with normal and pathological aspects of mourning. Int. J. Psychoanal., 45; 366-72, 1964
(15) 小此木啓吾：精神分析の臨床的課題，250頁，金剛出版，東京，1985
(16) 土居健郎：精神分析と精神病理，154頁—156頁，医学書院，東京，1965
(17) 北山修：増補・悲劇の発生論，金剛出版，東京，1988
(18) 鈴木龍：一体感と母親殺しをめぐって——イギリスでの治療経験との対比において，季刊精神療法，17巻；317頁—321頁，1991
(19) 成田善弘：母親の病理——母子関係における依存と自立，馬場謙一，福島章ほか編：母親の深層，177頁—202頁，有斐閣，東京，1984
(20) 中村幸彦，岡見正雄ほか編：角川古語大辞典，第3巻；503頁，角川書店，東京，1987
(21) 大野晋，佐竹昭広ほか編：岩波古語辞典，704頁，岩波書店，東京，1974
(22) 日本大辞典刊行会編：日本国語大辞典，第11巻；514頁—515頁，小学館，東京，1974
(23) Segal, H.: Introduction to the Work of Melanie Klein. The Hogarth Press and the Institute of Psycho-analysis, London 1973（岩崎徹也訳：メラニー・クライン入門，岩崎学術出版，東京，1977）
(24) Balint, M.: Basic Fault — Therapeutic Aspects of Regression. Tavistock Publications, London 1968（中井久夫訳：治療論からみた退行——基底欠損の精神分析，金剛出版，東京，1978）
(25) Balint, M.: Thrills and Regressions. Tavistock Publications, London 1959（中井久夫，滝野功，森茂起訳：スリルと退行，岩崎学術出版，東京，1991）
(26) Winncott, D. W.: Playing and Reality. Tavistock Publication, London 1971（橋本雅雄訳：遊ぶことと現実，121頁—134頁，岩崎学術出版，東京，1979）
(27) Balint, M.: 前掲書（治療論からみた退行），217頁—218頁
(28) Balint, M.: 前掲書（治療論としての退行），180頁—182頁
(29) Balint, M.: 前掲書(スリルと退行)，19頁
(30) Winncott, D. W.: The Maturational Processes and the Facilitating Enviroment. The Hogarth Press Ltd., London 1965（牛島定信訳：情緒発達の精神分析理論，82頁，岩崎学術出版，東京，1977）

(48) Lebra, T. S.: Japanese Patterns of Behavior. aUniv. of Hawaii Press, Honolulu, 1976
(49) Kumagai, H. A.: A Dissection of Intimacy, A Study of “Bipolar Posturing” in Japanese Social Interaction-Amaeru and Amayakasu, indulgence and deference. Culture Medecine and Psychiatry 5; 249-272, 1981
(50) Balint, M.: 前掲書（治療論からみた退行），99頁
(51) Balint, M.: 前掲書（スリルと退行），111頁—122頁
(52) 土居健郎：前掲書（「甘え」の構造），80頁—82頁
(53) 熊倉伸宏：前掲書（「甘え」理論と精神療法），69頁—72頁
(54) 土居健郎：「自分」と「甘え」の精神病理，精神経誌，62巻；149頁—177頁，1960
(55) 熊倉伸宏：前掲書（「甘え」理論と精神療法），98頁—100頁
(56) 土居健郎：「甘え」の構造（改訂版），216頁—217頁，弘文堂，東京，1991
(57) 小此木啓吾：日本人の阿闍世コンプレックス，11頁—77頁，中央公論社，東京，1982
(58) Gendlin, E. T.: A Theory of Personality Change. In Philip Worchel and Donn Byrne (Eds.), Personality Change. New York: John Willey, pp. 100-148, 1964（村瀬孝雄訳：人格変化の一理論，体験過程と心理療法，39頁—157頁，ナツメ社，東京，1981）
(59) 土居健郎：前掲書（精神分析と精神病理），143頁—149頁
(60) 土居健郎：前掲書（精神分析と精神病理），55頁
(61) Winnicott, D. W.: Playing and Reality. Tavistock Publication, London, 1971（橋本雅雄訳：遊ぶことと現実，121頁—134頁，岩崎学術出版，東京，1979）
(62) 河合隼雄：母性社会日本の病理，139頁—169頁，中央公論社，東京
(63) 北西憲二，近藤喬一，Si Hyung Lee：東アジアにおける比較文化精神医学の研究——対人恐怖に関連して，精神科治療学，8巻；1475頁—1482頁，1993
(64) 内沼幸雄：対人恐怖の人間学，61頁—73頁，弘文堂，東京，1977
(65) Balint, M.: 前掲書（治療論からみた退行），230頁—239頁
(66) 木村敏：自己・あいだ・時間，208頁，弘文堂，東京，1981
(67) 河合隼雄：前掲書（母性社会日本の病理），151頁

[III] 第1章
(1) 山村賢明：日本人と母——文化としての母の観念についての研究，東洋館出版社，1971
(2) 山村賢明：前掲書（日本人と母），199頁—200頁
(3) 山村賢明：前掲書（日本人と母），193頁
(4) 山村賢明：前掲書（日本人と母），212頁
(5) 山村賢明：前掲書（日本人と母），216頁—222頁
(6) 山村賢明：前掲書（日本人と母），215頁

(18)　土居健郎：前掲書（精神療法と精神分析），163頁—167頁
(19)　土居健郎：前掲書（精神療法と精神分析），89頁—91頁
(20)　土居健郎：前掲書（精神療法と精神分析），134頁—138頁
(21)　土居健郎：前掲書（精神療法と精神分析），185頁—192頁
(22)　土居健郎：精神分析と精神病理，137頁—138頁，医学書院，東京，1976
(23)　土居健郎：前掲書（精神療法と精神分析），154頁—159頁
(24)　土居健郎：前掲書（精神療法と精神分析），177頁
(25)　土居健郎：前掲書（精神療法と精神分析），150頁—154頁
(26)　土居健郎：前掲書（精神療法と精神分析），180頁—181頁
(27)　武村信義：甘え理論（土居）をめぐって，精神分析研究，14巻3号；9頁—11頁，1968
(28)　木村敏：人と人の間，147頁—166頁，弘文堂，東京，1978，
(29)　白石秀人：「甘え」と「恨み」，馬場謙一，福島章ほか編：母親の深層，103頁—126頁，有斐閣，東京，1984
(30)　小此木啓吾：書評『精神医学と精神分析』，精神分析研究，26巻；100頁—104頁，1982
(31)　土居健郎：前掲書（精神療法と精神分析），198頁
(32)　Balint, M.: Basic Fault — Therapeutic Aspects of Regression. Tavistock Publications, London, 1968（中井久夫訳：治療論からみた退行——基底欠損の精神分析，226頁—236頁，金剛出版，東京，1978）
(33)　Balint, M.: 前掲書（治療論からみた退行），177頁—182頁
(34)　Balint, M.: 前掲書（治療論からみた退行），180頁—181頁
(35)　Balint, M.: Thrills and Regressions, Tavistock Publications, London, 1959（中井久夫，滝野功，森茂起訳：スリルと退行，岩崎学術出版，東京，1991）
(36)　Balint, M.: 前掲書（治療論からみた退行），92頁—103頁
(37)　Balint, M.: 前掲書（治療論からみた退行），106頁
(38)　土居健郎：前掲書（精神療法と精神分析），202頁
(39)　西園昌久：精神分析治療の展開，25頁—38頁，金剛出版，東京，1983
(40)　Winnicott, D. W.: The Maturational Processes and the Facilitating Environment. The Hogarth Press Ltd., London, 1965（牛島定信訳：情緒発達の精神分析理論，79頁—92頁，岩崎学術出版，東京，1977）
(41)　土居健郎：「甘え」の構造，弘文堂，東京，1971
(42)　土居健郎：前掲書（精神分析と精神病理）
(43)　土居健郎：前掲書（「甘え」雑稿），91頁—101頁
(44)　土居健郎：甘え，新福尚武編：精神医学事典，46頁，講談社，東京，1984
(45)　土居健郎：前掲書（「甘え」の構造），81頁
(46)　土居健郎：前掲書（「甘え」雑稿），77頁
(47)　竹友安彦：メタ言語としての「甘え」，思想，768号；122頁—155頁，1988

(72)　Balint, M.：前掲書（スリルと退行），43頁―44頁
(73)　北山修：増補・悲劇の発生論，金剛出版，東京，1988
(74)　荒木博之：日本人の心情論理，講談社，東京，1976
(75)　Balint, M.：前掲書（スリルと退行），62頁
(76)　Balint, M.：前掲書（治療論からみた退行），96頁―102頁
(77)　河合隼雄：宗教と科学の接点，岩波書店，東京，138頁―167頁，1986
(78)　梅原猛：「森の思想」が人類を救う，小学館，東京，1991
(79)　Balint, M.：前掲書（スリルと退行），27頁
(80)　Balint, M.：前掲書（スリルと退行），99頁
(81)　Balint, M.：前掲書（スリルと退行），43頁―44頁
(82)　Balint, M.：前掲書（スリルと退行），49頁
(83)　Balint, M.：前掲書（スリルと退行），41頁―42頁
(84)　土橋寛：古代歌謡と儀礼の研究，岩波書店，東京，1965

［II］　第3章
(1)　熊倉伸宏：「甘え」理論と精神療法，岩崎学術出版，東京，1993
(2)　熊倉伸宏，伊東正裕：「甘え」理論の研究，星和書店，東京，1984
(3)　井村恒郎：甘え理論（土居）をめぐって，精神分析研究，14巻3号；11頁―13頁，1968
(4)　土居健郎：「甘え」理論再考――竹友安彦氏の批判に答える，思想，771号；99頁―118頁，1988
(5)　土居健郎：「甘え」雑稿，171頁―172頁，弘文堂，東京，1975
(6)　小此木啓吾：甘え理論の主体的背景と理論構成上の問題点，精神分析研究，14巻3号；14頁―19頁，1968
(7)　荻野恒一：甘え理論（土居）をめぐって，精神分析研究，14巻3号；5頁―9頁，1968
(8)　熊倉伸宏：前掲書（「甘え」理論と精神療法），9頁
(9)　土居健郎：前掲書（「甘え」雑稿），170頁―192頁
(10)　新福尚武：甘えの理論，精神分析研究，14巻3号；3頁―5頁，1968
(11)　西園昌久：甘え理論（土居）をめぐって，精神分析研究，14巻3号；11頁―13頁，1968
(12)　熊倉伸宏：前掲書（「甘え」理論と精神療法），81頁
(13)　土居健郎：「甘え」理論をめぐって，精神分析研究，14巻3号；20頁―23頁，1968
(14)　土居健郎：精神療法と精神分析，195頁―203頁，金子書房，東京，1961
(15)　土居健郎：神経質の精神病理――特にとらわれの精神力学，精神経誌，60巻；733頁―744頁，1958
(16)　土居健郎：前掲書（精神療法と精神分析），177頁
(17)　土居健郎：前掲書（精神療法と精神分析），91頁―93頁

(34) Balint, M.: 前掲書（スリルと退行），27頁
(35) Balint, M.: 前掲書（スリルと退行），30頁
(36) Balint, M.: 前掲書（スリルと退行），101頁—103頁
(37) Balint, M.: 前掲書（スリルと退行），106頁
(38) Balint, M.: 前掲書（スリルと退行），111頁—122頁
(39) Balint, M.: 前掲書（スリルと退行），36頁—37頁
(40) Balint, M.: 前掲書（スリルと退行），99頁
(41) Balint, M.: 前掲書（スリルと退行），41頁—42頁
(42) Balint, M.: 前掲書（治療論からみた退行），217頁—218頁
(43) Balint, M.: 前掲書（スリルと退行），119頁
(44) Balint, M.: 前掲書（治療論からみた退行），96頁—102頁
(45) Balint, M.: 前掲書（スリルと退行），117頁—118頁
(46) Balint, M.: 前掲書（治療論からみた退行），232頁
(47) Balint, M.: 前掲書（治療論からみた退行），173頁
(48) Winncott, D. W.: 前掲書（遊ぶことと現実），145頁
(49) Balint, M.: 前掲書（治療論からみた退行），229頁
(50) Balint, M.: 前掲書（スリルと退行），38頁
(51) Balint, M.: 前掲書（スリルと退行），41頁—42頁
(52) Balint, M.: 前掲書（スリルと退行），101頁—103頁
(53) Balint, M.: 前掲書（治療論からみた退行），210頁
(54) Balint, M.: 前掲書（スリルと退行），128頁
(55) Balint, M.: 前掲書（治療論からみた退行），189頁
(56) Balint, M.: 前掲書（治療論からみた退行），238頁—239頁
(57) Balint, M.: 前掲書（スリルと退行），41頁—42頁
(58) Balint, M.: 前掲書（スリルと退行），117頁—118頁
(59) Balint, M.: 前掲書（治療論からみた退行），232頁
(60) Balint, M.: 前掲書（治療論からみた退行），188頁
(61) Balint, M.: 前掲書（スリルと退行），75頁
(62) Balint, M.: 前掲書（治療論からみた退行），238頁—239頁
(63) Balint, M.: 前掲書（治療論からみた退行），244頁
(64) Balint, M.: 前掲書（スリルと退行），101頁—103頁
(65) Winncott, D. W.: 前掲書（遊ぶことと現実），152頁
(66) Winncott, D. W.: 前掲書（遊ぶことと現実），138頁—139頁
(67) Winncott, D. W.: 前掲書（遊ぶことと現実），137頁
(68) Winncott, D. W.: 前掲書（遊ぶことと現実），72頁
(69) Balint, M.: 前掲書（スリルと退行），43頁—44頁
(70) Winncott, D. W.: 前掲書（遊ぶことと現実），153頁
(71) Balint, M.: 前掲書（スリルと退行），141頁—143頁

The Hogarth Press Ltd., London, 1965（牛島定信訳：情緒発達の精神分析理論，26頁，岩崎学術出版，東京，1977）
（5） Winncott, D. W.：前掲書（遊ぶことと現実），72頁
（6） Winncott, D. W.：前掲書（遊ぶことと現実），74頁―76頁
（7） Winncott, D. W.：前掲書（遊ぶことと現実），100頁
（8） Balint, M.：Basic Fault―Therapeutic Aspects of Regression. Tavistock Publications, London, 1968（中井久夫訳：治療論からみた退行――基底欠損の精神分析，金剛出版，東京，1978）
（9） Balint, M.：前掲書（治療論からみた退行），232頁
（10） Balint, M.：前掲書（治療論からみた退行），217頁―218頁
（11） Balint, M.：Thrills and Regressions. Tavistock Publications, London, 1959（中井久夫，滝野功，森茂起訳：スリルと退行，岩崎学術出版，東京，1991）
（12） Balint, M.：前掲書（治療論からみた退行），119頁
（13） Balint, M.：前掲書（治療論からみた退行），173頁
（14） 中村幸彦，岡見正雄ほか編：角川古語大辞典，第3巻；503頁，角川書店，東京，1987
（15） 日本大辞典刊行会編：日本国語大辞典，第11巻；514頁―515頁，小学館，東京，1974
（16） 大野晋，佐竹昭広ほか編：岩波古語辞典，704頁，岩波書店，東京，1974
（17） Winncott, D. W.：前掲書（遊ぶことと現実），56頁―57頁
（18） 中村幸彦，岡見正雄ほか編：角川古語大辞典，第1巻；27頁，角川書店，東京，1987
（19） 日本大辞典刊行会編：日本国語大辞典，第1巻；152頁，小学館，東京，1974
（20） 風土と日本人（座談会），法政大学文学部紀要，第40号；115頁―162頁，1994
（21） 日本大辞典刊行会編：前掲書（日本国語大辞典），第1巻；154頁―155頁
（22） Winncott, D. W.：前掲書（遊ぶことと現実），56頁―57頁
（23） 日本大辞典刊行会編：前掲書（日本国語大辞典），第11巻；514頁―515頁
（24） 木村敏：自分ということ，第三文明社，61頁―63頁，東京，1983
（25） Neumann, E.：The Origins and history of conciousness. Pantheon Books, 1949（林道義訳：意識の起源史，紀伊国屋書店，東京，1984）
（26） Winncott, D, W.：前掲書（遊ぶことと現実）
（27） 日本大辞典刊行会編：前掲書（日本国語大辞典），第1巻；132頁
（28） 日本大辞典刊行会編：日本国語大辞典，第1巻，88頁，小学館，東京，1974
（29） Balint, M.：前掲書（治療論からみた退行），97頁―98頁
（30） Balint, M.：前掲書（治療論からみた退行），99頁―100頁
（31） Balint, M.：前掲書（スリルと退行），38頁
（32） Balint, M.：前掲書（スリルと退行），41頁―42頁
（33） Balint, M.：前掲書（スリルと退行），99頁

(32) 小此木敬吾：前掲書（日本人の阿闍世コンプレックス），58頁
(33) 小此木敬吾：前掲書（日本人の阿闍世コンプレックス），60頁
(34) 小此木敬吾：前掲書（日本人の阿闍世コンプレックス），56頁
(35) 小此木敬吾：前掲書（日本人の阿闍世コンプレックス），23頁
(36) 土居健郎：精神分析と精神病理，154頁—156頁，医学書院，東京，1965
(37) 小此木敬吾：前掲書（日本人の阿闍世コンプレックス），62頁
(38) 小此木敬吾：前掲書（日本人の阿闍世コンプレックス），63頁
(39) 小此木敬吾：前掲書（日本人の阿闍世コンプレックス），196頁
(40) 小此木敬吾：古沢版阿闍世物語の出典とその再構成課程，現代のエスプリ，第148号；176頁—182頁，至文堂，1979
(41) 佐々木孝次：ゆるしと母性原理，イマーゴ，11月号；270頁—279頁，青土社，1994
(42) 西園昌久：精神分析治療の展開，25頁—38頁，金剛出版，東京，1983
(43) 佐々木孝次：阿闍世の国際化，イマーゴ，12月号；194頁—211頁，青土社，1994
(44) 佐々木孝次：「阿闍世」と無意識，イマーゴ，1月号；312頁—331頁，青土社，1995
(45) 小此木敬吾：阿闍世コンプレックス，日本・アジア・北アメリカの精神療法，145頁—170頁，弘文堂，東京，1988
(46) Ganzarain, R.: Various Guilt in Ajase Complex. Japanese Journal of Psychoanalysis, 32; 93-102, 1988（小此木敬吾訳：阿闍世コンプレックスに含まれる種々の罪悪感，精神分析研究，32巻；93頁—102頁，1988）
(47) 小此木敬吾：エディプスと阿闍世，112頁—113頁，青土社，東京，1991
(48) 一丸藤太郎：精神分析的な立場から見た内観療法，川原隆造ほか編：心理療法の本質，32頁—46頁，評論社，東京，1999
(49) 村瀬孝雄：内観の特殊性と普遍性，自己の臨床心理学 3　内観　理論と文化関連性，243頁—254頁，誠信書房，東京，1996
(50) 村瀬孝雄：内観と日本文化，自己の臨床心理学 3　内観　理論と文化関連性，147頁—173頁，誠信書房，東京，1996
(51) 村瀬孝雄：内観理論のための覚え書き，自己の臨床心理学 3　内観　理論と文化関連性，95頁—101頁，誠信書房，東京，1996
(52) 柳田鶴声：内観実践論，いなほ書房，1995

[II] 第2章

(1) Mahler, M. & B. Gosliner: On symbiotic child psychosis, Psychoanal. Study Child, 10, 1955
(2) Winncott, D. W.: Playing and Reality. Tavistock Publication, London, 1971（橋本雅雄訳：遊ぶことと現実，135頁—146頁，岩崎学術出版，東京，1979）
(3) Winncott, D. W.: 前掲書（遊ぶことと現実），17頁—18頁
(4) Winncott, D. W.: The Maturational Processes and the Facilitating Enviroment.

(3) Balint, M.: Thrills and Regressions. Tavistock Publications, London, 1959（中井久夫，滝野功，森茂起訳：スリルと退行，22頁—48頁，岩崎学術出版，東京，1991）
(4) Balint, M.: 前掲書（治療論からみた退行），97頁—98頁
(5) Balint, M.: 前掲書（スリルと退行），38頁
(6) Balint, M.: 前掲書（治療論からみた退行），36頁—37頁
(7) Balint, M.: 前掲書（スリルと退行），36頁—37頁
(8) Balint, M.: 前掲書（スリルと退行），96頁—97頁
(9) 土居健郎：精神療法と精神分析，150頁—154頁，金子書房，東京，1961
(10) Balint, M.: 前掲書（治療論からみた退行），100頁
(11) 土居健郎：精神分析と精神病理，160頁，医学書院，東京，1976
(12) 土居健郎：前掲書（精神分析と精神病理），55頁
(13) Balint, M.: 前掲書（治療論からみた退行），36頁
(14) 土居健郎：神経質の精神病理——特にとらわれの精神力学，精神経誌，60巻；733頁—744頁，1958
(15) 土居健郎：前掲書（精神療法と精神分析），150頁—154頁
(16) Balint, M.: 前掲書（治療論からみた退行），35頁—42頁
(17) 西園昌久：罪の精神分析，季刊精神療法，8巻；2頁—8頁，1982
(18) Segal, H.: Introduction to the Work of Melanie Klein. The Hogarth Press and the Institute of Psycho-analysis, London, 1973（岩崎徹也訳：メラニー・クライン入門，岩崎学術出版，東京，1977）
(19) 鈴木龍：一体感と母親殺しをめぐって——イギリスでの治療経験との対比において，季刊精神療法，17巻；317頁—321頁，1991
(20) 北山修：増補・悲劇の発生論，金剛出版，東京，1988
(21) 佐藤紀子：男性の成熟と母性——「被虐待児症候群」の病理をとおして，馬場謙一，福島章ほか編：母親の深層，229頁—261頁，有斐閣，東京，1984
(22) 成田善弘：母親の病理——母子関係における依存と自立，馬場謙一，福島章ほか編：母親の深層，177頁—202頁，有斐閣，東京，1984
(23) 古沢平作：罪悪感の二種——阿闍世コンプレックス，精神分析研究，1巻4号；5頁—9頁，1954
(24) 小此木敬吾：日本人の阿闍世コンプレックス，23頁，中公文庫，東京，1982
(25) 小此木敬吾：精神分析学の展望，精神分析の成立と発展，75頁，弘文堂，東京
(26) 小此木敬吾：前掲書（日本人の阿闍世コンプレックス），19頁—20頁
(27) 小此木敬吾：前掲書（日本人の阿闍世コンプレックス），21頁
(28) 小此木敬吾：前掲書（日本人の阿闍世コンプレックス），24頁
(29) 小此木敬吾：前掲書（日本人の阿闍世コンプレックス），38頁
(30) 小此木敬吾：前掲書（日本人の阿闍世コンプレックス），54頁
(31) 小此木敬吾：前掲書（日本人の阿闍世コンプレックス），60頁

注

［Ⅰ］ 第1章

（1） 河合隼雄：無意識の科学，飯田真他編：精神の科学，1巻，岩波書店，1983

（2） 河合隼雄：心理療法における学派の選択について，心理療法論考；142頁—151頁，新曜社，東京，1986

［Ⅰ］ 第2章

（1） Horton, P. C. : Solace-The Missing Demension in Psychiatry. The University of Chicago Press, Chicago, 1980（児玉憲典訳：移行対象の理論と臨床——ぬいぐるみから太洋感情へ，金剛出版，東京，1985）

（2） 日本大辞典刊行会編：日本国語大辞典，第3巻，66頁，「うらむ」，小学館，東京，1973

（3） Balint, M. : Basic Fault — Therapeutic Aspects of Regression. Tavistock Publications, London, 1968（中井久夫訳：治療論からみた退行——基底欠損の精神分析，36頁—37頁，金剛出版，東京，1978）

（4） Segal, H. : Introduction to the Work of Melanie Klein. The Hogarth Press and the Institute of Psycho-analysis, London, 1973（岩崎徹也訳：メラニー・クライン入門，岩崎学術出版，東京，1977）

（5） Winncott, D. W. : The Maturational Processes and the Facilitating Enviroment. The Hogarth Press Ltd., London, 1965（牛島定信訳：情緒発達の精神分析理論，26頁，岩崎学術出版，東京，1977）

（6） Winncott, D. W. : Playing and Reality. Tavistock Publication, London, 1971（橋本雅雄訳：遊ぶことと現実，152頁，岩崎学術出版，東京，1979）

（7） Neumann, E. : The Origins and history of conciousness. Pantheon Books, 1949（林道義訳：意識の起源史，紀伊国屋書店，東京，1984）

（8） 河合隼雄：日本人とアイデンティティー，195頁，創元社，大阪，1984

（9） Winncott, D. W. : 前掲書（遊ぶことと現実）

（10） 丸田俊彦：コフート理論とその周辺，岩崎学術出版，東京，1992

［Ⅱ］ 第1章

（1） Balint, M. : Basic Fault—Therapeutic Aspects of Regression. Tavistock Publications, London, 1968（中井久夫訳：治療論からみた退行——基底欠損の精神分析，金剛出版，東京，1978）

（2） Balint, M. : 前掲書（治療論からみた退行），96頁—102頁

ラ　行

ワ　行

ナ　行

タ 行

索　引

ア　行

著者略歴

長山　恵一（ながやま　けいいち）
1951年，群馬県に生まれる．鳥取大学医学部卒業．東京慈恵会医科大学大学院博士課程精神医学専攻修了．医学博士．法政大学文学部助教授・教授を経て，現在，法政大学現代福祉学部教授．著書に『森田療法の研究──新たな展開をめざして』（金剛出版，共著），『心理療法の本質──内観療法を考える』（日本評論社，共著）がある．

依存と自立の精神構造──「清明心」と「型」の深層心理

2001年3月10日　　初版第1刷発行

著　者　長山　恵一

発行所　財団法人　法政大学出版局
〒102-0073 東京都千代田区九段北3-2-7
電話 03-5214-5540／振替 00160-6-95814

製版・印刷　三和印刷
製本　鈴木製本所

Printed in Japan

ISBN4-588-18602-7